中医火神派名家之『华山论剑』

卢崇汉 主编

刘力红 孙永章 执行主编

扶阳论坛 ⑤

中国中医药出版社 北京

图书在版编目（CIP）数据

扶阳论坛.5 / 卢崇汉主编. —北京：中国中医药
出版社，2013.12 （2017.5重印）
ISBN 978-7-5132-1687-6

Ⅰ．①扶…　Ⅱ．①卢…　Ⅲ．①中国医药学–文集
Ⅳ．①R2-53

中国版本图书馆CIP数据核字(2013)第257140号

中 国 中 医 药 出 版 社 出 版
北京市朝阳区北三环东路28号易亨大厦16层
邮政编码 100013
传真 010 64405750
赵县文教彩印厂印刷
各地新华书店经销

*

开本　787×1092　1/16　印张 14.25　彩插 1　字数 242 千字
2013 年 12 月第 1 版　2017 年 5 月第 3 次印刷
书　号 ISBN 978-7-5132-1687-6

*

定价　38.00 元

网址 www.cptcm.com

《扶阳论坛 5》编委会

第二届国际扶阳论坛暨第五届扶阳论坛学术委员会

扶阳之火，照耀中医师承之路

——我们为什么推出《扶阳论坛》系列图书

随着《扶阳讲记》《扶阳论坛》《扶阳论坛 2》《扶阳论坛 3》《扶阳论坛 4》系列图书的出版，我们和全国广大中医同仁们一起见证了"扶阳学派"从一枝独秀到百花齐放的全过程。扶阳学派作为中医各家学说中具有独到理论、临床实效的学说，已经受到越来越多中医同仁的关注、喜爱。

扶阳学派，也为中医教育和传承开辟了一条新路。传统的师承教育，往往是"手把手"、"一对一"，一位名老中医，通常只能培育十多位骨干弟子，而没有精力亲自培养上百、上千名嫡传弟子。而扶阳学派则打破传统师承受教范围过窄的流弊，通过"系列图书 – 年度论坛"的开放方式，让千名、万名医界读者直接受益。特别是近年来每年一度的学术论坛，由扶阳大家亲临论坛，讲解临床体悟，解答听众疑问。卢崇汉、李可、吴荣祖、刘力红、冯世纶、张存悌、倪海厦、唐农等中医临床名家汇聚一堂，言传身教，堪称中医师承的年度盛会。

《扶阳论坛》系列图书"完全现场实录"的鲜明特色，让无暇参会的广大中医同仁、中医爱好者也能够感受完整真实的"实录现场"。

当然，正因为《扶阳论坛》系列图书"完全现场实录"的鲜明特色，书中不可避免地存在表述口语化现象，同时，既然名为"论坛"，也必然存在每个主讲人的观点会引起仁者见仁、智者见智的争鸣。文中涉及肿瘤、癌症等疑难杂症的病例，系演讲者一家之言，文责自负，谨供读者借鉴。我社本着开放、包容的态度来出版这些图书，目的也是为了贯彻"百家争鸣，百花齐放"方针，促进学术的争鸣与发展。倡导"畅所欲言、愈辩愈明"的学术传教新风尚。衷心希望读者提出宝贵意见。

中国中医药出版社

2013 年 11 月

扶阳论坛宗旨

上承经旨　中启百家　下契当代　力倡扶阳

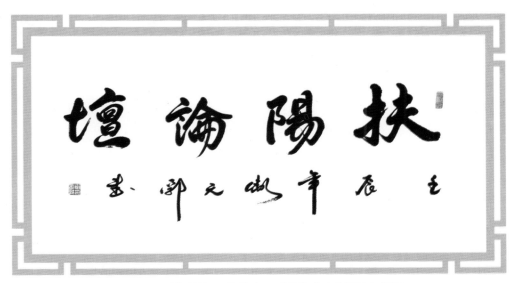

▲中国书法协会执行主席、卫氏书学第72代传人卫元郛先生为扶阳论坛题词

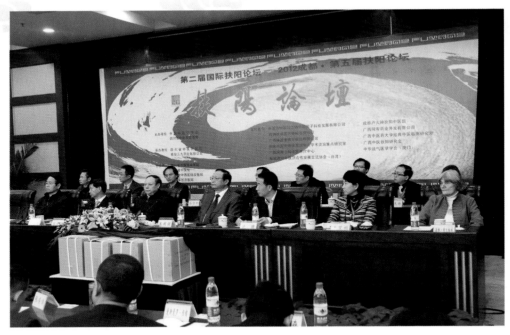

▲第二届国际扶阳论坛暨第五届扶阳论坛会场

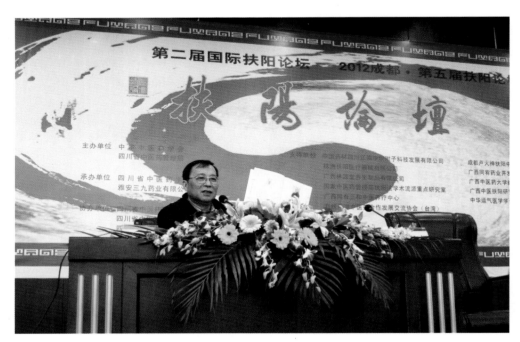

▲卢崇汉教授在做主题演讲

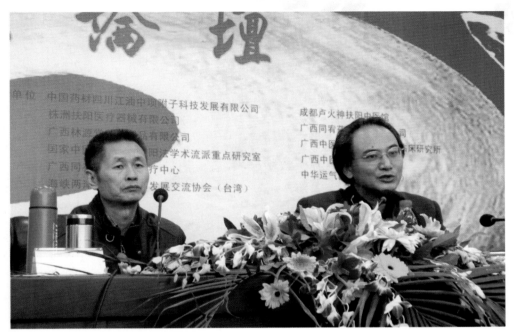

▲唐农教授(右)在做主题演讲

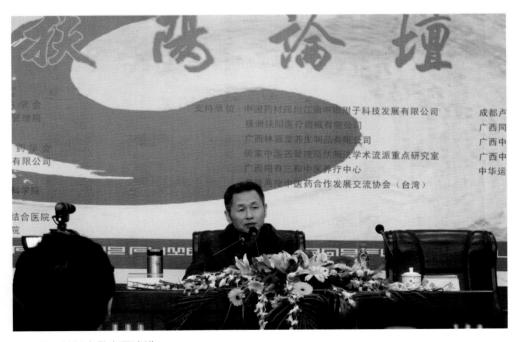

▲刘力红教授在做主题演讲

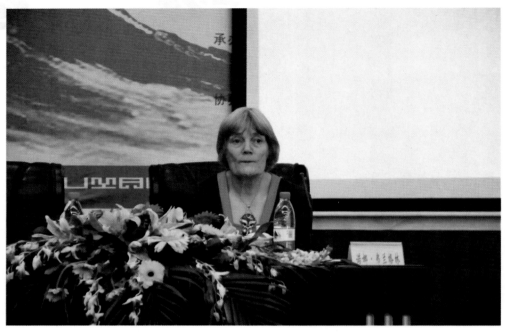

▲诺娜·弗兰格林教授在做主题演讲

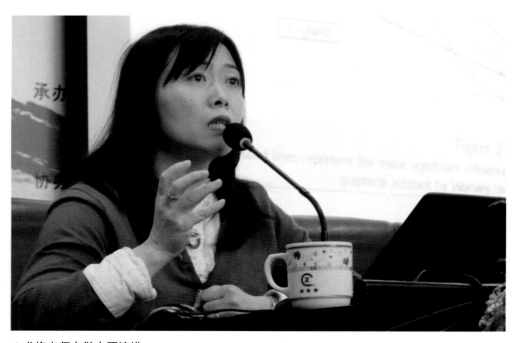

▲龙梅老师在做主题演讲

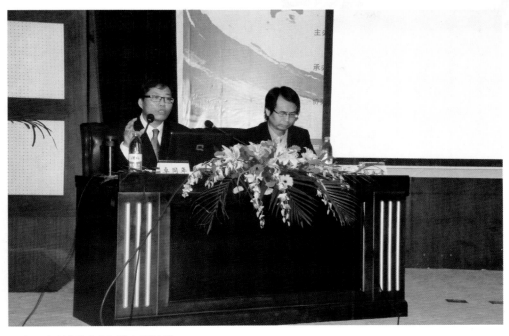

▲卓同年教授（左）在做主题演讲

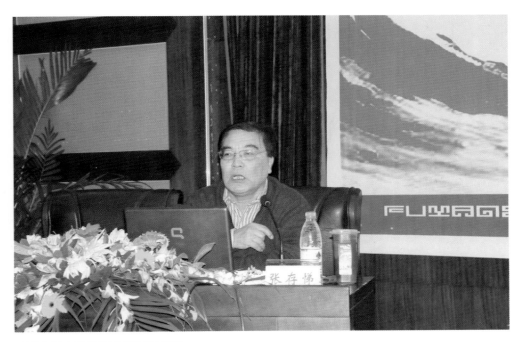

▲张存悌主任医师在做专题交流

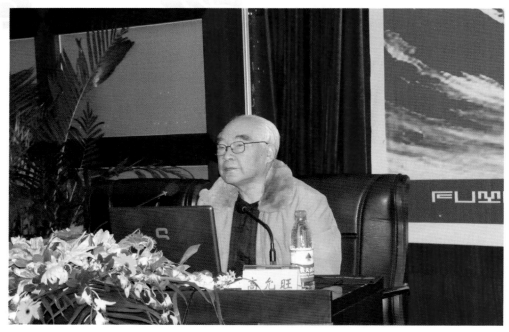

▲高允旺主任医师在做专题交流

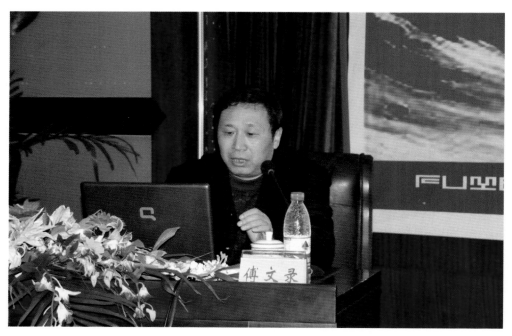

▲傅文录主任医师在做专题交流

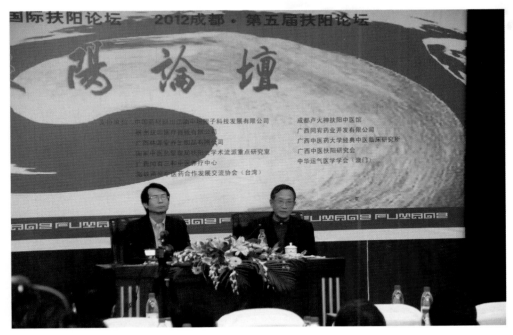

▲赵作伟主任医师(右)在做大会交流

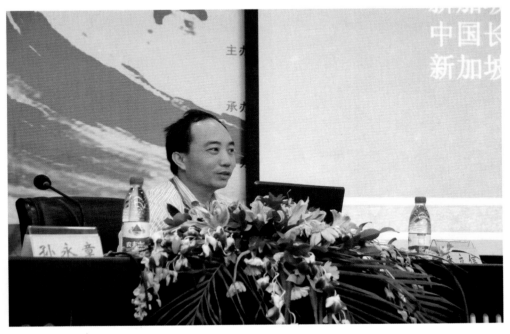

▲朱立信先生在做大会交流

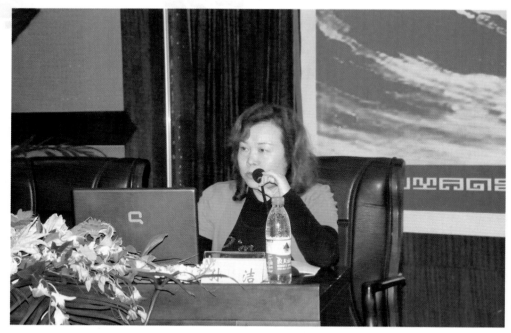

▲孙洁老师在做主题发言

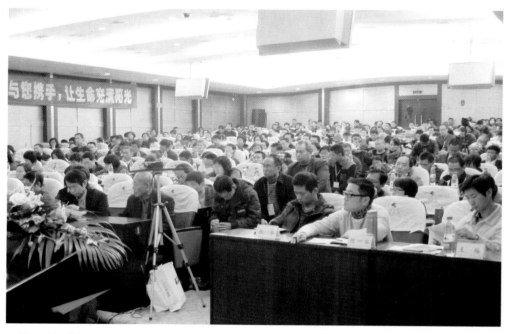

▲扶阳论坛会场座无虚席

目 录
CONTENTS

开幕式节选

李俊德（中华中医药学会秘书长）：第二届国际扶阳论坛暨第五届扶阳论坛今天（2012年11月27日）隆重开幕了！扶阳学派的形成在晚清，郑寿全把扶阳的来龙去脉及具体临床应用进行了较为完善的阐述，至此扶阳学派得以生成，他以注重阳气、善用温药而著称，具有十分鲜明的学术特色。百余年来扶阳学派代有传人，卢铸之、卢永定、卢崇汉一脉相承，并有卢火神美誉；吴佩衡、祝味菊则有吴附子、祝附子之称，愈危急重症，为人所传诵。近年来随着扶阳学派的不断发展，涌现了卢崇汉、刘力红、吴荣祖、张存悌等一大批很有影响的优秀传人。本次论坛是中华中医药学会在传承学术流派方面精心策划的学术活动，是中华中医药学会推出的学术交流精品工程。参加论坛的有来自不同国家和地区的中医同行，希望大家利用这个难得的机会，以继承、发展、传播中医扶阳理论为己任，深入研讨，广泛交流，共同提高，为弘扬扶阳学说，为继承发展中医扶阳理论，做出新的努力。

最后，我们希望通过本次论坛，增进中医药界同仁的友谊，使有志于扶阳学术研究的有识之士，更加广泛地团结起来，携手共济，弘扬和继承扶阳学术思想，推动扶阳理论研究取得新的进步，为中医药事业的繁荣发展作出新的、更大的贡献，在此提出两点建议供大家参考。

第一，希望大家认真学习授课老师的思路和方法。我相信此次授课老师会给大家带来非常精彩的内容，但会议时间毕竟有限，大家不可能完全掌握老师所讲的内容，希望大家可以充分利用这有限的时间，重点学习老师的思路与方法，来指导自己的科学研究和临床实践，并在实践中不断地探索。扶阳学派理论的一个重要原则，就是"有是证，用是方"；扶阳学派的学术思想也是在中医辨证论治的指导下发展起来的，因此我们必须正确理解扶阳学派的学术思想，正确理解扶阳与滋阴的关系。如郑钦安在其著作中就列出了31条阳症21条阴症，可见他虽以扶阳著称，但是并不否认阴虚证的存在。因此大家在临床上应用扶阳类的药物时，也必须在辨证论治的基础上进行。

第二，希望大家多读一些经典。我相信广大的代表，可以通过这几天的学习，进一步开拓思路，但是要成为大家、名家，还必须多读经典。正所谓"师傅领进门，修行在个人"。多年的实践经验也告诉我们，优秀中医药人才的培养，必须坚持读经典，多临床，跟名师。读经典，是认识中医、接受中医学术的重要途径，是从源头上来说的；临床是中医最主要的实践活动，是体验中医、运用中医学知识实现医学最终目的的基本方法，多临床是从手段上说的；师承是传承中医、发展中医药学术的学科特色，跟名师是从方法上说的。遵循中医药学自身发展的规律，将这三个环节有机结合，是中医药工作者把中医理论的深厚积淀与临床经验的活学活用的结合，是提升中医药学术水平的重要途径。

最后，预祝大会圆满成功，谢谢大家。

曹正逵（中华中医药学会副秘书长）：谢谢李秘书长，下面请四川省卫生厅厅长沈骥先生致辞。

沈骥：尊敬的国强部长、文华省长，尊敬的卢老师、刘老师，各位领导、专家、代表，女士们、先生们、上午好！

这是扶阳论坛首次在我们四川成都召开，请允许我代表四川省卫生厅和全川53万卫生人，对本次论坛的开幕表示热烈祝贺，向不断致力于促进中医药学和扶阳学派发展的专家学者们表示热烈欢迎，并致以亲切问候和良好祝愿！

四川历来是中医药资源和人才的大省，灿烂的巴蜀文化和富饶的自然资源孕育了一代又一代的中医药专家，积淀了浓厚的中医文化，素有中医之乡、中药之库的美誉。这些年来，在四川省委、省政府的高度重视下，在国家中医药管理局的特殊关心支持下，四川中医药事业进入了历史发展的最好时期。同样在全国中医药学也处于一个前所未有的战略发展机遇期，国际社会也正在不断地加深对中医中药的关注、认可和应用。随着中医药现代化、国际化的进程逐步加快，包括扶阳学派在内的中医药基本理论体系也在不断地自我完善、创新和进步，其中扶阳学派便是最具有发展合力的学术流派之一。

本次论坛秉承历届的成功经验，以上承经旨、中启百家、下契当代、力倡扶阳为宗旨，将就扶阳理论的重要思想、渊源、临床应用、经验传承等进行深入的交流探讨。在这里我衷心希望通过本次国际扶阳论坛，增进学派之间的交流合作，进一步推动中医扶阳理论的发展。

最后，预祝本次论坛取得圆满成功，祝各位代表在成都期间学习顺利，身体健康，生活愉快，谢谢。

曹正逵：谢谢沈厅长，下面请雅安三九药业有限公司总经理赵炳祥先生致辞。

赵炳祥：尊敬的各位领导、各位专家、各位代表，欢迎大家来到美丽的四川成都，共同见证中华中医药学会的扶阳盛事。华润三九雅安公司为本次论坛大会提供独家赞助，是为祖国的中医药事业添砖加瓦。华润集团在2011年央企的综合财务指标排名中位列第五位，在2012年财富世界五百强名列第233位，在医药零售等领域已建立行业领先定位。华润集团下属公司雅安三九公司以生产高品质的中药注射剂而闻名全国，公司的独家品种参附注射液是国家秘密品种、国家中药保护品种、国家中医院急救必备品种。自古以来，参附汤就是扶阳经方之一，采用了大辛大热的扶阳之圣品附子温补元阳，配以甘温大补元气之人参，共奏回阳固脱之功。二药瞬息化气于乌有之乡、顷刻生阳于命门之内。参附注射液由宋朝严用和《济生方》中的参附汤研制而成，采用了具有1400余年栽培历史的江油附子，民间自古就有中国附子在四川，四川附子在江油的说法。雅安三九的全资子公司在江油建立了两千多亩国家GSP认证的附子种植基地，在吉林长白建立了人参种植基地，确保了参附注射液稳定可靠的原料来源。参附注射液最大限度地发挥其回阳救逆、益气固托的功效，完全达到宣通强盛人体之阳气的目的，因此对参附注射液的研究发展和壮大不仅是对扶阳理论的继承，更是对扶阳理论的弘扬与光大。参附注射液的年度销售规模已经超过了十个亿，通过承办此次盛会，不但加深了扶阳论坛与雅安三九的关系，增强了扶阳理论与参附注射液之间的学术联系，更进一步升华了扶阳学说，提高了扶阳学派的理论水平。

在此也向亲临本次会议的报社、杂志、网站等媒体表示衷心的感谢。感谢你们对中医药事业的大力支持，通过新闻媒体让中国、让世界听到更多更好的祖国传统医药的声音，让祖国的传统医药与世界结合得更加紧密，也促进了包括参附注射液在内的众多优秀中医药产品迈向世界的步伐。只有民族的才是世界的，扶阳论坛深深扎根传统，不断吸收创造，吐故纳新，兼容并包，取得了卓越的成绩，这一些成绩取得离不开在座各位领导的关心、各位专家的钻研、各位代表的努力，以及各位媒体人的宣传，再次向各位表示衷心的感谢，最后预祝本次盛会取得圆满成功，谢谢。

曹正逵：谢谢赵总，也谢谢赵总的团队和雅安三九的全体员工对会议的支持。下面我们举行下一个议程，大家期待已久的扶阳学派的重要著作《卢火神扶阳医学文献菁华集成》今天首发，我们首先请卫生部副部长、国家中医药管理局局长、中华中医药学会会长王国强先生和新书主编、扶阳派第四代传人卢崇汉先生共同为新书揭牌，大家欢迎。

下面我们请《卢火神扶阳医学文献菁华集成》主编、扶阳派第四代传人卢崇汉先生向中华中医药学会赠送新书。下面我们请胡木明先生代表与会的全体代表专家向卢崇汉教授赠送纪念品，以表达对他无私奉献家藏的医学真传的感谢和敬意。

下面我们请卢崇汉教授致词。

卢崇汉：尊敬的王部长、沈厅长，尊敬的各位领导、各位专家、各位代表，大家上午好！

第二届国际扶阳论坛暨第五届扶阳论坛今天隆重开幕了，作为扶阳论坛主席，我对次论坛的举办表示热烈的祝贺。这次论坛能够在四川成都举办，首先要感谢卫生部副部长、国家中医药管理局王国强局长的大力支持，要感谢四川省卫生厅沈骥厅长的高度重视，还要感谢中华中医药学会、四川省中医药管理局以及四川省中医药学会的领导和筹备小组的精心筹划与组织，正是他们的辛勤付出，才使得我们今天能够聚集一堂，共同对扶阳学派的理论与临床运用进行探讨与交流。扶阳论坛从 2007 年开始举办，过了6 个年头，到现在举办了 5 次。特别是从去年开始又将这个论坛进一步扩展，举办了首届国际扶阳论坛，参与者越来越踊跃，这说明中医扶阳的思想已经在中医界广泛传播，中医扶阳的理念已经为越来越多国内的业医者所接受，也越来越被海外的业医者所关注。

看到今天这个场景，使我想起了我的祖父卢铸之，在他的师傅郑钦安先生去世以后，他用了 3 年的时间，遍访全国 21 个省区考察和了解国内中医，没有发现除他之外的医生用扶阳的思想和理念来指导临床用药治病。他回到成都后开设了扶阳讲坛，吸引了一些中医学者和中医爱好者前来聆听。我祖父讲解《周易》《易经》《伤寒论》，以及他的老师郑钦安的三本书。通过宣扬扶阳思想、扶阳理念，使很多人从中受益。在中医学者当中包括了后来在国内被称为某某附子、某某火神的人；在中医爱好者当中，后来成为了国学大师的南怀瑾先生都是当年扶阳讲坛的听众。1963 年，祖父去世以后，扶阳讲坛由我大伯父卢永定继续组织，他担任主讲，由我担任副讲，一直持续到 20 世纪 80 年代。卢氏举办的扶阳讲坛，坚持每周或者每月都要开讲，从清末到民国到 20 世纪 80 年代，整整坚持了 80 年。

当时，这个讲坛任何人都可以参加，是开放的。参加的人既有中医的从业人员、有中医学子，还有经过卢氏治愈的病人。从讲坛开始的时间算起，到现在已经 105 年。今天的扶阳论坛与过去卢氏开设的扶阳讲坛已经不能同日而语。过去开设的扶阳讲坛，只是凭我的祖父卢铸之、我的大伯父卢永定他们的一己之力，同样是为了传播扶阳的思想和理法方药，但是受众者是有限的。而今天我们所举办的扶阳论坛是在国家中医的主管部门的主导下，汇集了全国甚至世界各地的中医扶阳追求者。这次扶阳论坛能在四川成都举办，使扶阳的思想和扶阳的理念在故乡发扬光大，表明了扶阳思想的起源在四川、在成都，扶阳理念的根在四川、在成都。我希望随着这次扶阳论坛的举办，扶阳的思想和理念能够更加深深地扎根在它的发生地。四川这个中医的沃土，能够生长出中药道地药材品种"附子"，像四川中药有刚有柔的特性一样，也能够涌现出更多优秀的中医人才，为中医更好地造福于群众作出更大的贡献，最后祝第二届国际扶阳论坛暨第五届扶阳论坛圆满成功，谢谢大家。

曹正逵：各位代表，卢崇汉教授作为扶阳学派的第四代传人，多年来辛勤努力，扎实开展学术研究，为我们扶阳学派的发展、进步，作出了卓越的贡献。今天他又把家里面珍藏的医学真传，结集成册，贡献给大家，足以体现了卢崇汉教授开放、奉献、共享、大医精诚的高尚品格，我提议大家以热烈的掌声向他表示敬意。

下面我们请四川省人民政府副省长陈文华先生讲话。

陈文华：尊敬的国强部长，各位专家、学者、教授，同志们、朋友们，在全国上下深入学习贯彻党的十八大精神之际，我们迎来了第二届国际扶阳论坛暨第五届扶阳论坛的隆重召开。这是中医药界的一件盛事，对推动中医药事业的发展和弘扬中医药文化，必将产生重要作用。在此，我谨代表四川省人民政府对论坛的召开表示热烈的祝贺，对各位领导、各位专家、各位嘉宾的莅临表示热烈的欢迎。对你们长期以来给予四川中医药工作的关心、帮助和支持，表示衷心的感谢！

四川物华天宝、人杰地灵，灿烂的巴蜀文化和富饶的自然资源，孕育出一代又一代中医药学者。四川素有中医之乡、中药之库的美誉，无川药不成方，也就是说没有四川的药，就开不出来药方。四川有 4000 多种中药材，几乎占全国的 1/3。四川中医药资源具有深厚的文化底蕴和传承，又有扎实的医学、教学、医疗、科研基础，更具备得天独厚的中药资源优势和具有竞争力的中药产业优势。四川省委省政府历来高度重视中医药工作，坚持中西医并重的发展方针，明确提出建设中医药强省的发展目标，制定了一系列扶持和发展中医药事业的政策，把中医药产业作为四川七大支柱产业之一。为加快四川中医药事业的发展，构建了良好的保障机制，全省中医药事业得到了稳步健康的发展。

中医药学作为我国特有的原创医学，是我们民族的精华。中医药学与西医药学协调发展，是我国医药卫生事业发展的重要支撑。扶阳学派作为一支广为流传的重要中医药学术流派，历经数百年的理论积累和临床实践验证，形成了阳主阴从的思想核心，建立了一套完备的理论体系，不仅完善和丰富了中医药的基本理论，而且提高和增强了中医药的临床疗效。本届论坛以上承经旨、中启百家、下契当代、力倡扶阳为宗旨，将就扶阳理论的重要思想、理论渊源、临床运用、经验传承等问题进行深入研究和讨论，为广大同行提供了一个宝贵的学习和交流的机会。衷心地希望我省与会专家和代表，以此为契机虚心求教，加强交流，虔心领悟扶阳学派研究学者们的宝贵经验，扩大扶阳理论的中医影响力和文化推动力，共同推进中医扶阳学派思想理论的传承与创新，推进中医药事业和中医药文化的大发展，为中医药造福人类健康作出应有的贡献。最后，预祝本次论坛取得圆满成功，谢谢大家。

曹正逵：下面有请卫生部副部长、国家中医药管理局局长、中华中医药学会会长王国强先生讲话。

王国强：尊敬的陈文华副省长，尊敬的卢崇汉老师、刘力红老师，各位领导、各位专家、各位代表，在党的十八大刚刚顺利闭幕，全党、全国各族人民正在认真学习贯彻落实党的十八大精神之际，我非常高兴能够来到美丽的四川成都，出席第二届国际扶阳论坛暨第五届扶阳论坛。首先，请允许我代表国家中医药管理局和中华中医药学会向论坛的开幕表示热烈的祝贺，向出席论坛的各位来宾表示热烈的欢迎，向为本次论坛给予大力支持和帮助，并提供了良好服务的四川省人民政府、省卫生厅、省中医药管理局等有关部门表示衷心的感谢！

扶阳学派是近现代中医学术流派发展的重要代表之一，有着独特的学术代表人物、明确的学术思想和清晰的传承体系。近年来，扶阳学派积极总结经验，不断推广交流，在当代中医学术流派发展中，具有广泛的影响力，为中医药的继承创新和国际交流合作，作出了积极的贡献。本次论坛在我们中医药大省也是扶阳学术流派的发源地四川省召开，论坛以学术流派传承为形式，以中医扶阳思想理论与运用为主题，以会代训，举办相关学术研讨和培训活动，我认为非常有意义。它为中医学术流派的总结传承带了一个好头，必将为中医学术流派的发展，起到积极的推动作用。我衷心地希望与会各位专家、代表，加强沟通，相互学习，共同提高；也希望各位学员们珍惜这次难得的学习机会，潜心学习，深入思考，认真总结，指导实践，力争学有所悟、学有所得、学有所用、学有所成，为维护人民健康，造福人类福祉，作出新的、更大的贡献。

各位代表，在刚刚闭幕的党的十八大上，胡锦涛同志在报告中强调，健康是促进人民的全面发展的必然要求，要坚持为人民健康服务的方向，坚持预防为主，以农村为重点，中西医并重；并且重申了要扶持中医药和民族医药事业的发展。同时强调要提高医疗卫生队伍的服务能力，加强医德、医风的建设，要为群众提供安全、有效、方便、价廉的公共卫生和基本医疗服务。十八大报告同时提出，要建设优秀传统文化的传承体系，弘扬中华优秀的传统文化，同时强调要注重人文关怀和心理疏导，要培育自尊、自信、理性平和、积极向上的社会心态，要促进人民身心健康。中医药作为我国独具特色的医疗保健资源、科技创新资源和优秀的文化资源，在维护健康、弘扬文化、促进经济社会发展方面，发挥着重要的作用。

这一系列的重要指示，再一次充分表明党中央对中医药事业的高度重视和大力支持。借此机会，我想就发展中医学术流派讲一点意见，供大家参考。

中医药学源远流长，博大精深，在漫长的发展过程中，涌现出了一大批著名的医家，他们在学术上各领风骚，独树一帜，形成了众多的学术流派。各流派的争鸣与渗透，使中医药理论不断完善，临床疗效不断提高，学术水平不断发展，形成了一元多流的学术体系和文化特色。可以说中医学术流派为中医药学的发展，发挥了不可替代的重要作用，作出了重要的贡献。

第一，学术流派是中医药学理论创新的重要方式。一个学术流派之所以能够形成和发展，是因为其学术主张或者方法是同时代医家或其他学术流派没有提出或者不完全具备的，因而，能够填补空白，开拓新的领域。很多重要的理论和观点，都是由各学派或流派提出的，或者是在相互争鸣中受到启发而形成的。因此，学术流派是中医药理论发展的重要动力。

第二，学术流派是中医药学术传承的重要途径。一个学术流派从形成到发展，都有着自我完善的过程。学术流派的新观点、新学说，如果说没有众多的弟子传承传播，就只能是一家之言，而不能形成流派。学术流派的形成和发展的过程，也是学术流派的理论和方法传承的过程，也培养和造就了一大批大家和众多的人才。

第三，学术流派是中医药人才成长的重要土壤。在传统的以跟师学徒为主体的教育体制中，每一个学术流派都有德高望重、博学多才的导师。他们既是学术流派的理论技艺的研究代表人物，同时又是医学的教育家。由于学术流派具有教育和研究的功能，随着学术流派的形成和发展，一批又一批的医学人才也就培养出来了。

新中国成立以来，卫生和教育事业进行了布局调整和集中发展。中医药学在全国范围内得以传播和推广，极大地拓展了中医药传承发展的地域和规模。特别是当前，随着社会的发展、资讯的发达、交通的便利、教育模式的改变，以及疾病谱的变化，中医的学术流派孕育发展的土壤也发生了巨大的改变，客观上使得一些中医学术流派出现了传承的断层、特色的淡化现象，新的学术流派形成机制尚不完备，学术流派研究与临床需求还有差距。这些问题和情况值得我们高度重视。在新的历史时期，繁荣和发展中医学术流派，有利于丰富中医药理论体系，促进中医药学术进步；有利于提高中医药工作者的理论水平和临床经验，从深层次揭示中医药学术发展的内在规律；也有利于培养造就新一代的名中医，弘扬发展中医药文化。

国家中医药管理局高度重视中医药的学术传承和继承创新工作。2007年国家中医药管理局在国家支撑计划"名老中医临床经验学术思想传承研究"的项目中，专门设立了当代名老中医学术流派分析整理研究的课题，按照纵向与横向相结合，群体与典型流派研究相结合的原则，对全国200位老中医进行了学术流派的研究，梳理中医学派流派、医派等概念的内涵，分析当代中医学术流派的现状与发展趋势，对中医学术流派的继承创新，提出了政策、建议，设立了专项课题。"中医学术流派研究"由中华中医药学会和山东中医药大学共同承担，2009年顺利结题。"十一五"期间，中华中医药学会专门组织召开了中医药特色优势及古今学术流派研究专家座谈会。就各个历史时期中医药学术流派、学术特色、传承沿革、继承创新等问题进行了研讨。今年我们局正在全国组织遴选并建设一批疗效显著、特色鲜明、优势突出的中医学术流派传承工作室，以进一步促进中医学术流派的继承与创新，推动中医学术流派的繁荣与发展，我认为应与时俱进，坚持以下四条原则。

第一，坚持以继承创新为基础。在认真研究中医经典理论、继承发扬中医理论精髓的基础上，不断地吸收新理论、新知识、新技术，兼容并蓄，为我所用。

第二，坚持以培养人才为核心。学术流派发展的核心和目的，是为了培育优秀的中医药人才，这既是中医学术流派存在的重要意义，也是中医学术流派发展的重要任务。

第三，坚持以提高疗效为根本。临床疗效是中医存在和发展的基础，也是检验学术流派学术特色、独特方法和技术的试金石。

第四，坚持以学术争鸣为方法。学术流派既要保持学术思想的独立性，又要充分学习、吸纳、借鉴其他学术流派的精髓。既要争鸣，更要包容，只有相互学习，彼此促进，才能共同发展。

当前和今后一个时期，我们将从以下四个方面开展工作，来进一步鼓励中医学术流派的发展。

第一，加强扶持力度。特别是要在政策支持和经费投入上，支持中医学术流派相关临床、科研、教育工作的开展。

第二，加强人才培养。促进师承教育和院校教育相结合，进一步创新中医药人才培养的模式，培养一批优秀的学术流派的传承人。

第三，加强继承创新研究。我们要鼓励成立中医学术流派研究中心，挖掘整理学术渊源、基础理论、特色经验、技术方法等，使之应用于临床实践，提高疗效。

第四，加强宣传交流。通过中医学术流派的宣传和国内国际的交流，进一步彰显中医药的科学内涵和特色优势，不断扩大中医药的影响力，同时提高中医药的贡献度。

同志们，党的十八大对全面建成小康社会，夺取中国特色社会主义新胜利进行了全面的部署，为我们描绘了美好的蓝图，指引了前进的方向。发展中医药事业是全面建成小康社会的重要内容，是实现人人享有基本医疗卫生服务目标的必然要求，使命光荣、任务艰巨。当前中医药事业正面临着前所未有的、难得的战略机遇期，中医药事业已经站在了新的历史起点上，迎来了大发展的良好局面。让我们深入贯彻落实科学发展观，改革创新，扎实工作，团结和谐，大力推动中医学术流派的创新发展，为发展中医药事业，提高人民健康水平，促进经济社会发展，作出我们中医人的贡献。最后，祝论坛圆满成功，谢谢大家。

曹正逵：谢谢王部长。各位代表，刚才两位领导做了重要讲话，对我们进一步做好扶阳学派的研究，大力弘扬中医药学术，给予了重要的指导和极大的鼓励和鞭策。特别是王国强部长，站在全国中医药事业、国家经济社会发展的高度，在对中医药学术流派重要性和当前中医药事业发展的大好形势进行深刻阐述的同时，对全面贯彻十八大精神，紧紧抓住中医药工作面临的大好机遇，切实加强中医学术流派研究和中医药学术学科发展，努力推进中医特色社会主义卫生事业发展，提出了明确的要求。我们真诚希望与会的全体代表和本会的全体会员，一定要按照两位领导的要求和希望，认真地开好本次会议，并且今后在各自的岗位上，坚持继承、创新、发展的理念，认真做学术，力求出成果，为弘扬中医药学术，促进中医药事业发展，促进早日建成小康社会，作出我们中医人应有的贡献。我提议，我们以热烈的掌声对两位领导的支持、指示表示衷心的感谢。

各位代表，这次会议之所以能够顺利地进行，除了得到四川省人民政府、省卫生厅、省中医药管理局、省中医药学会的大力支持外，还得到了四川省中医院、四川省中医科学研究院、四川省中西医结合医院、成都军区总医院、成都肛肠病专科医院、广西中医药大学经典中医临床研究所，国家中医药管理局扶阳学术流派重点研究室、成都卢火神扶阳中医馆、广西中医扶阳研究会、广西林源堂养生制品有限公司、中国药材四川江油中坝附子科学发展有限公司、株洲扶阳医药器械有限公司、广西同有药业开发有限公司、广西同有三和中医养疗中心，台湾中华海峡两岸中医药合作发展交流协会和有关媒体的鼎力支持，特别是雅安三九集团的大力支持，让我们以热烈的掌声向他们表示敬意。今天的开幕式到此结束。

主题演讲

正本清源，去伪存真
——关于扶阳学术传承与发展现状的思考

卢崇汉

孙永章： 下面我们以热烈的掌声邀请刘力红老师来主持下面的会议，大家鼓掌。

刘力红： 非常感谢论坛让我来做主持。第二届国际扶阳论坛暨第五届全国扶阳论坛能够在成都召开，这里面既有很深的因缘还有它的必然，也有我们各级领导的关怀，尤其是奇葆书记的支持。奇葆书记过去在广西当书记，后来到了四川当书记，现在又上调中央。从扶阳论坛最开始，他就一直给予了高度的关怀，到成都以后，也非常希望扶阳论坛能够在成都召开。所以这次的论坛能够在成都召开，跟奇葆书记的关怀有非常大的关系。在这里我也非常愿意代表论坛、代表论坛的学术委员会主席卢崇汉师父，对奇葆书记表示衷心的感谢。四川省政协主席和安徽省政协主席为促成这次论坛在成都召开，也给予了非常大的关怀和支持，今天安徽省政府秘书长也亲临现场，我也代表论坛、代表师父，表示衷心的感谢！

正如师父刚刚在开幕式的致辞里面谈到，扶阳论坛在成都召开，有历史性的意义。钦安卢氏医学的发源地在成都，虽然这样一门甚深的学问在这里发源，而且师父几十年来一直在这片土地上耕耘，但是由于各方面的原因，第一届扶阳论坛没有在成都举行，而是在广西，师父和我们在广西举办第一届扶阳论坛，第二届是在北京，第三届在上海，第四届也是在北京，最终第五届我们才回到了成都，所以我觉得有很深的历史因缘。

为什么说有甚深的历史因缘呢？就刚刚在开幕式里面，我们见证了一个具有历史意义的过程。在扶阳这样一个法脉里面，一直在学习、一直在耕耘、一直在企盼的这样一个群体里面，我觉得这是一个太大的事情，而且赶在扶阳论坛的这样一个历史因缘的时间点，师父把《卢火神扶阳医学文献菁华集成》呈现出来，师父是 60 多岁的老人，几乎一个多月的时间都在熬通宵，他每天都撰写到凌晨 6 点钟才睡觉，就为了今天呈现给大家这两本菁华集成。

我这次来到成都，第一眼看到师父的时候，内心就很酸，强忍着眼泪，确确实实很难用语言去表达这样一种内心的心情。这样一个菁华集成能够真正呈现出来，对于我们众多的学者来说，这个意义是确确实实也是很难于言表，我们终于有一部《卢火神扶阳医学文献菁华集成》可以依存。除了卢师的教诲，在平时的时候我们还有这本菁华集成可依可据，实际上是一个大的因缘。

今天上午卢师会重点谈这个菁华集成的来龙去脉和一些因缘，我们该怎么去学习这个菁华集成。下午将会呈现出来的是卢门一个深深的法要，这个法要的名字可以叫"引龙潜海"。这次的论坛呈现出来的就是"引阳归首，引阳归海"，就是把扶阳学派真正地归回到它的本位来。卢师为这次论坛做了精心的准备，一定是我们期盼的一份大餐。让我们以真诚的、热烈的掌声来恭请卢师给我们做演讲。

卢崇汉：刚才刘力红简单介绍了一下，这两本书是《卢火神扶阳医学文献菁华集成》的卷一和卷二，整部书一共是十卷。卷一是《卢氏药物配合阐述》，是卢氏三代人对于药物的认识和研究。卷二是《卢氏临证实验录》，这本书所记录的治疗验案，是从20世纪初至20世纪90年代末，卢氏三代100年来业医所诊治的病例中，选择了300多个医案，但没办法全部都展现给大家，所以第一本只有120个医案。医案的体例，没有按照现在医案的模式去写，而是按传统的中医思维来写的。医案涉及很多东西，用了很多古人的语言和思想，因为这样就把它回归到上世纪，就是几十年以前的医案书写模式。在读这个医案的时候，也能够帮助读者窥探一些思路，这本医案的形成不是杜撰的，都是日积月累而实录的。有一些病例可能会有一二十个方，有一些病例可能只有二三个方，完全都是实录。就像每届扶阳论坛出的书一样，都是论坛所讲内容的实录。

在这本医案里面，有很多卢氏的方和法，法融汇在方里面。但是我希望大家读这本书，不要去照葫芦画瓢。出这本书的目的，就是提供给大家在临证时的一个思路，不是举几个病例，让读者在临床治病中去照葫芦画瓢。读者在临床上如果遇到自认为类似的病例，按照这个方子死搬硬套去用，有可能会有效果，但不一定十分理想。如果通过这个医案的学习，你的思路得以扩展，对扶阳的理解可能会更深了，这就起到了读这本书的作用。

所以我在前言里面为这件事还专门写了一段话，如果完全就是抄录，完全按照这个使用，那么就没有真正地学好中医。因为中医的方一定要符合法度，过去我也一直在讲这个事情，如我们在临床上，治疗的某一阶段用一个方，病人吃了效果相当好，他的某些病痛得到了解决，但并不是说这一个方就能把他所有的病证都解决了，甚至有的病人自认为好了，医者仍然继续照着这个方用，继续服这个药，这是不行的。当继续用上半个月，或者更长一点时间，就会出现新的问题。

《卢氏药物配合阐述》这本书是在《神农本草经》的基础上进行的阐述，也是卢氏三代人不断增添内容，根据自己的所学所得，把它增添进去。在这本书里面，一共有180余种药，详尽地阐述了每种药物的作用。在对姜桂附的阐述上，我们尽量把心得和体会完整地记录进去。再一个方面，就是药物和药物之间的配合使用，这一点是最重要的。对附子与桂枝相合，附子与生姜相合，附子与葱相合，附子与砂仁相合，附子与半夏的相合等等，当它们相合过后，他们的作用有哪一些？当附子与白术、益智仁相合，与山萸肉相合，他们又有哪些作用，在临证上会出现哪些效应，这也是根据卢氏上百年的经验所得，收录进去。卢氏认为附子的作用很大，我经常都要说这样一句话，附子是药品当中最大的英雄，这也是卢氏对于附子功效的一个肯定和崇拜。而姜桂附的正确运用，可以说是扶阳思想的重要体现。

卢氏在讲附子的时候，强调附子是药品当中的最大一个英雄，用它来治病，用它来治人，可以使人健而身轻；用它来治国，可以使国泰民安；用它来治天下，天下亿万年皆成盛世。这里谈的附子，实际上是指扶阳的思想，以阳为主的思想，阳主阴从的思想，附子是这种思想的具体体现。所以我在前言里面谈到，卢氏为什么要用附子，为什么要倡导扶阳，因为这是生命的需要，社会的需要，因为阳气是万事万物的根本，是人生立命的根本。通过这么多年努力，最终才形成了在中医界中很有影响力的扶阳论坛，才有了大家能够聚集在一起来相互交流和探讨的机会。刚才我谈到，一百余年来卢氏一直在倡导扶阳，卢铸之在1908年就举办了扶阳讲坛。卢氏在临证上强调扶阳，在用药物上擅用辛温热药，最具有代表性的就是姜桂附。然而现在有一些业医者，甚至是一些没有行医资格的中医扶阳的爱好者，他们带着各种目的，也在私下为人治病，大剂量甚至是超大剂量地使用附子。对这个问题我以前也谈过，作为我们来讲不主张这样用。最近有好几个人来找我，他们说以前给他们治病的医生诊断其为虚寒证，他们也知道这个所谓的"医生"并没有医师资格，只是扶阳的爱好者。处方中附子一天用的剂量就是1000克，但是每天吃了1000克附子，反而虚寒的症状更明显。道理在哪里？她说她吃这么大量的附子已经有三个月了，虽然没有出现明显的中毒现象，但是每吃一次药，人就发晕、恶心欲呕，而症状是越来越严重，越来越怕冷。病人当时问那个"医生"是怎么回事？他说可能是附子的剂量还不够大，还需要加大剂量。病人及其家属已经十分怀疑，便当场拒绝了。后来他们辗转打听到我是倡导扶阳，擅用姜桂附，所以他们从外省到成都来找我。他们问我病人五个月来吃了100多公斤附子，病为什么不但没有减轻反而越来越严重，是什么原因，希望我给予治疗。他们是两夫妇，患者是个女的，他们觉得我可能附子会用得更多，并拿之前的处方给我看，我看了都很吃惊，那位"医生"为什么会有这样的运用？不光是附子，其他的药物诸如辽细辛、肉桂、山萸肉、高丽参等也是几十克、一二百克这样用。我看了以后，告诉他们：这个"医生"诊断你的病属寒证没错。但是他错在哪里呢？错在没有更进一步更深入地辨证，如果没有正确的辨证，就不可能有正确的立法、处方和用药。他用附子从60克开始，很快就加到100克、200克、300克、600克、800克，最后用到1000克这么大的剂量，煎药就要用一个很大的锅来煎。且不说药物的浪费，因扶阳的思想和理念及运用就不是这回事。我倡导扶阳，但我不倡导这样乱用药。对于这个病人，我最后给她开了方。我希望她能够在成都住一段时间。实际上很简单，这个病人就是太少合病，一直没有解决。我用了60克附子、30克桂枝，就是桂枝法加附子，第一张处方，她吃了7剂药过后，自我感觉就明显好一些了，也没有出现不舒服的反应。她就跟我讲，她这次吃了这一点附子，过去是一大包，现在只有60克附子，为什么才吃了几剂药后就没有过去那种寒冷刺骨的感觉了？这是为什么？我就跟她讲，这就是以前给你治病的"医生"没有正确地辨证，不清楚什么叫扶阳、为什么要扶阳，以及药物的性能和药与药的配伍的关系，所以他为人开的方，必然会出问题，甚至是出大问题。这样的中医实际上是没有理解扶阳的真谛，他们也打着扶阳的旗号，却造成了当前扶阳的乱象。

　　现在确实有很多崇尚扶阳的医生，但是在这个问题上同样还没有解决，以为自己用了辛温的药物，用了大剂量附子，就是扶阳了，实际上不是那样的。再就是还有一些患者，就是吃了过量的温阳药物，这里说的主要也是附子。吃了过后，出现了很多副反应。那么出现的这些副反应，这些医生他们引用郑钦安的话，认为是一种正常的反应，是一个排病的反应，是排毒的反应。我认为不是，这也是由于药物的使用和配伍不当所导致的。在这个医疗问题上，邓铁涛老先生多次给我讲，希望我能够出来讲几句。所以这一次的扶阳论坛召开之前，邓老给我打电话，一个是表示祝贺扶阳论坛的召开，再一个就是祝贺《卢火神扶阳医学文献菁华集成》的出版，再一个又提出来，希望我能够在论坛上讲一讲当前扶阳的乱象，要正本清源，去伪存真。

谈到扶阳的一些乱象，我的理解，表面上看是在用药上，在附子的该用和不该用上，特别在药物剂量的把握上，没有掌握好。我整理了从20世纪初到20世纪90年代末，100年来卢氏三代人的医疗日诊录累积起来的医案，其中附子最大的剂量很少超过250克，普遍的剂量是在60~150克。现在我在临床上也是用这样的量，这样用完全能够解决临床上所有遇到的问题。为什么还要超剂量的使用呢？关键是这种使用方式出了很多临床事故，我知道的就有很多起呀。作为医生来讲，你为病人治病本来是好心，但是由于急于求成，没有深研其中的理，出了问题，是因为理论思维和运用药物上出了问题，你总要有一个说法。所以为什么这本书要在扶阳论坛召开之际赶印出来？因为这本书真正面世要到明年，计划是2013年下半年，才能够在各个新华书店销售。今天拿出来的这些书，都是出版社为我们提供的样书，当然现在很少，一共才有200套。那么赶印这部书出来起什么作用呢？就是我有这部书，才好在这个会上讲，但是我要郑重声明，这绝对不是做这部书的宣传广告。通过这本书，就把我们卢氏100年来三代人的医案刊印出来，看看我们是怎么用药的，对姜桂附有什么新的认识，我们是怎么来组方的。整个医案里面，组方基本上也就只有七八样、八九样药，如果除了姜附桂，也就只有五六样药。为什么要这样用，里面谈得很清楚。我想这样能够起到一些作用。什么作用呢？就是避免有一些人在不明理的情况下过量地去使用，导致副作用的产生。

再一个呢，就是第三卷。因为第三卷现在还没有印出来，就是《卢氏医学心法》，所涉及的内容，跟临证就很紧密了。卢氏所用的法，妇科有妇科的法，杂病有杂病的法。这些法的理在哪里，这些法药物构成有哪些，这些法临证上对哪一些证候有作用，都把它讲出来。这些法也包括了桂枝法、四逆法，并且强调了卢氏这些法，就是归根复命之法。在上一次扶阳论坛上我就讲到，卢氏桂枝法四逆法是人生的归根复命之法，为什么能归根，为什么能复命，也做了一些探索。法的使用，在那一部书里面也做了一些介绍。后面呢，还有卷四到卷十，都是卢氏在临证上的一些研究所得，讲授了一些内容。过去在扶阳讲坛上讲授了很多，现在所见到的是扶阳论坛上所讲到的，就是把卢氏三代100余年以来的内容进行整理，然后逐步地公之于众。卢氏为什么要用辛温扶阳的药物？在过去都已经谈了很多，从《周易》来讲，由于《周易》的重阳思想，所以对《内经》也形成了一定的影响。

　　我在《扶阳讲记》里面，附了两篇文章，是我20世纪70年代初期写的文章，其中一篇"论《周易》对中医学重阳思想的影响"。当时这篇文章是发不出去的。一直到70年代中后期，三个杂志给我退稿，都是这篇文章。第一次投出去，杂志的编辑在这篇文稿上改了很多，把"阳主阴从"给删掉了，把这些东西删掉后，当时《中医杂志》考虑发表。如果当时《中医杂志》能够用那篇完整的稿子，不要叫我做这样大量的修改，不把"阳主阴从"的思想完全去掉的话，我想扶阳这股风肯定还会吹得更早一些。因为毕竟在20世纪70年代初，还没有哪一个人谈这个问题。当时那个编辑就对我讲，如果我们杂志要按照现在这个样子给你发表出去，对中医界是一个大的震动，会对中医界产生不良的影响。后来我又寄给了我们国内很有影响力的另一个刊物，这个刊物也没有发表。因为当时写这样文章的人基本上没有。他们讲可以发表，但是言语不能够过激，希望把"阳主阴从"这些内容删掉。当时的中医思想就是那样，认为阴阳是绝对平衡的，没有主和从的关系。最后不得已，我才投给了我所在的成都中医学院的学报。投到学报的结果也是一样，那篇文章将近一万字，给我删掉了八千多字，当然就完全面目全非了。重阳的思想没有了，把标题也改了，"论《周易》对中医学重阳思想的影响"改成了"学习《内经·阴阳应象大论》的心得体会"，所以这篇文章我没有同意发。因为我所写的文章都是跟扶阳相关的，无论是理论上或临床上，都是强调"阳主阴从"思想的。在当年那样的环境下，没有能够让我发表出来，我也是能理解的。杂志审稿的也好，编辑也好，他们都觉得我的这种想法有点离经叛道了。这就是当年的学术环境和学术氛围。2006年，我的《扶阳讲记》出版，并将这篇文章单独附在书里，以公诸于众。

关于扶阳学术传承与发展现状的思考 正本清源，去伪存真

2010 年，山东大学教授易学大家刘大均先生读到了我的这篇文章，将其全文收录入了他主编的《百年易学菁华集成》的医易篇中，我的这篇"论《周易》对中医学重阳思想的影响"是刘大均教授从 1910 年到 2010 年的 100 年来国内外公开发表的有关医易类的数以千计的文章中选出的十余篇文章之一，这部《集成》已于 2010 年由上海科学技术文献出版社出版。

这就是以前为啥"扶阳讲坛"也只能我们民间私人开办，我们自己讲。愿意来听的人你就来，我们是免费的，我们是公开的。今天"扶阳论坛"的举办，就不一样了。"扶阳论坛"是官方的，是国家的，才会有天南地北的人来参加这样的学术讨论，相信他们应该能够有所收获。所以我才尽早地把这两本书赶印出来，当然不可能满足大家所有的需求，目前还不可能。

我们倡导的扶阳的思想和理念在这些著述里面有一些体现。在这部书里面，系统地介绍了扶阳学派的起源。扶阳的起源部分我将刘止唐写了进去，因为在郑钦安的著述里面，提到了刘止唐，在后世的一些书里面也提到刘止唐，虽然他不是扶阳思想的创立者。那么刘止唐是一个什么样的人，我以前也曾经介绍过。刘止唐，我们四川人都尊称他为川西夫子，就是四川的孔夫子，国学界给他这么高的这种评价，他是一个很了不起的人，对儒释道学的研究是极其深刻的，他的著述是相当丰富。目前通过国家的出版机构已经给他出版了《槐轩全书》，一共有 10 本，16 开大，每一本都是上百万字。现在还有他的《十三经恒解》可能到明后年出版，也是一个大部头的著作。他是清代中叶著名的思想家、儒学家、经学家，这个我不是乱说的，都是有书有志为证，是出自于官方的地方志。他创立了槐轩学说，他在全国的国学界有深远的影响，可以说他是中国传统文化的集大成者，很难再找到比刘止唐还要全面的人。他对儒、释、道学的著述和他的研究之深，找不到第二人。他在"医"这部分论述很少，但是他的医学思想，完全融入了他的儒释道的思想在里面，所以这才对郑钦安产生了很大的影响，因为郑钦安是他的弟子。刘止唐先生给钦安讲授儒释道的思想，扩展了钦安先生在医学上的思路。他当时就认为郑钦安在医上有悟性，应该向医的方面发展。通过他对郑钦安的这种栽培，才有了后来钦安先生在医学上的建树，才有了扶阳思想的形成。

郑钦安在 60 岁以后，他的第一部著作《医理真传》在同治年间出版，紧接着又有了《医法圆通》，晚年出版了《伤寒恒论》。他在出《伤寒恒论》的时候已经过了 90 岁，《伤寒恒论》这本书实际上是我祖父为他整理的。这里要谈到一点的是郑钦安的生卒年代。我 20 世纪 80 年代初有一篇文章，这篇文章就是"郑钦安先生的生平和学术思想"，郑钦安的生卒年代是根据我祖父留下来的资料，记载得很清楚，再加上郑钦安在我们家有一个牌位，过去家里都有神龛，他是我祖父的师父，所以钦安先生的牌位在我们家里祖宗牌位上陈放，那上面就有他的生卒年代。1963 年初，在卢铸之写的序里面，郑钦安的生卒年代写得很清楚，是 1804 年出生，1901 年去世。这个序在这次出版这部书的时候，我把它作为总序，如果十卷都出了，那么十卷上都是这个序。

再一个就是颜龙臣先生，但对颜龙臣在这本书里面没有专门给他立小传。他虽然是我祖父的老师，但只是一个启蒙老师，颜龙臣与郑钦安都是刘止唐的弟子。他是德阳人，清道光的举人，郑钦安是清嘉庆的秀才，但他主攻方向是医。最初颜龙臣培养了我祖父卢铸之，五年以后，我祖父由颜龙臣带到成都，拜郑钦安为师，成了郑钦安的入室弟子。所谓入室弟子就是住在郑钦安的家里，朝夕相待，整整 11 年。在这个序里面，卢铸之把颜龙臣也写进去了。颜龙臣先生当时在当地很有影响，在德阳是一个名人，他在晚清时就去世了，1902 年，晚郑钦安一年。郑钦安活了 97 岁，颜龙臣活了 94 岁，都是高寿。

到了郑钦安，我就不细解说。大家如果是热爱扶阳的人，郑钦安的书大家肯定都拜读过，对于他的情况，大家肯定也很清楚。他是中医界公认的火神派的鼻祖。说他是火神派鼻祖，哪一年开始有这个称呼呢？我查到的资料，是 20 世纪 70 年代，我这样提出来的，也就是 70 年代以前，没有提郑钦安是火神派鼻祖，没有这样的文字记载。第一次出现的记载是官方的志书，《四川省医药卫生志》。当时是 20 世纪 80 年代初，当时在修这个志的时候，负责这些内容撰写的人来找过我，我做了一些介绍。因为当时四川省的医药卫生志，修志的上限是 1840 年，1840 年以后的人和事才能上志书，1840 年以前的人和事在这本志书里面就不收录了。因为过去都有志，四川省也有志书，除了收录郑钦安，还将卢铸之也收录进去了。这也算是得到官方的认可吧。

我在这个传承里面对卢铸之做了介绍，有一个小传。他除了家传医学外，又先后追随颜龙臣和郑钦安，跟他们学医 16 年，跟颜龙臣 5 年，跟郑

21

钦安11年，就现在来讲，这样的人是很少的。现在的人不可能这样，都想吹糠见米，想得到东西，马上就能够去外头施展。他们这种学医的历程，一看就完全不一样。

这也会给我们在对医的领悟上、认识上有一些帮助吧。卢铸之的著述也很多。他坚持了几十年的扶阳讲坛，每个星期讲一次或者每一个月讲一两次，讲了几十年。我记得，他1963年去世，一直到1963年初，他还在举办这样的讲坛。学习的人累计起来就很多。对中医的提高也好，传承也好，对扶阳思想的传播也好，起到了一定的作用。我刚才谈到郑钦安是火神派的鼻祖，这也是中医界所公认的。从卢铸之开始，在郑钦安的基础上，又有了发展，单纯从钦安学术，或者是钦安的火神派，又有了提升，才最终更加明确地形成了钦安卢氏扶阳学说和扶阳学派。

这段时间我在整个的医案里面仔细地寻找，希望找到不用附子的医案，确实也找到了这样的个案。虽然这些个案没有用附子，却都用了桂或姜。但是所治的病种又相当多，如果按照现在归类的方法，很多病证就应该属于阴虚，有阴虚的一些证候，又没有用阴虚的治疗手段进行治疗，这就能够说明阳能化阴，就是我们提出来的，病在阳者采取什么办法呢？扶阳抑阴；病在阴者，用阳化阴。大家不要简单地理解用阳化阴。因为化阴不是简简单单的，阳能够生阴，阳生阴长，不单单是这样。一个是阳能够化生阴，再一个阳还能够去驱逐阴邪。下午我就会谈到这个问题，就是引龙潜海，实际上是引阳归海，还会谈到命门的问题。

所以卢铸之能够积极地倡导扶阳，除了受郑钦安的影响以外，他到全国各个地方看过之后，对他的触动很大。在国内他就没有发现一个医者去强调扶阳，去强调阳的重要性。那个时候他还年轻，也就是20多岁，20多岁他就很厉害了。因为他跟医学大家跟了那么多年，底蕴相当深厚。他到全国各地，不光是去看，还去给当地的人治病，他用扶阳的方法去解决问题，其他人解决不了，他就给他们解决了。特别在江浙一带，江浙一带的温病思想根深蒂固。为什么呢？因为他们本身就不认为有阳为主的这个问题。我过去跟他们争论过，大家争论得脸红脖子粗，那个时候我也才20多岁，在南京，争论完我们还是很好的朋友。但是在学术问题上，我认为应该可以扶阳，应该可以用附子，并且附子的剂量应该比他们考虑的还要大得多，不是用6g附子，6g附子确实是太少，也就一片。我通过临床效果验证了这一道理，他们才信服。

卢铸之之后那就是卢永定对卢氏学术的这种传承。卢永定是卢铸之的大儿子，他也是从少年的时候就开始跟着我祖父学医了。他一生业医70年，活到了85岁。他也一样倡导扶阳，临证也是使用大量的姜桂附，效果也出奇的好。他在我祖父的基础上，也著述了《卢氏临证实验》《卢氏医学心法》。所以这一次出版著作，我把卢氏三代人治验录都合在一起，称作《卢氏临证实验录》，出版社同意了我的这个想法。卢永定通过我祖父的传承，行医70年，在学术上也有很大的影响。再一个就是我的父亲卢永华，过去我从来没有提起过他，但这一次不得不提他。我父亲在20世纪20年代中期中学毕业，他从少年时期开始在家里面跟我祖父每天出诊、写日诊录、抄方，整理和撰写卢氏医学文稿，为卢氏扶阳讲坛撰写讲稿。这一次出书用了他所写的东西，当我把几百本医学手稿拿出来的时候，出版社的编辑们都感到很吃惊，字都是毛笔写的。父亲卢永华很有书法功底，他少年时就开始跟祖父学医，一直跟随我祖父行医40多年，因此跟随祖父卢铸之写了40多年的处方和病案。我父亲参加工作很晚，是20世纪60年代我祖父卢铸之去世以后才参加国家的正式工作。他的国学功底也很深，对《周易》《内经》《难经》《伤寒》《本草》，对郑氏和卢氏的思想，学得相当深。他医理学的相当好，医术也相当高，但是很奇怪，他没有行医。为什么没有行医呢？原因是我祖父不允许他行医。他完全可以给病人看病，这个我很清楚。因为我20世纪六七十年代为人诊病，我父亲在场看了，只要辨证不完全对、立法用药不精当，他就会立刻给我指出来某一种药不该用，应该换成哪一种药，并且他会讲不能这样用的道理，父亲的亲手指点，使我的医术提高很快。我学习中医开始是跟我祖父和父亲，他们教我理法方药，后来我跟大伯父，主要学临证，在理论和临床用药上是我父亲给我灌输了很多。我曾多次问过祖父，为什么祖父不允许父亲行医？祖父就讲了，我们卢家每一代只能有一个火神，这是家规，很严格啊。

今天上午就讲到这里。

刘力红：各位代表，今天上午卢师利用了一个多小时的时间，借卢氏医书正式出版发行这样一个契机，把扶阳的一个因缘重新向大家介绍一下，使我们感觉到钦安卢氏的医学扶阳的法脉是非常珍贵的，特别讲到祖师刘止唐大师，他在儒释道医都有杰出贡献，世人无出其右。从刘止唐到郑钦安、颜龙臣，再到卢铸之、卢永定、卢永华，再到卢师自身，特别是郑钦安以后，一代一个火神。这个法脉就是非常非常的珍贵了，他是那么一个深深的法脉，一直传承下来。医不三世不服其药，到卢师这里，因缘有七代，专门从扶阳这个法脉下来是四代。所以今天上午卢师娓娓道来，把这个扶阳的因缘和大家再一次讲清楚，使我们心里面感觉到一种沉甸甸的分量，让我们再以热烈的掌声感谢卢师。

今天上午的讲座就到此结束。

卢氏引龙潜海法是扶阳立极之法

卢崇汉

刘力红：下面我们以热烈的掌声恭请卢师给大家作报告！

卢崇汉：我上午谈到扶阳学术的传承，今天卫生部王部长和四川省陈省长也谈到中医传承方面的问题。确实是这样，有没有传承，有很大区别，为什么呢？因为有传承，也就是通过前几代人对某些问题的不断探索，最后总结出来的东西再一代一代传下去，肯定会让后人少走很多弯路。因为前人在探索的过程当中，肯定会有很多失败，前人已经把失败的问题克服了，后人走的弯路也就可以避免了。通过这种传承就会更简便一些，能解决很多问题。在第一届和第二届扶阳论坛上我都举了很多例子，今天我还是要强调这一点。希望大家能够少走弯路，通过参加扶阳论坛，或多或少能够有所得。我们通过传承得出来的东西，都应该是正道。所以上午谈到从刘止唐先生到郑钦安和颜龙臣，然后到卢铸之再到卢永定、卢永华，也就是我的祖辈、父辈，他们通过上百年积淀，再到我，我就占了很多优先的东西，我遇到什么问题，还有他们觉得我可能会遇到什么问题，已经先提示了，反复讲了，反复提醒了，这对接受扶阳的理念有很大的好处。并不是生长在卢家的人都知道这么多，没有学医不可能知道这么多。在同样一个环境里面，只要没有进入医这个门槛，对很多具体东西确实就不知道。但是家人都知道我们卢家是倡导扶阳的，寒凉药物不能吃是知道的。作为卢氏家族来讲还是受益的。我在《卢火神扶阳医学文献菁华集成》这本书前言里面谈到一个问题，这个问题上午已经讲了，也是邓铁涛先生反复强调的。邓老还给我写了一幅字："正本清源，扶阳真传"，就这八个字。他这几个字我觉得特别好，他也认为扶阳是很好的一件事，就怕出现这样那样的问题，会影响到我们对扶阳的倡导和发扬光大，使扶阳的推广受到影响。希望在宣传扶阳的时候，不要走偏了，不要出太问题。他题的字我觉得很中肯。

今天下午要讲的是另外一个题目，就是我举了一个"法"，名称叫"引龙潜海法"。因为在扶阳的问题上，有很多人就提出来，对于阴不足，怎么解决？今天在座的有几个成都中医药大学的同仁，他们也提到这个问题，我说下午可能会谈到，这实际对能够更全面地理解扶阳是有帮助的。因为在一些中医的刊物上，也有人提到这方面的问题，并且也发表这方面的一些东西。那么我们对这个问题怎么看？

我提到的这个"法"我经常会用到。当然，我说"经常"也是很少量的，我讲过在临证上阳虚的患者占十之八九，是很典型的，很容易抓住的。这里所谈到阳虚的概念，郑钦安在他的著作中阳虚门和阴虚门里面列举了很多表现。近几十年，特别是最近的 20 年，由于抗生素泛滥使用，对我们机体潜在性的伤害越来越深。虽然作为国家有关管理层也认识到这个问题，在中央电视台的新闻联播里面也谈到了这个问题，滥用抗生素，对我们人体整个机体是一个伤害。我认为最主要的伤害是对人体阳气的损伤，这种伤害有一部分人不是马上就能表现出来的，它会有一个时间过程，也可能 5 年、10 年、20 年，会导致人的体质更进一步的下降，这是我们不希望发生的事情，但是可以预见扶阳法的运用将更加重要、受众会更多了。我刚才谈到阳不足的病人为什么会这么多？我们卢氏在临证上基本是 90% 以上的病人都在用姜桂附，明明有一些阴虚的表现，为什么也在用？这实际就有一个潜在的问题，我们使用扶阳法就是要防止阳虚症状的进一步加重，使阳虚的临床表现不要显现出来，这才是我们扶阳的目的。如果已经到了阳气虚衰，有明显阳虚的表现，这个时候再来用，就稍微晚了一点。我认为作为一个临床医生医术高明与否，这点很重要，要提前介入，提前"切断"，使病人不至于出现书上所讲的一系列阳虚表现，这样对人的伤害就会小很多，治疗起来也很容易。通过几次的治疗，整个身体就改变过来了，但是一旦明显出现了三阴的证候，治疗的周期就会加长。

"切断"这种治法，不光是我们扶阳法在用，在针灸上也是一样的。这就让我想起了一件事情，过去我从没对外跟任何人讲过，我怕讲了不好。1962 年，我向我祖父提出用针治病这个问题。因为新中国成立后我们没有用针，但我们用灸，我们用太乙神针火。但现在我也基本不用了，因为我们卢氏自己制作的太乙神针火灸条里面除了有大量的姜桂附等中药以外，还要用大量的麝香。麝香是国家管控的药物，现在市场上绝大多数都是假的，所以我就没有再用这个东西。我祖父讲到，除了有太乙神针火以外还有太乙神针,这里说的针就是统称的针灸。我祖父说我要看可以,要学肯定不行,只能了解一下这个东西。我记得我第一次见到这个治法是1962年的夏天,有一位80多岁的老人到我们家来,祖父要我称呼他二爷爷。原来在我祖父拜郑钦安为师的5年后,二爷爷也拜师跟随郑钦安学医,但是由于他的国学功底不深厚,不到半年,他就离开了郑师家。这个二爷爷替人治病不用药,只用针,但是他所用的针法,不是郑钦安传授给他的。他是在离开郑钦安后,去拜了一位搞祝由的师父。祝由大家应该知道,曾经称其为中医十三科。新中国成立后,把它归入到封建迷信的东西,由于是迷信的东西,所以后来就逐渐失传而消失了。二爷爷终身未娶妻,因为教他祝由的师父立有一个规矩,学祝由的人必须终身不娶。他们所搞的东西也是终身不能示人,这和不教人还不一样,就是不能让任何人看到他怎样为人扎针的。他每次都是在突发的情况下,才使用该法为急重病人扎针治疗。他没其他本事,国家又不允许用祝由的手段帮人治病,于是他就断了生活来源。我祖父念在曾是同门师兄一场,一直在经济上给他接济,养了他几十年,直到他去世。二爷爷跟我讲他的用针,是“万病一针好”,听起来太玄了,每次他为一个病人只扎一针。我有幸跟他学了3个星期,3个星期他一共扎了100多个病人,我们都看到了病人在施针后立竿见影的效果。当时有个小孩发烧,烧得相当高,摸着相当烫手,也就是4岁多,他就在小孩手上扎了一针。他在短时间内,可以同时连续为七八个病人扎针。他留针的时间很短,扎到第八个病人,第一个病人的针就取下了。他还跟我讲,如果是冬天,针就不要扎躯干上,扎身上太麻烦,扎四肢就行了,留针的时间最长不超过3分钟。那个小孩当时在我们家里待了不到半个小时,扎针后,身上就出汗,汗一出烧就退了。还有一个是黄疸的病人,是急性黄疸性肝炎,就是甲肝,我问他这个病可不可以扎针,他说也可以,也是只扎了一针,扎在脚上,但病人没有马上退黄,他让病人第二天再来,这个病人到第二天来我家时黄疸已经没有了,给他一共扎了三次,就扎三针,所有症状就都没有了。有9个中风半身不遂的病人,扎针的疗程最长的用了一个半星期,共扎了10针,最短的还不到一个星期,共扎了6针,其中8个病人后来都可以活动和走路了。这些都是我亲眼见到的。口眼歪斜病来得很快,昨天还是好的,今天就不行了,也是扎一针,上午扎的,晚上这个病人歪斜的嘴巴就正了,眼睛也能闭合了。其他的病人分别是风寒湿痹、胃痛、咳嗽、呃逆、胸痹、胁痛、癃闭等病证，扎针后都有很好的效果，没有吃药。我祖父卢铸之说让我见识一下，这就是针灸。我当时问二爷爷，为什么有这么好的治疗效果，他告诉我用太乙神针把病邪切断了、化解了，症状消失了，病就自然好了。我立即提出要学，要拜二爷爷为师。但是他跟我祖父讲有个条件，要崇汉终身不娶，他的师父就是这么教他的。他从来不示人，他没有一个传人。为什么会不示人呢？这是很关键的一点。他的回答也很中肯、很实在，他说他的师傅是这样教他的，如果你拿去大量地、公开地用，就会把其他靠针灸谋生的人的饭碗给抢了，所以他的师父不让他那样做。这是我第一次把这个事情讲出来，是千真万确的、是真的，这就是太乙神针，万病一针好。不管它是祝由也好，还是其他的也好，它也是中医的范畴，这就是中医神奇的地方。中医很玄妙，我们祖先的东西博大精深，我们现在开发出来可能只有一点点。中国医药学是伟大的宝库，这个宝库还欠开发。

言归正传，说到"引龙潜海法"，它的药物构成是：制附片、淫羊藿、砂仁、肉桂、黄柏、炙甘草、姜。我们常用的剂量是：制附片60克（先煮2小时）、淫羊藿20克、砂仁15克、肉桂12克、黄柏18克、炙甘草5克、生姜30克，姜根据病的不同，可能用筠姜或者干姜，或者是炮黑姜。这个法实际上就是四逆和封髓丹相组合而成的。很多人在用这种意，就是用潜阳丹和封髓丹组合，就是用龟板、黄柏、砂仁和炙甘草，但是会受到一些局限，受到药物的局限。四逆是少阴的祖方，祖是祖宗的祖。因为少阴是水火交汇的地点，是我们人身源起的根，人生立命的主，也就是凡是阳虚的病，都可以导致我们人身元气受损，从而就会影响到立命之根，这就可以用四逆，四逆就可以救元气、复元气。用四逆治三阴病是正法。只要学医的人，看得懂医书的人都清楚。凡是三阴厥逆、凡是机体受到损伤，都会波及我们机体的立命之根。就算今天没波及，可能明天会波及，也许下周就会波及，怎么办？这就叫治未病。有的病本来就是小病，若不及时正确治疗，可能会酿成大病，只要你出手很快，就不会酿成大病。我们作为医生如果没有很好地把控住疾病，等到由小病发展到大病，才跟病人讲，若到这一步就不好了。让病人不出现大病，这是我们医者应该做的事。

郑钦安在《医法圆通》中谈四逆汤时强调："此方不独专为少阴立法，而上中下三部之法俱备，知得此理，便得姜附之功用也"。郑钦安已经说明，要提前介入，他已经有这种意识。知得此理，就应该懂得姜桂附的功用。但为什么很多医者不懂？他所看到的医者，很多人不知道。他们不知道立极之要，不知道元气是人身立命之根，阳气的重要性他们也不清楚，也不知道姜桂附的功效，只知道附子可以回阳救逆，可以祛寒，这实际只是附子的一点点作用的体现。所以他们不敢用附子，其实说穿了，并不是他们不敢用，是他们不明白，不知道要去用。所以郑钦安在《医法圆通》里面就列举了若干种可以用四逆的证候，因为书的篇幅有限，不可能全部列举出来。但是作为医者不能简单地去套用，去套用就是死读书，要懂得这个道理。但是恰恰就是这样，很多业医者都是在套用，因为从学医时就是去背，就是在套用。只要懂得这个理，对于四逆来讲，天下可用到的疾病就太多了。

封髓丹这个方子，我当时在读《医理真传》的时候，就向我祖父和父亲提出这个问题，我祖父讲，他当时也向郑钦安提出这个问题。提出这个问题是很正常的，现在很多人也都提出这个问题，为什么郑钦安要用封髓丹？用封髓丹着眼点到底在哪里？着眼点就在命门火上。有关命门火这一千多年来争论很多，可以说争论不休，说法不统一。有人讲命门火是不存在的，因为它不是一个脏器，没有实实在在的实体，说它有这么大的功能，是不可思议的。也有人认为命门火、命门是存在的。从郑钦安、卢氏来讲，认为命门火是存在的，命门本身也是存在的。命门不是左肾右命门的说法，命门的存在就是一团气，气本身就是物质的。所以无论是郑氏也好、卢氏也好，都强调命门火，都把命门火这种理论用到对疾病的预防和治疗上，并且范围相当广泛，它的适应病证相当多，特别是疑难重症，会有起死回生之效。所以我讲命门火的立论，可以说有万法归宗的意思在里面。宗就是宗派的宗，祖宗的宗。

什么是命门火呢？根据中医文献的记载，我整理了一下，大概有几种：

最早对命门的记载出现在《内经》。《内经》讲命门有两个地点，一个地点就在《灵枢·卫气篇》里面讲到"命门者，目也"，目就是眼睛；再一个提到命门的地方就是《素问·刺禁论》里面谈到两肾之间，"七节之旁，中有小心"，这是《内经》首次提到的命门。稍微晚一点就是《难经》，认为"左为肾，右为命门。命门者，精神之所舍也。男子以藏精，女子以系胞，其气与肾通"，是最早出现的"右肾是命门"的说法。到了晋代王叔和的《脉经》里面，讲到肾与命门俱在尺部，继承了《难经》的思想的，以右尺脉来证命门。现在很多业医者，认同这一观点，都还在这样用，摸着病人的右尺，说你命门火不足了。唐代没有新的发现，到了宋代还是遵循《难经》"左肾右命门"的说法。陈言在《三因极一病症方论》里面讲到："古人谓左肾为肾脏，其腑膀胱；右肾为命门，其腑三焦。"这和《难经》的观点是一致的，继承了《难经》的说法。到了明代，学术氛围很活跃，认为命门在两肾之间，这可以说是明代"命门学说"的代表。赵献可的《医贯》认为："两肾俱属水，但一边属阴，一边属阳。越人谓左为肾，右为命门，非也"。他不认同，他说命门在两肾各一寸五分之间，在两肾之间那个位置就是命门。他还引用了《易经》一段话："《易经》谓一阳陷于二阴之中，《内经》的七节之旁有小心，名为命门。"那么命门是什么东西呢？他认为：它为真君真主，乃一生之太极，无形可见。这就提出一个问题，命门是没有形的，就是个太极。明代医家提出太极这么重要的地点的说法，他应该算是比较早提出来的。《卢火神扶阳医学文献菁华集成》这本书的封面上设计的这一团是什么？这一团就是太极，再进一步演变才有了太极的阴阳鱼。什么叫太极？这就是太极。他认为命门是无形可见的，两肾之中是其安处也。他又讲到：其右旁有一小窍，乃为三焦。三焦者，决渎之官，周流于五脏六腑之间而不息，名曰相火；其左旁有一小窍乃真水也，亦天形，上行夹脊一直到脑，这就是髓海。泌其精液，得之于脉，以荣四末，内得五脏六腑，亦随相火，而潜于周身。赵献可是很了不起的一个人，他把《易经》和《内经》在理论上研究得相当好。同时代的研究很好的还有张景岳，他的《类经图翼》讲得相当好。但是他也有一个不足的地方，他在用上没有兑现。他们把命门讲得很明白，在用上又推翻了自己的理论。这就是扶阳学说的发展为什么这么缓慢的原因之一，关键在于用上。为什么没有人去用呢？郑钦安就讲到：这就是不明也。因为还没有真正明白，所以才不敢去用。我祖父认为郑钦安是张仲景后千古第一人也。仲景后没有人能够超过郑钦安。到了清代以后，还是受到了明代这种思想的影响，清代的黄宫绣在《本草求真》这本书里面讲到："火居两肾之中，为人生命生物之源。但人仅指肾之所藏在水，而不知两肾之中七节之间更有火寓。"黄宫绣遵从明代吴崑的说法。吴崑是明代医家，安徽人，他认为："此火行于三焦，出入肝胆，听命于天君，所以它能够温百骸，养脏腑，充九窍，皆此火也"。他也谈到了火的重要的作用，认为"火是万物之父，故曰天无此火不能生物，人非此火不能有生。

此火一息，犹万物无父，故其肉衰而瘦，血衰而枯，骨衰而齿落，筋衰而肢倦，气衰而言微"。他最后说：这是火衰之说也。火衰以后，阴虚的症状都会出来了。黄氏是在吴崑的基础上，以肾阴肾阳立说，认为肾阳就是火，就是命门火。虽然黄宫绣强调了命门火的作用，但他的著述里面也没有用上，他所坚持的道理没有应用到实践上。这就是纯粹的理论家，完全是一种空谈。他虽然强调命门火的重要性，但是在治法他提出命门火衰应该去滋补肾水，这就有一点不可思议了。

清代黄宫绣对命门火的认识，理上谈得很好，但是在用上又有否定的一面。清代另一个代表性的医家就是郑钦安。郑钦安在《医理真传》里"坎卦解"中谈到："坎为水，属阴，血也，而真阳寓焉。中一爻，即天也。天一生水，在人身为肾，一点真阳，含于二阴之中，居于至阴之地，乃人立命之根，真种子也，诸书称为真阳。真阳二字，各处讲解字眼不同……一名相火，一名命门火，一名龙雷火，一名无根火，一名阴火，一名虚火，发而为病，一名元气不纳，一名元阳外越，一名真火沸腾，一名肾气不纳，一名气不归源，一名孤阳上浮，一名虚火上冲，种种名目，皆指坎中之一阳也"。他把这一段话进一步的解读，"虚火上冲等证，明系水盛，水盛一分，龙亦盛一分，水高一尺，龙亦高一尺"。郑钦安认为"是龙之因水盛而游，非龙之不潜而反常"。这个字眼大家要去好好地体会，通过看这个书，读这一段，这一节就够了，要知道龙游不潜，是因为水盛。所以经云："阴盛者，阳必衰。即此可悟用药必扶阳抑阴也。世医一见虚火上冲等证，并不查其所以然之要，开口滋阴降火，自谓得其把握，独不思本源是阴盛阳虚，今不扶其阳，而更滋其阴，实不啻雪地加霜"。所以钦安先生讲到这是很致命的一点，历代注家俱未将"一阳潜于水中"底蕴搜出，以致后学懵然无据，滋阴降火，杀人无算。真千古流弊，医门大憾也。作为医者都已经习以为常，但这个实际上是错误的。钦安先生以《周易》的哲理来论述命门火，实际上也是在明代医家的基础上发展而来的，这一点是最可贵的。并且，他很感慨，世医误以虚火上犯，命火不潜，而用滋阴降火，导致杀人无数。这确实是很有胆量的一种说法，确为真知灼见。这是从《内经》一直到清代，具有代表性的对命门火的认识和论述，我们解读了一点。

最近一百年，也就是清以后，对于命门火的研究，对命门实质的探讨，有点五花八门了。所以才有了这样的观点，认为命门火是我们人身腹腔的神经丛，这不像是中医提出来的观点。还有的观点认为，命门是生命之根，包含真阴真阳，产生动气，通过脏腑经络达脑，通骨髓，走四末，温皮肤腠理，在维持人体的正常生理活动中起到了主导的作用。为什么这样讲呢？他们就认为这是腹腔神经丛的作用。另外一种观点认为，命门实际上就是肾脏的功能之一，命门火就是肾脏。还有人认为，命门与肾脏是一个整体，很肯定地说命门就是肾脏。还有人认为，命门和三焦一样，属于气体。或认为命门是有名无实的气；或认为命门火就是下丘脑–垂体–肾上腺系统，这就跟中医隔很远了。这些论述，使后来学者无所适从。

　　我们通过回顾这些可以看出来，古今对命门火的认识和看法，比较来比较去，还是郑钦安的观点最恰当、最准确。他的理论得到了临床验证。一百多年来，一直指导着临床运用。他的理论在他的三部著作中都有阐述，在理上灌输进去了，在用上也灌输进去了。他认为命门火是人体阳气的根本，与人的生命相关。有命门火则生，无命门火则死。这实际上对我们理解命门火是很有帮助的。

　　《尚书·洪范篇·河图辞》曰："天一生水，地六成之"。所谓天一者，实际是指天上太阳的阳热之气，能够化生地下阴性的寒水之气，从命门火的认识来看，因命火属阳属热，水属阴属寒，而用温热扶阳的药，就可以治好肾阴不足之病，肾乃五脏之根本，肾阴可长，五脏之阴皆可长，所以温命门火扶阳的药能化生真阴真水，能化生五脏之阴，这就是《内经》所论"阳生阴长"的明证，而认为扶阳温命门火的药会伤阴伤津的说法，可谓是只知其一，不知其二。

　　郑钦安先生的《医理真传·坎卦诗》中讲到："天施地润水才通，一气含三造化工，万物根基从此立，生生化化沐时中。"《易经·八卦辞》曰："帝出乎震……劳乎坎。"从人体生理上讲，帝出乎震者，指命门火，出巡周身。从病理上讲，命门火应潜藏而不应外露。外露则为真阳浮越或虚火上炎。劳乎坎者，坎属水属肾，从人体生理上讲，命门火出巡归来，应慰劳之，从病理上讲，要扶持和收纳命门火，使之抵御外邪，故阴邪盛的病证，应扶阳以抑阴，使命门火得扶而旺。而命门火上越外越的病证，应益火收纳，用阳以化阴，使命门火旺，而归位、归舍。钦安卢氏的重阳思想与《周易》的思想是分不开的。从生理上讲，我把《易经》引用到这里，实际上也是说的命门火对我们人体的作用。在病理上，命门火本身是应该藏而不露的，一旦命门火外露，就会形成真阳走越，虚火上炎。在《卢氏临证实验录》里面有很多这样的语言。我们在对疾病的分析上，用《周易》的理论，如果想真正能够把这本书读透，一定要去读读《周易》的东西。不知易不足以谈医，这是最起码的要求。我们应该根据坎的生理作用和病理上的问题，应该去扶持、收纳命门火。在命门火没有外露的时候就开始收纳，使它能够抵御外邪，使人不病。不论是外因还是内因所产生的邪气，命门火都可以抗御，切断侵袭人体的途径。如果一旦已经是阴邪盛的这些病证，就更应该去扶阳抑阴。命门火一旦外露，更应该去益火收纳，用阳化阴。卢氏提出：病在阳者，扶阳抑阴；病在阴者，用阳化阴。这个观点就是针对命门火，最终的目的是使命门火旺，能够归位，能够归舍，使人体这条龙潜入海底。

从这个角度上来看，我认为命门火就是我们人身先天的先天。我们讲肾为先天，不，真正的先天是命门火，肾都是命门火的后天。这样一下就顺理成章了，人无后天而不立，无先天而不生，就是先后天的关系，先天是命门火，命门火是先天的先天，它是先生而生的，它是与生俱来的。从人体胎儿的形成，最初的动力是什么？是命门火，也就是我们人生命的来源。所以我们讲，肾脏、心脏这些脏器都是先天之后天，都是因命门火而形成的。脾胃就是后天的后天，脾胃为至阴之地，先天属阳，后天属阴，脾胃是后天的后天，是至阴。潜藏不可见的星星之火就是命门火，它的威力是无穷的。它是我们人体生理功能的源泉，它的作用遍及了我们全身的任何部位，是我们人体生理功能的主导者，是我们人体生理活动的核心，和五脏六腑存在着主从关系。这样就好理解扶阳了。以命门火为主，五脏六腑为从。从生理上来讲，命门火就代表了我们整个人体无形的功能方面。它属阳，也就是阳气，代表的是我们所有的生理功能，属阳，也就是我们谈到的阳气。这种阳气不是肾阳，谈肾阳就会浅一层次，就中了张景岳的圈套，阴中求阳，阳中求阴。他还在肾阳上打转转，永远没有突破。所以这就是郑钦安了不起的地方，但是他也没有说破，卢氏把它点破了。

人体有形物质的方面，属阴，有形的整个人体都是阴，依赖无形的阳气来推动，来调节，达到了阳主阴从的阴阳动态平衡，才保持了我们机体的健康。所以命门火是我们人体生命的原动力，可以增强或代表我们人体的阳气、正气、抗病能力、康复和治愈的能力，每一个机体，每一个生物体，都有自愈的能力。你的皮肤被拉了一个口子，哪个地方摔破了一块皮，你不管它，它也就好了，这就是自愈能力，是自己修复的能力。同样，我们的内脏出了问题，也有自愈的能力，但是那个自愈能力来源于命门火。在病理上，任何疾病的发生、发展，直到生命的结束，都是与命门火的不足或衰竭是相关联的。可以这样讲，命门火对我们人的生死起到了决定性的作用，命门火与我们人体是不可分割的。如果命门火衰竭一分，人体的健康就被摧残一分，疾病就会增加一分。命门火一旦脱离人体，人的生命也就随之而结束。从治疗角度上看，理法方药的制定，应该以保护命门火为第一要义、第一法门。在对疾病的预防上，除了应该注意六淫七情的伤害、饮食起居、房劳和寒凉药物的不当使用等等以外，千万不要损伤命门火。因为我们人体生命活动的各种表现都是命门火在起主导作用，命门火旺盛，人体才能安和无病，才能够健康长寿。所以在防治疾病上要重视命门火，在药物的使用上，我们为什么强调用辛温扶阳的姜桂附呢？这不是平白无故的，是以命门火是人体阳气之本作为基础的。从自然界来看，日月星辰的运行，寒暑晴雨的变迁，以及生物生命活动的变化，用生物学的说法，就是要新陈代谢。他们实际上都包含有对立统一的规律。而对立统一的这两个方面，各有不同的属性。各有不同的什么属性呢？就是阴阳为代表的属性，自然界所有一切的事物都可以用阴阳来认识。这是对立统一的两个方面。从阴阳属性来看，代表火的，属阳。凡是自然界代表火的属阳的这种范畴，往往能够主导另一方，属阳的往往能够主导阴阳的对立统一的矛盾。我们人体是这样，自然界也是这样。我们中医认为，人身就是一个小天地，人身就是个小宇宙。人体的组织结构是由四肢、背脊、筋骨、发肤、五脏六腑、经络血肉组成的一个有机的血肉之体。但是组成这种可见的整体是属阴的，这个大家很清楚。这样属阴的体，它能够产生呼吸、循环、消化运动等功能，有感觉、生殖的功能，以及我们人的思维、语言等，这些极其复杂的生命活动，都需要气的作用。气就属火，属阳。有火才能够生热，有热才能够生气，才有可能产生我们人体的一切活动，现在谈到的很多活动，脏腑功能的活动，肢体运动的活动，思维活动等。这种属阳的气，属火的气，与我们人的生和死关系极其密切。人的生死就关系到阳上，所以才有了一种说法，就是一旦人死，就称其为断气了，也就是现代医学所称的没有脉搏呼吸。所以可以看出来，阴阳的对立统一起主导作用的在于阳这一面，在于阳气。过去一直强调的也是这一点。

古人的论述很多，从《内经》到各朝各代的医家，郑钦安先生是说得最清楚的。他在《医法圆通》里讲："人咸目余为姜附先生，不知余非专用姜附者也，只因病当服此"。"用姜、附亦必究其虚实，相其阴阳，观其神色，当凉则凉，当热则热"，"余非爱姜、附，恶归、地，功夫全在阴阳上打算耳"。性味辛温的姜桂附就是一团烈火，火旺阴自然也就消。姜桂附又能够温扶命门火，这是它最重要的一点。基于以上原因，我以四逆和封髓丹组成了这个法，引龙潜海法，用来治疗阴水过盛，或者因为真阳不足，所导致的真阳上浮外露，表现为虚烦、内热、虚火上炎等很多疾病，都能够收到很好的效果。为什么会有效果？这实际上是从温扶命门火得来的。郑钦安先生在临证上用四逆不计其数，据我祖父讲，钦安先生也要用封髓丹，但他当时往往与潜阳丹组合使用，来治疗真阳外露、虚火频现的一些证候。我为什么把它改变了呢？这个变的原因就是在当时因为没有龟板，龟板奇缺。如果没有龟板，就不称其为潜阳丹了，所以我就改用淫羊藿。淫羊藿起什么作用呢？它在温扶命门火的同时，可以增强引阳入阴、用阳化阴的功能。用四逆和封髓丹的组合，在引龙潜海上就更是相得益彰。这个方子就六七味药，用附子可以温肾水，使水暖而气行，气行而木畅，木为生火之源。所生的是什么火？胆火，是肾中真阳所化生的。胆火寄居在命门，称作相火。另外还会生一种火，叫做离火，也称其为君火，离当中的这个火，实际上是假火，相对于真火来讲，它是假的，所以又称它为凡火。真火居下，能够熏蒸于上；凡火居上，能够照离于下。所以这就有了离和坎。附子用于这种真火不足的作用是相当大的，用附子使真火藏而不现，用附子可以化水为气，气布于上为云为雨，就可以润泽万物，可以温化气机，就是用已经生成的相火去温化气机，从而使上下相照，首尾相顾，全身都得其养。从中医的理论上，在讲藏象学说的时候，会谈到心和肾的关系，心肾相交，实际上都是从脏腑本身来讲的，没有从命门火这个角度来讲，没有从更深一个层面来探讨这个问题。如果按照那个讲，怎么会用到附子上去呢，用不到，没有理论来支持你。

那么黄柏呢？黄柏味苦、微寒，其色黄而入中，使中宫润泽，使泽气能归木，泽气润木，木润而风息，风息水能生，涉及木、水、土三者。木畅使上下两火，也就是君火或相火能够相照。一火居下，可以助太阳之气；一火居上，可以助离火之明。用《周易》的这种思想，来理解我们中医的一些

卢氏引龙潜海法是扶阳立极之法

东西很深刻。如果单纯地就是用五脏的功能去理解，现在所有的著作都是讲：肾主水，纳气等，就讲得很浅。所以这两火，一个居下是能够助太阳之气，一个居上能够助离火之明，使君相二火照耀中宫，中宫润泽而温暖，有利于坎离的交合，这才最终形成既济之相。用附子与黄柏相合，寒温并用，一者寒，一者温，两者并用，水火交融，使离更得其明，使坎更得其暖，乾坤两卦，自然配合有济。附子黄柏与肉桂相合，能够使水土得温，木更畅旺，离火更明，相火得位，三焦之气就能成雾、成沤、成渎，土的运化自然会四通八达，一切虚阳都能够冰消，龙雷之火才能够真正地藏，暴露之火才能真正地隐，抑郁之气才能消。这里用淫羊藿与肉桂、附子相合起什么作用？能够引坤土之气与水相合，入肾脏，环精室，上通天，中达地，下入水，能够使水火互动，乾坤返本。这就使我们先天后天都立起来了。用砂仁能够使水当中的阳随辛温之气达到两肾之间，与命门相会而归其极。再用姜和炙甘草，使火土有用，生津制水，使阴阳得理，气血得调，强健脾胃，这就使我们人体的脏腑、经络、肌腠、皮毛的气血往来有恒，交流无阻，运用有方，身无病矣。

　　郑钦安先生讲："附子辛热，能够补坎中真阳，真阳为君火之种，是君火的种子，所以补真火即是壮君火也。"他在谈到封髓丹时讲到："黄柏味苦入心，禀天冬寒水之气入肾，色黄而入脾。脾也者，调和水火之枢也。独此一味，三才之义已具。况西砂辛温，能纳五脏之气而归肾；甘草调和上下，又能伏火，真火伏藏，则人身之根蒂永固，故曰封髓。黄柏之苦合甘草之甘，苦甘能化阴；西砂之辛合甘草之甘，辛甘能化阳。阴阳合化，交会中宫，则水火既济，而三才之道，其在斯矣。"引龙潜海法在这个方的基础上又有变化，临床中可以治疗多种疾病，可以治疗虚火上冲的牙疼、咳嗽、喘促、浮肿、鼻渊、遗精、遗尿、女子带下，以及抑郁症、干燥综合征、失眠、红斑狼疮、白塞氏病、溃疡病、牙周病、糖尿病、肾病综合征、高血压、前列腺病等多种病证。我认为，只要有命门火不潜藏而外露的证候，都可以随证治之，都能够收到很好的效果。我们不要拿西医的某个病种或者中医的某一类病种去套用。这就是《卢氏临证实验录》所讲的内容。

　　因为时间关系，我简单举几个病例。用这个法治疗口腔溃疡：这是个女性病人，38岁，口腔溃疡16年了。16年来口腔溃疡反反复复发作，发得很频繁，发作时，口腔有烧灼感，相当痛苦。16年她也吃了不少的药，到处就医，治疗的效果也不好，最严重的时候，舌头上很多溃疡，最大的一个将近两厘米，很痛苦。她说喝水都痛，说话也痛。舌体满布裂纹，舌质偏红，舌苔很少，津液很少。我用的是引龙潜海法。她吃了这个药过后，很快机体接受了，治疗3周，整个口腔的溃疡全部痊愈。3年过后，她又带着和她当年一样病的朋友来找我看病。她说她自从治好后已3年没有复发过。

再一个是46岁的男性，白塞氏综合征，得了12年，长期吃激素，还用过西医的免疫抑制剂、雷公藤、火把花根等药物，但是效果不好。他当时口腔、舌头、眼睑、生殖器的龟头冠状沟都是溃疡、溃烂。医院诊断为白塞氏综合征，长期服用西药带来很大的副作用。我根据他的情况，也用了引龙潜海法，1周就有明显的效果。我一共给他看了十多次，这个病痊愈了。随访10年没有复发，后来我们成了很好的朋友。

再一个就是一个42岁的女性患者，她得的是抑郁症，表现是失眠、心悸、一阵阵发热、出汗、气短、没精神、纳呆，关键还一个最可怕的是她随时想自杀，这个是最头疼的一件事。西医诊断为抑郁症。得病5年，所有的治疗方法和药物都用过了，效果不明显。我看她整个的病，跟命门火外露有很大关系，跟命门火不足也有关系，就用了引龙潜海法，两周过后，症状减轻。这个基础上我又加了朱茯神、生龙牡等，治了5个多月，吃了100多付药，所有的症状消除了。

再一个就是红斑狼疮。女性，26岁，得红斑性狼疮整整6年，她19岁就发病了，最后就导致肾脏受到损伤，有蛋白尿，血压也高。用了很多西药，但是没控制住，六年来病情发展了，加重了。我也是用这个法。她原来最典型的一点就是手心很烫，摸到玻璃上感觉很舒服。1个月过后，这个手心烫的症状没了，脸发红有斑，逐渐变淡，最后消失。蛋白尿原来（+++），变为（+）；血压也下降了。她开始治疗的时候，我没有叫她停降压药，后来血压完全正常后，我叫她停了降压药，以后血压再也没有升起来过。因为整个的病情得到改善，所以她血压很稳定。她治疗3个多月过后，做了一次免疫检查，免疫指标开始在下降。治疗了10个月后，所有的指标全部恢复正常。这个病人现在已经三十多岁了，后来结了婚，生了一个儿子，并且很好。

今天由于时间的关系，就给大家讲到这个地方。谢谢大家。

刘力红： 今天卢师给大家做了很精彩的一天报告。上一次，师傅在第四

卢氏引龙潜海法是扶阳立极之法

届扶阳论坛里面，专门谈到归根的问题，今天讲的引龙潜海法就是归根复命的大法。我感受到卢师今天这样一个报告，完全真正是在传道授业解惑。我们看到了最精彩的东西，看到了最期盼的东西，命门火的真相就是我们最想要的东西，而这是在最后那一刹那出现的。我们如果坐不住，这一刻就不应该出现，这就是传道。我们再一次用发自内心的掌声感谢卢师的教诲，谢谢大家。

卢氏引龙潜海法是扶阳立极之法

从平人气化之体相用论中医辨证治疗的终极旨归
——兼谈学习钦安卢氏医学的体会

唐 农

非常高兴今天能和大家在一起做一个交流，将我近期的研究成果和大家一起分享。为了方便，我先给出一个交流提纲，通过这个提纲让大家知道我们今天要交流什么？讨论什么？想得出什么结论？这样可以使我们今天的交流能更好地互动，更加有效。提纲如下：

一、我们能否在中医理论内部建立平人气化的标准

二、建立平人气化体相用标准的一般意义

三、中医扶阳法则与人体气化体相用关系的探讨

四、中医辨证治疗的终极旨归

五、结语

下面我们谈第一个方面的问题。

一、我们能否在中医理论内部建立平人气化的标准

作为中医理论和临床工作者，如何去掌握健康标准，掌握一个起码的健康标准，这是一个非常重要的问题，否则就无从去判断病人从疾病的状态是否恢复到健康或者康复的状态。以前我们也看到过这样或那样的标准，我查阅了一些文献，专门谈标准的不是很多，今天，我们就从平人气化的层面入手，谈谈健康的标准。

（一）什么是平人及平人气化

那么什么是平人气化呢？《内经》说："平人者，不病也"。这就是说"平人气化"即指人体正常的气机运行变化。今天师父卢崇汉教授上课说到了，人其实就是一团气在体内运行。在《素问·五常政大论》里面就讲到"气始而生化，气散而有形，气布而蕃育，气终而象变，其致一也"。不管怎样变化都是气的变化。可以说平人气化就是人体正常的生命活动。在这里我

39

们先把平人和平人气化交代清楚。

然后我们再来看为什么我们要从体相用来建立平人气化标准。

（二）为什么要从体相用建立平人的气化标准

回答这个问题需要从以下两点展开。

1.为什么要建立平人的气化标准

标准者，常也。《素问·气交变大论》讲到，"夫五运之政，犹权衡也，高者抑之，下者举之，化者应之，变者复之，此生长化收藏之理，气之常也，失常则天地四塞矣"。大家对这段经文应该很熟悉，这个"常"就是个权衡，就是个标准。我们在老子的《道德经》里也能找到这个"常"的相应意义，如《道德经》第五十五章说："含德之厚，比于赤子。毒虫不螫，猛兽不据，攫鸟不搏。骨弱筋柔而握固。未知牝牡之合而脧作，精之至也。终日号而不嗄，和之至也。知和曰常，知常曰明"。

这里的这个"常"是"和"，是"明"，是标准。《道德经》16章也说到"夫物芸芸，各复归其根。归根曰静，是谓复命。复命曰常。知常曰明。不知常，妄作，凶"，老子视知"常"为"和"为"明"，不知"常"为"凶"，就是强调这个"常"的重要，也可以说强调认识人体之"常"和维持人体之"常"的重要。所以这个"常"建立了，这个标准建立了，你就懂得了怎样才是健康人，或者生病了如何恢复"和"的状态，"复命"的状态。兹事体大，非常重要。

"知和曰常，知常曰明"——论"常"之相 ⎞
                                ⎬ "不知常，妄作，凶。"
"复命曰常，知常曰明"——论"常"之本 ⎠

2.为什么从体相用建立此标准

首先我们看什么是体相用，中国传统哲学认为：一切事物，皆可用体、相、用的关系概括。"体"就是事物的本质、原材料；"相"就是事物的显现方式、外相；"用"就是事物的作用、功能。特别是体和用的关系，比如说《易经》"天行健，君子以自强不息"，这里天是体，健是用。"坤其道顺乎，承天而时行"，这里坤是体，顺是用。中国传统文化中的体用关系应该作为一种常识来记忆和理解。那么"相"呢？体用大家听到的很多，把体相用结合起来说就不那么熟悉了。但是在中医理论体系中，体相用并用非常重要，不用相不行，为什么呢，相者，象也，《黄帝内经》不谈象简直无法立论无法讨论，如《素问·阴阳应象大论》里的象，就不离须臾，《黄帝

40

内经》强调"阴阳者，数之可十，推之可百。数之可千，推之可万。万之大，不可胜数，然其要一也，天地阴阳者，不以数推，以象之谓也"，这就是对象的顶级强调，中国文化一个代表经典《易经》更是以象立论的，"易有太极，是生两仪，两仪生四象，四象生八卦，八卦定吉凶，吉凶生大业。是故法象莫大乎天地，变通莫大乎四时，悬象著明莫在乎日月"，"圣人设卦观象，系辞焉而明吉凶"。所以古代圣人是通过象来明吉凶的。人类的一个非常成熟的文化体系即大乘佛学，更是通过体相用三方面充分展开的。大乘佛学三部十二论，煌煌卷帙，便可从体相用研习，深入堂奥。"大乘起信论"说"一切诸法具备三大"，这三大指的就是体相用。《般若波罗蜜多心经》体现了大乘佛教的核心精神，其开篇就谈到了体相用，"色不异空，空不异色，色即是空，空即是色"。这里体是什么？体是空。相是什么？相就是色。用是什么？用是智慧，是般若。通俗地说，比如一个瓷杯，它的体就是泥巴，它的相就是成形的杯子，它的用就是能够用来喝水。孙思邈在《千金方》谈到"大医习业"时就强调，欲为大医，不但要掌握好中医经典，熟悉历代医家著作及用方，还强调要熟读"内经"，这里的"内经"其实是专指佛家的"内典"，因为里面说到"不读内经，则不知有慈悲喜舍之德"，这里的"慈悲喜舍"就是指佛家的"四无量心"。所以说，体用相方法是我们衡量事物，认识万法，建立人体健康标准的一个至关重要的方法。

（三）中医经典理论有关人体的生理病理观和治疗法则给出的平人气化之体相用线索

下面我们就接着谈谈中医经典理论有关人体的生理病理观和治疗法则给出的平人气化之体相用线索。

《素问·阴阳应象大论》曰："阴阳者，天地之道也，万物之纲纪，变化之父母，生杀之本始，神明之府也，治病必求于本。"

《素问·至真要大论》曰："平气何如？岐伯曰：谨察阴阳所在而调之，以平为期。"

《素问·五运行大论》曰："夫阴阳者，数之可十，推之可百，数之可千，推之可万，天地阴阳者，不以数推，以象之谓也。"

《伤寒恒论》："用姜附亦必究其虚实，相其阴阳，观其神色，当凉则凉，当热则热。"

以上经文和补充文字谈到的是阴阳，正如前人所说的，"医道虽繁，可一言以蔽之曰阴阳而已"，所以阴阳必定与人体气化的体相用的内涵相应，很显然与"相"相应，因为"天地阴阳者，不以数推，以象之谓也"。《伤寒恒论》则直截了当地说，"用姜附亦必究其虚实，相其阴阳，观其神色，当凉则凉，当热则热。"《素问·金匮真言论》曰："精者，身之本也。"《素问·刺法论》曰："正气存内，邪不可干"，"邪之所凑，其气必虚"。《素问·通评虚实论》曰："邪气盛则实，精气夺则虚。"《广韵》说："精，正也，善也，好也"。以上经文和补充文字想说明什么呢？想说明人体的生理病理活动的一个至关重要的因素就是"精"，正如经文所说的精是身之本。人为什么会生病，"邪之所凑，其气必虚"，生病就是"其气必虚"，"其气"是什么，给出的答案是"精气"。

《广韵》认为的"精者，正也，善也，好也"，就是对精的内涵一个很好的注解。前面我们讲的阴阳是"相"，那么精是什么？这里初步的判断应该与体有关，因为《内经》说了"精者，身之本也"。

《素问·调经论》曰："人之所有者，血与气耳。"

《素问·至真要大论》说："谨守病机，各司其属，有者求之，无者求之，盛者责之，虚者责之，必先五胜，疏其血气，令其调达，而致和平。"

《灵枢·脉度》："气之不得无行也，如水之流，如日月之行不休。"

以上经文又能寻找到什么线索呢？显然谈的是气血，是气血的运行。"气之在身也，如水之流，如日月之行不休"。气运血行，奉身而周于性命，因此，可以认为气血与人体气化体相用三要素有关，尤其与用有关。

根据以上初步讨论，人体气化之体相用之三要素，与人体阴阳，与精，与气相应。无疑，阴阳是相，而精是体，用是气血。就是说人体内当血气正常运行发挥它的正常功能，人体的健康就应该没有问题。以上的线索基本都来自《黄帝内经》，还有一些是钦安卢氏医学观点的补充，其权威性是显然的。

如果我们认为如上所说是从外部文献得出来的，觉得还不踏实。我们是否可以从直觉中得出呢？我说这三个问题里面，阴阳没有问题，"阴阳者，天地之道也"，阴阳肯定是对应象。体和用呢？是否是精？是否是血气呢？我们看看阴阳最典型的征兆是什么呢？是水火。如《素问》所说，"水火者，阴阳之征兆也"。水属肾，肾主蛰，精之处也；火属心，行血气也。我们再看郑钦安的《医学真传》里面讲："乾分一气落于坤宫，化而为水，阴阳互根，变出后天坎离二卦，人身赖焉"。"乾坤六子，长、少皆得乾坤性情之偏，惟中男、中女独得乾坤性情之正。人禀天地之正气而生，此坎离所以人生立命之根也"。坎离对应水火。水，坎，肾主蛰，精之处也；火，离，心主血脉，行血气也。水火对表现阴阳很重要。阴阳定了，水火定了，也就是精定了，血气定了。这三点确定下来，不管你怎么说，都要从这三点去着眼。谈体不行，光谈用也不行，光谈相也不行。在很多年以前我就说，只要我们给出气血流通的条件，机体会处于正常的健康或康复的状态，这是中医最具精华的思想之一。这个话没有大问题，但严格来说不够全面，任何理论，任何观点，任何对象，尤其是对人体生命活动的讨论，只有从体相用三个方面去体现去讨论，才可能比较全面。随着我们层层地展开论述，这点将会更加明晰。

阴阳与水火的关系，我们还可以从下面的简图看出来。

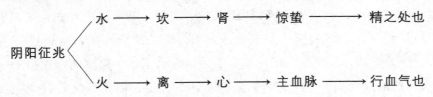

（四）平人气化之体相用内涵的确立

体相用中阴阳、精、血气的具体内涵怎么确定下来呢？首先我们看《道德经》第五十五章给我们的启示："含德之厚，比于赤子……骨弱筋柔而握固，未知牝牡之合而朘作，精之至也。终日号而不嗄，和之至也。知和曰常，知常曰明"。所以我们可以认为，体相用的"体"就是精至，精至是指精气的充沛。幼儿骨筋柔弱而握固，未知男女之事而朘作，终日号而声音不嘶嗄，就是精气充沛的体现。还有我们说乾坤，"大哉乾元，万物资始，乃统天。至哉坤元，万物资生，乃顺承天。"乾分一气落于坤中，化为水，水里有精。肾藏精，肾为先天之本。还有一点，《说文解字》解释"至"，是鸟从高处降于地上，因此，"精至"这个说法里面暗含着精的来源。《素问》曰："天有精，地有形"，故可以说精是从天降下来的，落于坤化为坎水。后面我们展开论述以后，还要谈到这个问题。那么象呢？这个很好定。"凡阴阳之要，阳密乃固。两者不和，若春无秋，若冬无夏。因而和之，是谓圣度。"因此，相就是"阴阳和"，或者说，平人气化之相就是"阴阳和"所呈现的象。用呢？用就是血气通调。《素问·至真要大论》说"必先五胜，疏其血气，令其调达，而致和平"。综上所述，平人气化体相用三要素的确定，就是精至、阴阳和与血气通调。我想平人气化体相用内涵的如上讨论和给出，应该经得起时间考验。

下面我们谈第二方面的问题。

二、建立平人气化体相用标准的一般意义

这个问题我们可以从以下三个问题讨论。

（一）深刻揭示中医治病的方法论意义

第一，中西医疾病命名要素之不同给我们的启示。根据 ICD-10（international classification of diseases-10 国际疾病分类第十版），目前西医的疾病种类及亚类细目有 13000 多种，我们都知道西医病名是以病原体、解剖部位、病理、理化因子等要素来命名的，而中医疾病种类有多少种呢？在中医第一部讨论辨证论治的专著《伤寒论》中，中医对病证的经典命名只有 6 种，可以说中医命名病证的要素就是阴阳，它的疾病经典命名就是三阴三阳病，即太阳病、少阳病、阳明病；少阴病、太阴病、厥阴病，这也是《伤寒论》所说的六经病。中医有"六经钤百病"之说。如果再加上《金匮要略》所说的数十种病，加起来也就是五六十种病。但是从我理性和经验上的感觉，应该只有三阴三阳六种病。我相信很多中医临床工作者都是这种感觉。那么问题来了，西医 13000 多种病，中医分为 6 种病就可以搞清楚了，中医是用什么方法来认识这个问题的？这就把另一个问题带出来了，即中医治疗疾病的自愈机制问题。

第二，揭示中医治病的基本原则，即自愈机制三要素的建立。与平人气化体相用三要素相应，中医治疗疾病是依靠自愈机制三要素来完成的。中医治病是不管疾病是什么具体的解剖位置、生理和病理如何改变，它就告诉你"实则泻之，虚则补之。必先去其血脉，而后调之，无问其病，以平为期"，这是《素问》讲的话。《伤寒论》也说到："凡病。若发汗，若吐，若下，若亡血，若亡津液。阴阳自和者，必自愈"。什么意思呢？就是说，只要我们保证"血气通调"的条件，机体便处于自然的生化状态，即健康或康复的状态。这种状态的建立，必须以"精至"为保障，以"阴阳和"之象为把握，这是中医最具精华的思想，也是中医自愈机制的三要素。中医治疗疾病之机制非他，唯此自愈机制也。所以中医临证时不必对西医所说的

扶阳论坛 ⑤

从平人气化之体相用论中医辨证治疗的终极旨归——兼谈学习钦安卢氏医学的体会

13000多种病感到恐惧，你只要记住三阴三阳6种病，就已经能解决问题了。当然，对这六种病你必须能精确地辨证。如果我们能真正地深度思考，就有一个自信、自证、自肯的信念，中医坚固的信心就能由此建立起来。以下几段话，都是这种自愈机制的相关表述。《素问·六微旨大论》曰："亢则害，承乃制，制则生化。"《素问·五常政大论》曰："化不可代，时不可违。夫经络以通，血气以从……必养必和，待其来复。"《类经》说："无亢害则生化出乎自然。"

（二）理性地把握中医辨证论治治疗的方向

你把体相用弄清楚了，相只是从阴阳，只是从形象把握它，其实内在都是体用的关系，体用是一元的，你考虑"用"的时候考虑到了"体"没有？考虑"体"的时候，你考虑"用"没有？你想办法让气血流通的时候，是否想到了精的充足，在养精的时候是否想到会不会妨碍行气血。"故因其轻而扬之，因其重而减之，因其衰而彰之。形不足者，温之以气；精不足者，补之以味。"这里面就有一个次第的问题，体相用的次第问题。《内经》里面还有这样的论述："大积大聚，其可犯者，衰其大半而止"，温阳行气时，要考虑精足不足，气足不足。形不足者，即形的问题为主要方面，要首先考虑温之以气；精不足者，即精的问题不足为主要方面，要首先考虑到补之以味。这就是一个方向问题和次第问题。根据平人气化体相用三要素，也就是自愈机制的三要素，我们可以理性地把握中医辨证治疗过程的进退与方向，也可以自觉地增强"治未病"的意识，并可以及时介入。在这个过程中，要适时考虑到坎中一阳的充足与否，精的充足与否。在任何情况下都要考虑到体的问题、本的问题，要有"治未病"的意识。中医的一个基本思想就是既病防变。防变就是不让疾病变化，或阻止它向坏的方面变化。那方法是什么呢？就是肾元充足与否。在考虑体和用关系的时候，就可以考虑提前介入，以固肾元。卢崇汉教授用桂枝法和四逆法治疗多种疾病，这二法的加减变化都有他对应的内涵，但不管怎么变化，体和用的问题，精与气的转化，是一定要时时考虑的。

（三）它可以彰显《内经》理论的重阳思想

此重阳思想可以在《内经》基本概念框架下做出说明。

平人气化的体相用标准着眼于《内经》阴阳、精、气原本的基本概念框架，在理论描述上具有逻辑上的简单性、自治性和统一性。就人的生命活动而言，人体的体与用是一元的，精与气是一元的，二者统一于乾阳，这一思想是非常深遂的。人体正常生命的维持，实际上就是以阴阳之象为把握，实现精与气正常互化，使之成为"和"的状态。而这一切都可以在《内经》对阴阳对精对气的描述中，在与之相应的体相用框架中明晰地找出来。钦安卢氏医学则把这一关系的具体运用推到了一个前所未有的高度。理论的建立有一个基本的原则，就是逻辑上的简单性、自洽性和统一性。在平人气化体相用的基础上，理性地建立起人体自愈机制的三要素，既蕴含了《内经》理论的重阳思想，又符合理论建立的"三性"原则。

下面我们谈第三个方面的问题。

三、中医扶阳法则与人体气化体相用相应关系的探讨

（一）平人气化体相用的深度分析

1.关于"阴阳和"（相）的解读

关于"阴阳和"（相）的解读，这又必须将人体阴阳自身的体用关系交代清楚。

首先看人体的阴阳之用。《素问》有"阴在内，阳之守也；阳在外，阴之使也"。阴静阳躁，阳是动的，往外走动；阴是静的，往内走。所以从阴阳来说，是外阳内阴。体表属于阳，内脏属于阴；六腑属于阳，五脏属于阴。这只是用的结果，不难理解。而人的阴阳之体，就是本体结构如何呢？这就需要用点智慧。它的体用关系是内阳外阴，这是阴阳的本位。阳是动的，是往外走的，阴是静的，往内走的。如果一个个体，阳在外面，阴在里面，那么阳往外走，阴往里面走，那不就阴阳分离了吗？所以说个体的阴阳关系，就是外阴内阳，阳从内往外走，阴从外往内走，阴阳交感，化生万物。这就是本体。那我们经典理论有什么支撑呢？"阴者，藏精而起亟也；阳者，卫外而为固也。阴不胜其阳，则脉流薄疾，并乃狂；阳不胜其阴，则五脏气争，九窍不通"，这是个很生动的描述。阴是静的，收缩的。阴收缩了以后，阳没有办法宣发出去，阳不胜其阴，则五脏气争，九窍不通。阴不胜其阳，则脉流薄疾，并乃狂。这很形象地支撑了这个观点，阳在内，阴在外，就是阴阳结构的本体，这个本体非常的重要。阴阳结构的体用问题，不但是一个重要的理论问题，而且对于指导中医临证的立法和用药有很具体的作用。如从阴阳的本体结构出发，阳气从内往外发，从下往上走，

阳气是层层温通，层层打通的，这是有层次和阶段的。如三焦，就是三个层次三个阶段，设想如果中上焦不通，你就直接温动肾阳，如方中用大量附子，走的是下焦为主，阳气能升发上去吗？效果会好吗？用药后激发的阳气，无法很好地升发而内郁，导致气的内窜，即出现"气争"状况，出现不适感，你又赖扶阳不灵，何况，上焦不通也不仅仅是表证未解的问题，只有中上焦不通的问题能有所解决和改善，解决下焦不通才有前提和保障。卢氏医学运用桂枝法和四逆法，在层次和次第上，是经过严谨地考量的。

十多年前我曾经和一个国内著名医家交流，当我讲到这个关系的时候，我很激动，讲了老半天。但是他听完了之后说没怎么懂。我说怎么会听不懂呢？肯定是这么一回事啊，完全可以把握。我以为这也在一定程度上反映了中医界对阴阳的本体结构及其意义，在认知上的不敏感和缺失。真气、元气、真火藏于肾，肾是在内。四肢为外，为阳之末。老子曰："万物负阴而抱阳，冲气以为和"。庄子也有这样的说法，"至阴肃肃，至阳赫赫；肃肃出乎天，赫赫发乎地。两者交通成和而物生焉"。阳主升，阴主降，只有阳从下往上走，阴从上往下走，有一个交合，或者说叫做交感，才有阴阳作用的机会。否则的话，阳在外面，阴在里面，给它一个时间因素，阴阳就分离了。郑钦安在《医理真传》谈离卦时说到："子时一阳发动，起真水上交于心，午时一阴初生，降心火下交于肾。一升一降，往来不穷，性命于是乎立"，这里就透出了下阳上阴，内阳外阴的阴阳本体结构的真谛。需要强调的是，阴阳结构的体用本来是一元的，不能孤立静止地看待二者，它们无时不在互动，只是时间不同、程度不同而已。郑钦安在《医理真传》有一段话："真气也，天之体也，气虽在下，实无时而不发于上也。若离中真阴，地体也，虽居于上，实无时而不降于下也，此阴阳升降之要"。以上就是阴阳的体用关系，我认为这里已经交代得很清楚了。

再看看关于人体"阴阳和"的判断。《素问·生气通天论》曰："凡阴阳之要，阳密乃固。两者不和，若春无秋，若冬无夏。因而和之，是为圣度。故阳强不能密，阴气乃绝；阴平阳秘，精神乃治；阴阳离决，精气乃绝"。固是阴阳两者关系的关键。阴阳关系的关键在于什么？阳密乃固！"密"在这里至少两种解释：第一种是阳气秘藏，第二个是阳气密布。阴平阳秘，精神乃治；阴阳离决，精气乃绝。所以说人体"阴阳和"的状态，即是人体阴阳本体结构的完善状态。这种本体上的完善状态并不是静止的，它是

从平人气化之体相用论中医辨证治疗的终极旨归——兼谈学习钦安卢氏医学的体会

指体向用发展变化过程中，阳始终没有丧失内固的状态，也就是在阳生阴长，阳杀阴藏的过程中，阳气始终没有丧失它在体的位置，即它的本位，所以说"阳秘乃固"是阴阳关系之要，而"阴阳和"的体便是"精至"的状态，"阴阳和"的用便是"血气流通"的状态，关于这一点，我们会进一步地展开来说。

2.关于"精至"（体）的解读

《素问·宝命全形论》说："人生于地，悬命于天，天地合气，命之曰人"。是什么东西让人悬命于天呢？《素问·阴阳应象大论》讲到："天有精，地有形，天有八纪，地有五理，故能为万物之父母"。所以说，天首先给予人体的是精。《医学真传》里面讲到，"乾分一气落于坤中，化而为水。阴阳互根，变出后天坎离二卦，人身赖焉"。又说："一也者，真气也，天之体也"。因此，我们可以初步认定，精是真气，是"一"，来自天之体，蕴于坤藏于坎。我们还可以从下面的分析进一步地认定真气和精的对应关系。天有春夏秋冬，地有生长收藏。人体要生存下来有两个条件，有外面的"气立"条件，如春夏秋冬变化的相应；另一个是内在的"神机"条件，如正常的脏腑经络功能的对应。《内经》曰："根于外者名曰气立，气止则化绝；根于内者名曰神机，神去则机息"。即是说，我们内在的"神机"，即我们的脏腑经络通过"神"的主宰和外面的"气立"发生着联系，便能保证人体与天协调，保证生命正常活动。《内经》又说"阳气者，精则养神，柔则养筋"，上下合起来分析，精就非常重要了，精去则神去，神去则机息。所以，这个"精"，这个真气，非常重要，是我们生命之本，《素问·六节藏象论》曰"肾者主蛰，封藏之本，精之处也"，因"精之处"，故称肾为先天之本。这是我们对"精至"的解读。

天有精，精来源于天，藏于坎水（肾）。《素问·五常政大论》说："帝曰：天不足西北，左寒而右凉；地不满东南，右热而左温，其故何也？岐伯曰：阴阳之气，高下之理，太少之异也。东南方，阳也，阳者，其精降于下，故右热而左温。西北方，阴也，阴者，其精奉于上，故左寒而右凉。是以地有高下，气有温凉。高者气寒，下者气热……帝曰：其于寿夭，何如？岐伯曰：阴精所奉，其人寿；阳精所降，其人夭。帝曰：善"。这段经文提示什么呢？这一段话实际讲的是阳气的升发与阳气的收藏问题，阳气生发为温热，阳气收藏则为寒凉。东南方，太阳对应大地相对位置是阳位，导致阳气以升发为主，故说阳者其精降于下而温热；西北方，太阳对应大地的相对位置是阴位，导致阳气以收藏为主，故说阴者，其精奉于上而凉寒。也就是说，在阳位，太阳对应大地的位置是其精降于下而温热，在阴位，太阳对应大地的位置是其精奉于上而凉寒。因此说，在天对于地的阴或阳的条件下，在生长收藏的条件下，精转化与呈现出阳气的量是不同的。精能相应天地不同的阴阳条件而有不同的呈现，说明精在体上具有阴阳合一性，是阳气处于藏态。其在用上就是阳气不同状态的呈现，精的实质就是阳。由于在体上的阴阳合一性，同气相求，天地阴阳的条件就决定了精当下用的状态。春生夏长秋收冬藏，春夏养阳，秋冬养阴，讲的是同一个道理。

《周易·系辞》曰："乾，阳物也；坤，阴物也，阴阳合德，而刚柔有体，以体天地之撰，以通神明之德"。这句话讲的就是精在天地交感合德的情况下，有长有藏有刚有柔，以体现天地的造化与法则，通应神明的德性与妙有。下面我们讨论的内容非常非常重要。《老子·二十一章》说："孔德之容，惟道是从。道之为物，惟恍惟惚。惚兮恍兮，其中有象；恍兮惚兮，其中有物。窈兮冥兮，其中有精；其精甚真，其中有信。自今及古，其名不去，以阅众甫。吾何以知众甫之状哉？以此。"形而上谓之道，形而下谓之器。上文中谈到了什么呢？说的是天地之大德，惟道是从。道之下有象，象中有物，物中有精，精中有信。我们从来就是以此来阅"众甫"的。什么是"众甫"呢？是指万物的开始。我们说物质的存在，没有信息是不可想象的。"春三月，此谓发陈，天地俱生，万物以荣"，春天来了，一切都欣欣向荣，就是有一个"春"的信息存在。《庄子·逍遥游》有："野马也，尘埃也，生物以息相吹也"，也讲到了这个叫"息"的东西，春讲发陈，夏讲蕃秀，秋讲容平，冬讲闭藏，其中的信与息是不一样的，象也不一样。所以我们得出结论，我们对"精至"的深度解读是，精是在极上（坎肾）之阴阳合一且存信者也。其是物质、是能量、是信息；亦谓质也、能也、信也、一也。物之同气相求者，亦在其中有信者也。阳的体是精，精里面藏的最基本的信息就是阴阳和，或者是说阳内阴外这样一个本体结构处于和的状态的信息。坎中一阳就是阴阳合一的精，以精的形式出现。如此，我们可以比较深刻地理解郑钦安在《医法圆通》说的"病有万端，发于一元。一元者，二气浑为一气者也。一气盈缩，病即生焉"。"病也者，病此气也。气也者，周身躯壳之大用也"。所以人生病就是这个精出了问题，这个一出了问题。

3.关于血气流通（用）的解读

血气流通的问题，大家应该很熟悉。《素问·至真要大论》说："谨守气机，各司其属……疏其血气，令其调达，而致和平"。《素问·调经论》说"五脏之道，皆出于经隧，以行血气。血气不和，百病乃变化而生，是故守经隧焉"。《伤寒杂病论》讲到："若五脏元真通畅，人即安和"。这些是有代表性的若干条文，讲的是气血流通对保证健康或恢复健康的重要性。血气是一定要通畅的，卢崇汉教授一再强调，用桂枝法和四逆法的目的就是要保证气血的通调。从用上说，血气通调是保障人体健康或康复的基本条件，这是应该反复强调的。什么是"调"？《说文》曰："调者，和也"，妙乎哉！

4.关于体相用关系的解读

《素问·阴阳应象大论》曰："阳为气，阴为味。味归形，形归气，气归精，精归化。精食气，形食味，化生精，气生形"。这是一段很妙又很深邃的经文，描述了味精气神四者之间复杂的转化关系，里面隐藏着人体气化体相用关系的奥妙，如果结合同一篇的"形不足者温之以气，精不足者补之以味"来解读，我们不仅可以了解其中精气的互化，而且对临床施治过程中扶阳的次第问题也可以洞见端倪。经文中所说的"形"，如果理解为脏腑经络等阳气功能活动的场所，或者说是需要阳气气化功能支撑的"机"那就好理解了。总之，在这段经文里，精与气虽然中间有形与味参与的过程，但是归纳起来就是精化气、气化精两个方面。"精归化"是说精的补充和维护需要气在"化"的阶段和状态才能实现，如生长化收藏这个"化"的阶段和状态。在这里强调这一点，是为后面谈培土固精这个中医辨证治疗的终极旨归先做一个铺垫。"气归精"指的则是精化气，"精食气"指的就是气化精。精气互化是动态的，可以通过阴阳和的不同状态和走向来描述。如"春夏养阳，秋冬养阴"，提示精气互化与天时变化相应，而阴阳呈现出相应的或以气为主，或以精为主的不同的"和"象。如右图所示。

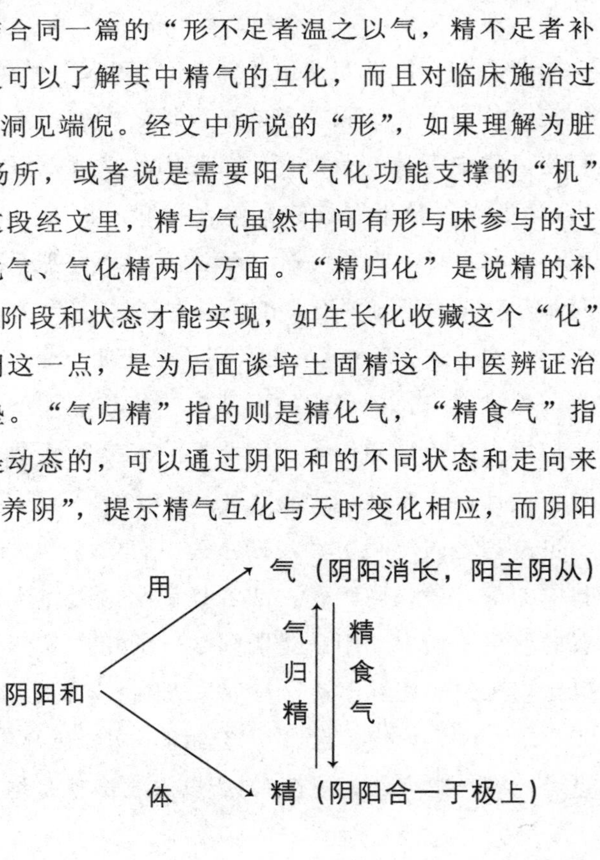

阴阳合的体就是精，是阴阳合一于极上。阴阳合的用就是气的通调状

气（阴阳消长，阳主阴从）

用

气归精 / 精食气

阴阳和

体

精（阴阳合一于极上）

态，讲气的通调，自然是血气的通调，气行则血行故。当然这里还有个阳主阴从的问题。"阴平阳秘，精神乃治"，所以说精气互化是通过象表现出来的，精气互化于"治"的状态就是阴阳处于"和"的状态，"固"的状态。

5.关于《内经》中"神"概念的一点思考

我们谈人体气化的体相用，以阴阳、精、气相应之，为什么不以大家熟悉的精气神相应呢？这就关系到"神"的概念的分析了。这个问题很深邃，不是能用三五分钟讲清的，但为了把人体气化的体相用谈透一些，又不得不讨论一下，这仅仅是个纯学术的探讨。《内经》及其他经典文献的有关"神"的论述不在少数。"神"这个东西大得不得了。如下面两段经文。《素问•气交变大论》曰："天地之动静，神明为之纪，阴阳之往复，寒暑彰其兆"。《素问•至真要大论》曰："天地之大纪，人神之通应也"。讲的是什么呢？说天地的动静，神明是以"纪"来描述的。"纪"又是什么呢？一般认为是规律。《尚书•洪范》有五纪："一曰岁，二曰月，三曰日，四曰星辰，五曰历数。"故可以说天地有规律的动静变化，都是神明的体现。而天地的神明与人之"神"是通应的，这里谈到了天人合一，但却是形而上的天人合一，神是超越天地人的，又体现在天地人当中。《素问•生气通天论》曰："阴平阳秘，精神乃治，阴阳离决，精气乃绝"。《老子•六章》说："谷神不死，是谓玄牝。玄牝之门，是谓天地根。绵绵若存，用之不勤"。《素问•五常政大论》有："根于中者，命曰神机，神去则机息；根于外者，命曰气立，气止则化绝"。从以上几段经文，可以认为神是形而上的，且具有永恒性，如"谷神不死，是谓玄牝。玄牝之门，是谓天地根"，又如"阴阳离决，精气乃绝"，并不说精神乃绝，与前面"阴平阳秘，精神乃治"不同，这里精神与精气一字之差，用意是极深刻的，又是必然的。还有"神去则机息"，"机息"意味着生命的结束，但这里并未说神死则机息啊！这里揭示出的神显然是指"天地根"，显然是讲神的本体。而下面几段经文显然又是讲神的用，如《素问•八正神明论》曰："血气者，人之神"。《灵枢•平人绝谷》曰："神者，水谷之精气也"。《素问•六节藏象论》说："心者，生之本，神之变也"。我们再来看看《素问•天元纪大论》这句话："道生智，玄生神"，这句话在《素问》的《天元纪大论》等三篇经文都有。道是中国传统文化中最高的本体概念，"道生智"，智是知的后起字。知者，从口从矢。段玉裁在《说文》中有："识敏，故出于口者疾如矢也"，这里有得道的人可以将道理脱口而出

51

的意思。"玄生神"是什么意思,我们可以结合老子的《道德经》第一章来理解。其曰:"道可道,非常道;名可名,非常名。无,名天地之始;有,名万物之母。故常无,欲以观其妙;常有,欲以观其徼。此两者同出而异名,同谓之玄,玄之又玄,众妙之门"。这里的玄是"众妙之门",是体现道的象。而"玄生神",就可以把神与道直接联系起来考虑了。如果我们把道认定为天地的本体,即形而上为之道也,那么神只能是道之用,或者认为神是道的一个信用。近代古文字学家于省吾就认为"神"与"信"古代通用,我认为甚是。神虽然是道之信用,但对于作为人体气化体相用的精、气、阴阳来说,仍是形而上的东西,但它又与"精"概念中诸要素的"信"要素是相通的,这又为将来我们进一步深入讨论人体气化体相用提供了无限的空间,在理性分析的同时,我们可以发挥想象力,这个神除了与精有关,还与什么有关?《素问·阴阳应象大论》说"天覆地载,万物方生……阳予之正,阴为之主"。阳予以万物之"正"的实质是什么呢?应该与天道有关,或者说是与"神"相关的具有导正作用的信息。《周易》曰:"乾知大始,坤作成物",我想这个神一定还应该和这个"大始"有关。不要忘记,自然界任何时候天人合一都是一个顶层设计。再者,就具体的人体来说,神作为形而上的概念,太基本,太"玄",所以,我们在人体体相用的"相"用阴阳,而不用神,这也与中国经典的以《易经》为代表的象思维相一致,所谓"一阴一阳谓之道也"。中医整个理论体系以阴阳作为提纲,以阴阳二元对立统一的形式来讨论种种象的变化,便使对象的深入分析和认识成为可能。而"神者",是"天地根也",是形而上层面的把握。广义地说,它可以作为天地之"体"来把握,宋代大儒张载说"神乃天地之体也",或是作为天地之"用"(相对于"道"而言)的一种概括,它超越了精、气、阴阳,但又包括了精、气、阴阳,所以《易经·说卦》有"神也者,妙万物而为言者也"之说。

(二)中医扶阳法则与人体气化体相用相应关系的探讨

关于中医扶阳法则与人体气化体相用相应关系的探讨,是一个很有趣又很深的一个话题。现在我就把这些年来跟师学习的体会及思考,拿出来和大家作个分享。首先,我们来看看,什么是钦安卢氏医学思想的核心。

1.钦安卢氏医学扶阳思想核心

钦安卢氏医学扶阳思想最基本的观点是"阳主阴从",这个观点我在第三届扶阳论坛系统论述过,今天就不讨论了。除此之外,扶阳思想至少还包括两个方面：一方面是扶阳立论，即"人身立命，在于以火立极；治病立法，在于以火消阴"。一方面是扶阳治则，即"病在阳者，扶阳抑阴；病在阴者，用阳化阴"。我们先从"阴阳和"谈扶阳立论。

2.从"阴阳和"谈扶阳立论

这可以从以下几点展开来谈。一是从"阴阳和"相应的本体结构来谈。前面我们已经讨论清楚，"阴阳和"相应的本体结构是阳在内阴在外，即内阳外阴结构，而"以火立极"意味着火就是最里面、最原始的那个极那个点，仅有火（阳的一面）是不能成为一个有机体的，所以这个立极的火外面一定是相应的阴，这里也有个阴阳互根的问题。因此说"以火立极"就是"阴阳和"所相应的本体结构的一个根本的缩影，也可以说"阴阳和"是"以火立极"这个极点外延的化现，这种对应性是一个理想模式，也隐含着一个同构性问题，当生命在生长壮老已发展的过程中，这个体，这个对应，这个理想模式就会有不同程度的偏移或破坏，这一点后面还要谈。二是谈谈"阴阳和"的条件，这个条件《黄帝内经》已经给出，即"凡阴阳之要，阳密乃固"，"阴平阳秘，精神乃治，阴阳离决，精气乃绝"。从理论上说，阴平阳秘的理想状态，就是坎中一阳处于"密"的状态，精"固"的状态，"以火立极"相应的状态，这自然是健康的状态。那么人体的疾病状态呢？人的疾病状态就是"阴阳和"不同程度的破坏状态，亦"坎中一阳"不同程度"夺"的状态，所谓"精气夺则虚"也。这种状态也是《内经》讲的"阴阳反作""阴阳内格"的不同程度状态，我们也可以从《易经》的泰卦（☷☰）到否卦（☰☷）两卦的变化来说明。泰卦者，阳在里在下，阴在外在上；否卦者，阴在里在下，阳在外在上，"阴阳和"不同程度的破坏状态，也就是泰卦从理想状态偏移或破坏到否卦的状态。关于从"阴阳和"谈扶阳的立论，我们还可以从阴阳的体位及其逆从变化来谈。"治病立法，在于以火消阴"。阴阳的本体就是内阳外阴。如果我们的身体由内阳外阴泰卦状态向内阴外阳的否卦状态发展，也就是说阴逐渐地往里面走，阳逐渐地往外面走，而且在体上逐渐成形，就意味着疾病正朝着我们走来，成隐态或显态地发生了。有一个同事跟我说最近他血压挺高的，我告诉他你已经在"否"的状态了，阳浮越在上面，是往外躁动的，这种躁动使血液的流动对血管壁的压力增强了。以火消阴，就是要把"否"的状态恢复到"泰"的状态。以火消阴，使身体最大限度地恢复到内阳外阴的基本状态。如卢氏医学的四逆法是一个收功法，就是要设法用火将里面的阴消掉，让阳回到本位。当然在这个收功之前，必须做好前行的功夫。所以说以火消阴是治病的根本大法，乃论其本也，即通过"以火消阴"以达到《内经》所说的"陈阴阳"，就是使阴与阳各安本位，就是"阴阳和"的本体状态，也就是"精至"的状态。

3.从精气关系谈扶阳法则

我们也从两个方面来谈。首先再深入谈谈四逆法在"病在阴者，用阳化阴"上的运用。我们前面刚介绍过精气互化的一段经文，即《素问·阴阳应象大论》所说的"阳为气，阴为味。味归形，形归气，气归精，精归化。精食气，形食味，化生精，气生形"。在同一篇中还有一段经文，即"壮火之气衰，少火之气壮，壮火食气，气食少火，壮火散气，少火生气"。这两段经文有助于我们从精气的关系很好地理解扶阳法则。在这里，让我们首先了解一下"壮火"和"少火"的作用。《素问·六微旨大论》说："相火之下，水气承之；水位之下，土气承之；土位之下，风气承之；风位之下，金气承之；金位之下，火气承之；君火之下，阴精承之……亢则害，承乃制，制则生化"。根据这这段经文我们知道五行气化相承是保证人体五脏气化功能正常的前提，而"少火"即为始终能保持"承"的火，能始终保障五行气化相承（在人体则指以五脏气化为主导的正常脏腑功能）的火；而五行顺承之气化动力（阳气）的来源又在于"精化气"，气化的结果又化生精，即"气化精"，或曰"少火生气"，"气食少火"。故可以说少火是保持精气互化动态平衡的火。壮火是"精化气"异常亢盛的峻火，"亢则害"，即是"壮火"破坏了五行顺承的气化活动，也破坏了"气化精"。金属肺属乾，如气生成过多，"气有余便是火"，形成亢盛之火，导致火克金，金气不降，后天之精不化不藏。故可以说，壮火是亢盛之火，其耗精过度，破坏了精气互化的动态平衡，所谓"壮火食气"，"壮火散气"。少火由木升起，升起来必须能够降下去，才能维持精气互化的动态平衡，如火升上去以后，过于亢盛失去约束怎么办？一定要把它顺承下来。明白了这一点，大小承气汤方名之意则昭然若揭，这是火降不下来的一面。如果火升不及，形成郁火，如中上焦被寒湿或积滞郁遏，或阳虚鼓动不力，均可形成壮火格局，这时便需要用温通为主的方法。郁遏以宣通，阳虚以温补。

下面我们看郑钦安《伤寒恒论》讲的一段话给我们透露出什么信息？"犹其不知姜附乃少阴主药，仲景用之以扶少火而生气者也"，"夫大黄、芒硝乃治壮火食气之症也",这里讲到"扶少火而生气",显然这里的少火和气是两个概念,这个气当指元气也,即精也,亦可谓坎中一阳之气也。如果这一点有质疑,则后面一句"治壮火食气之症"所说的气,当指元气无疑,前后逻辑上应是一致的,"扶少火而生气"的气当然就是元气。姜附是通过扶少火引动精中火性,同气相求,即通过造就少火的格局,把坎中一阳,把精里面的火调动起来,再通过五脏正常的气化活动使精气得到补充,就是这样一个过程。

《内经》说:"精归化",又说"夫百病之生也,皆生于风寒暑湿燥火,以之化之变也",还说:"夫物之生从乎化,物之极由乎变,变化之相薄,成败之所由也"。因此可以说,疾病的产生,就是精之"化"出了问题,"体"这个根本出了问题,"一"出了问题。

下面,我们就"气化精""精化气"作进一步的说明。"精化气",气化之后通过坎到木,木生火以暖土,土暖便可以生化万物,在人体气化过程中,土暖则生精即气化精也。其实,斯土得化,后天之阴分一概得以化生,惟其中水谷之精气即后天之精归于肾藏之而填补先天之精,与之同化,所以,《灵枢》有曰:"真气者,所受于天,与谷气并而充身者也。"故也有"人身元气系在后天也"一说。精化气,气化精复归于肾,这里面一升一降就蕴动着一个太极。"水土合德"之象其实对应的就是太极,《周易》"坤"卦卦辞曰"元亨,利牝马之贞,君子有攸往,先迷,后得主,利。西南得朋,东北丧朋,安贞吉"。这段卦辞我们可以这么理解,君子就是阳气,或者说天阳在西南方位和土相互勾结,然后结合生化,再从西南的方向慢慢降下来藏于坎,藏于北方,完成阴阳合一,补充先天之精,这就是气化精的过程,到了东北方位,精又化气,又相对分离了,所以说东北丧朋。整个过程完成了气化精、精化气的动态平衡,因此说"安贞吉"。

严格地说,先天之精与后天之精还完全不是一回事,以后有机会,慢慢展开说,今天没有时间了。两者能够"并而充身",主要通过同气相求的机制,通过"信"的机制起作用,先天之精其源在肾在坎,后天之精其源在脾在土,这亦是水土合德又一深意也。

上述的道理,我们还可以用下面《素问》的一段经文和师父卢崇汉教授的一段话补充说明,《素问·六节藏象论》曰:"天食人以五气,地食人以五味,五气入鼻藏于心肺,上使五色修明,声音能彰,五味入口藏于肠胃,味有

从平人气化之体相用论中医辨证治疗的终极旨归——兼谈学习钦安卢氏医学的体会

55

所藏，以养五气，气和而生，津液相成，神乃自生"。卢崇汉在第二届扶阳论坛曾说："人体能接受食物水谷精气的多少，取决于什么呢？取决于坎中一元阳气的盛衰"，"先天的阳足了，脾阳自然会旺，这是前提"。

卢崇汉在《扶阳讲记》中还说："在临证上，阴虚的本质仍然是阳的不足，这是由于阳气化生阴精的功能受到影响，才会出现阴阳两者关系失调。"

卢氏医学于桂枝法、四逆法使用石菖蒲、淫羊藿也许能给我们一点启示：按师门卢师说法，石菖蒲可以入海底，引微阳，通清窍；淫羊藿可以引阳入阴，启阴交阳。我们是否可以理解为二者在用方配伍中能入能出，在出入中配合姜桂附完成"气化精"与"精化气"，亦即配合完成精气互动的平衡，完成阴阳在极点上的互动平衡。理解了这一点，精气互化的体用关系会更明晰。

因此，"病在阴者，用阳化阴"，这个"化阴"的根本实质是要解决化精与固精的问题。而化精包括气化精和精化气两个方面，精足了，真气复元了，阴分自然充分，此阳主阴从故也。固精则指这两个方面的发生在本位上保持稳定、常守。这个"固"是指阴阳在极上互根互动的关系，这种关系可归于"凡阴阳之要，阳密乃固"的范畴，这个"固"，显然就是阴阳二者关系之"要"。《素问·三部九候论》说："实则泻之，虚则补之。必先去其血脉，而后调之，无问其病，以平为期"。故也可以说精气互动的手段是"调"，目的则是"固"。这个"固"，真应了古人一句话："一字之要，坚如磐石；一义之出，灿若星辰"。实在是再确切不过了。何谓"调"呢？前面我们说了，《说文》指出"调者，和也"，这又回到了"阴阳和"上面了，真是顺啊！"实则泻之，虚则补之，必先去其血脉而后调之，无问其病，以平为期"，精气互动的手段是调，火是大还是小，是壮还是不足，全在调上作功夫。在调之前，"必先去其血脉"，或者我们可以说，以桂枝法为主要方向的治则，主要是"以去其血脉"为主；以四逆法为主要方向的治则，主要是以"调之"为主。卢崇汉教授在第一届扶阳论坛有此论："宣通与温补是扶阳的两大法门。三阳病中扶阳以宣通为主，但又不拘泥于宣通，若病有伤阳之候，温补亦必不可少，如太阳病误伤中阳，见胸满微恶寒证，用桂枝汤去芍药加附子，使宣通中兼以温补。在太阳病变证中，不少病证属于损阳伤正而导致的，治疗中温补方法应用相当广泛。三阴病中扶阳以温补为重，亦不拘泥于温补，若阳虚而病理产物瘀阻，常又兼以通阳"。诚哉斯言！四逆法是一个纳下之法，是一个收功之法。纳下的作用、收功的作用就是造就一个"少火"的局面，就是温扶"坎中一阳"，就是造成一个"阳密"的局面，就是造就一个"化精"、"固精"的局面，即温了坎，也暖了土，也就是说收功收到"水土合德"这样一个"局"，这样一个"场"上。

师父卢崇汉教授在第四届扶阳论坛上还有这样精妙的论述："'四逆'是一个阴阳合一之方，阴阳合一之法，所以'四逆'就是推极之法，推极之方。它着眼于坎，坎既阴又阳"，"运用四逆法使人体回到生命的原点，使我们神圣的人体自愈机制建立了，恢复了，才能说这个病收功了。"呜呼！妙乎哉论也！

接下来我们简要谈谈桂枝法或桂枝四逆法并用，即在"病在阳者，用阳抑阴"上的运用。"用阳抑阴"的根本实质是通过宣通阳气达到"血气通调"，所谓"宣导之力，以为前驱"。即观其脉证，或温散法，或调枢法，或通阳法，或清下法，不一而足。卢崇汉在《扶阳讲记》中曾说："卢氏医学一个重要的观点就是崇尚'阳气宣通'，始终保持在'通'的状态。卢氏认为，很多疾病的病因病理，都是机体阳气的虚损、郁结导致的。从治疗的角度来看，卢氏强调扶持和温通阳气无疑是一个极其重要的治疗原则"。少阴的底面是太阳，太阳的底面是少阴。因此，桂枝法与四逆法应用的承转圆通是根据"观其脉证"而定的。

下面我们从扶阳的角度谈谈四逆方与承气汤用法的标本问题。

4.从扶阳的角度谈四逆、承气二方用法的标本问题

郑钦安在《医理真传》中说"仲景一生学问，阴阳攸分，即在此二方见之也"。怎么理解呢？我们说，承气方急下保津是治标，用四逆方为主的四逆法纳下化精才是治本。为什么这么说呢？这是由阳明腑实证的产生及其自然变化决定的。在阳明腑实证中，壮火伤津化燥于腑，宜用承气急下保津；如果壮火耗气食气进而发展伤精于脏，则宜用四逆纳下化精，此化精又是进一步精化气的前提。即是说，用承气汤好理解，为什么用四逆法呢？因为阳明证出现高热，发展下去会过多地耗气伤津，甚则"津枯亡阳"，或逐渐耗损肾精，引起"壮火食气"过度，精化气过度，造成元阳即真气亏损，就有可能产生三阴证的变证，或者导致元阳亏损，复又寒凉太过，出现阴盛格阳的局面。这时候就要采用四逆法来固精化精。《灵枢·本神篇》说"是故五脏主藏精者也，不可伤，伤则失守而阴虚，阴虚则无气，无气则死

从平人气化之体相用论中医辨证治疗的终极旨归——兼谈学习钦安卢氏医学的体会

矣";《素问·生气通天论》也说"故阳强不能密，阴气乃绝"。这里所说到的阴虚或者阴气乃绝应该与伤精直接相关。

5.关于附子的使用对"壮火""少火"的影响问题

我们先看看下面几段引文，《本经》谈附子："味辛温。主风寒咳逆邪气，温中，金疮，破癥坚积聚，血瘕，寒湿痿躄，拘挛膝痛，不能行步"。《卢氏本经药物阐述》谈附子："附子大辛大温大毒，至刚至烈，且刚中有柔，能内能外，能上能下，为药品中最大一个英雄也"。《黄帝内经素问注证发微》马莳说："气味太厚者，火之壮也，用壮火之品，则吾人之气不能当之而反衰矣，如乌附之类；气味温和者，火之少也，用少火之品，则吾人之气渐尔生旺，血亦旺矣。如参归之类，而气血渐旺者是也。"

从上面几段引文我们知道，附子是大辛大热之品，能内能外，能上能下，是一个温阳的大英雄。因为阳气来源于精，依同气相求的原理，附子要温通和调动阳气必须以消耗精为代价，当然，当附子随证温通，产生少火，而少火是脏腑气化所必需的，少火温通的结果同时也能化精，生成后天之精以补充之，这在前面已经讨论过，指是一个精气互化的问题。但附子使用不当，还是会极大耗损肾精的。如太阳病兼少阴病，若太阳病表证未解，就用大量附子，并且在方中没有桂枝等宣通药的情况下，附子100克、200克的用下来，肯定是耗元精的。附子及姜桂等，只有温扶起少火时，才是正确的用法。当然，前面马莳讲的也不到位，不完整。马莳是明代大医家，他认为，乌附之类是壮火之品，只有用参归之类才能生少火旺气血。殊不知，"肾者主水，受五脏六腑之精而藏之"。《素问·上古天真论》：坎中一阳在肾，精化气发生在肾，而唯乌附之类能直入坎中温之化之。事实上，伤寒三阴病等虚寒或者阴盛格阳诸证，非四逆辈莫能举之救之。但附子的使用确实要有次第，且用量要把握好，《伤寒论》凡四逆汤的用法，遇到"强人"则会加大附子和干姜的用量。什么是"强人"？无非是精壮之人，无非是肾精比较充沛的人，是在少阴经受寒时，可以加强精化气，以增强温通的人。而《伤寒论》174条在讨论桂枝附子汤和去桂加白术汤时，则说到"附子三枚恐多也，虚弱家及产妇宜减服之"，此虚弱家及产妇，当属精弱之人也。在临床上，使用附子出现一些副作用，往往是由于附子的使用包括配伍用药不当所导致的。我在跟师出诊时，还特别注意到，即便是使用附子经验老道的卢师在遇到初诊病人时，使用附子也非常谨慎，体现出一个临床大家的胆大心细。

四、中医辨证治疗的终极旨归——培土固精

（一）简谈人的本土性

1.什么是人的本土性

我在第三届扶阳论坛曾系统地阐述过这个问题。人的本土性就是人的生命本质在五行属性中属土。为什么呢？我们简要地再重温一下这个问题。先看看经典文献中有关人的本土性的依据。《灵枢·阴阳二十五人篇》认为："天地之间，六合之内，不离于五，人亦应之"，就是说，天地万物都可以用五行来归类，人也是其中的一个行属。那么，人属于哪一类呢？我们再看《内经》给出的线索，在《素问·五运行大论》和《素问·五常政大论》里有关"五虫"的论述：毛虫（木），羽虫（火）、倮虫（土）、介虫（金）、鳞虫（水）。古人用虫泛指动物，包括人类。人属哪一种属呢？在《大戴礼记·易本命》中能找到相应的论述："有羽之虫三百六十，而凤凰为之长。有毛之虫三百六十，而麒麟为之长。有甲之虫三百六十，而神龟为之长。有鳞之虫三百六十，而蛟龙为之长。有倮之虫三百六十，而圣人为之长"。根据以上线索，我们可以推论，人的生命本质属于"土"类，属于倮虫。五虫中最后进化的是倮虫，而人在我们这个地球上所有动物中，也是最后进化的。人属倮虫与现代科学所研究的结论基本是一致的。关于人属倮在《道藏》等文献也有记载。天人合一，故天地是一个大五行，而拥有五脏功能系统的人是一个小五行，人的本土性本质要求人的五脏系统，即其属小五行系统的气化活动的结果最终以"土"之性，亦即"平"与"化"为指归。《素问》曰："五脏者，皆禀气于胃，胃者，五脏之本也"，这里这个"胃"应该泛指为土。为了能形象说明，我们将人的"土"性本质图示如右。

2.钦安卢氏医学中有关人与土相关性的描述

下面讨论的问题可能比较复杂和抽象，

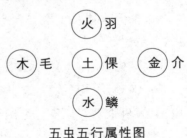

五虫五行属性图

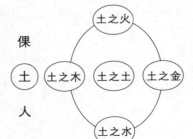

土基础上的人体五行图

从平人气化之体相用论中医辨证治疗的终极旨归——兼谈学习钦安卢氏医学的体会

59

让我们一起提起精神，慢慢深入。郑钦安在《医理真传》说："乾分一气，落于坤宫，化而为水。阴阳互根，变出后天坎离二卦，人身赖焉。二气往来，化生中土，万物生焉，二气亦依赖焉"，"水土合德，世界大成矣"。卢崇汉教授在第四届扶阳论坛也说到："坎包含了坤土在里面了。它以坤为体，乾为用。坎在坤体之内，以土伏火，人身才能命根永固"。这两段话的大概意思是什么呢？它是说在乾坤的交感运动过程中，乾（☰）分一气（—）落入坤中（☷），化而为水（--），这个水，相对于下一步的交感运动是先天的水，或说是先天的先天，这一点后面还会讨论。在进一步的运动中，由于阴阳的互根性，有水必有火，有坎就有离，于是发展出后天的坎离二卦，有了这坎离二卦，人的生命的形成条件就具备了。由于这个先天的坎（☵）是乾（☰）分一气落在坤（☷）形成的，而坤属土，寓意着火伏在土中，或说火伏在水中，这个先天的坎就蕴有水土二性，又由于这个先天的坎能进一步发展成后天坎离二卦，这坎离"二气往来，化生中土，万物生焉，二气亦赖焉"，所以说"水土合德，世界大成"。以上这部分讨论，谈到了先天坎与坤土的关系，内容很深奥，今天时间不够，就不展开了，大家慢慢揣摩，慢慢体会。

我们要稍微强调和展开的是，这先天的坎是经过什么过程，发展出万物，发展出土，发展出人身的呢？

3.关于人体从"乾分一气，落于坤宫，化而为水"发展成"土行（倮虫）"的过程

大家先看看《周易·系辞》一段话："刚柔相摩，八卦相荡。鼓之以雷霆，润之以风雨。日月运行，一寒一暑。乾道成男，坤道成女。乾知大始，坤作成物"。再来看看以下这个图示。

这个图表达的是，先天坎形成后，由于其具备了水火的元素，再进一步经过反复的刚柔相摩，八卦相荡，形成了世界万物，由于方以类聚，物以群

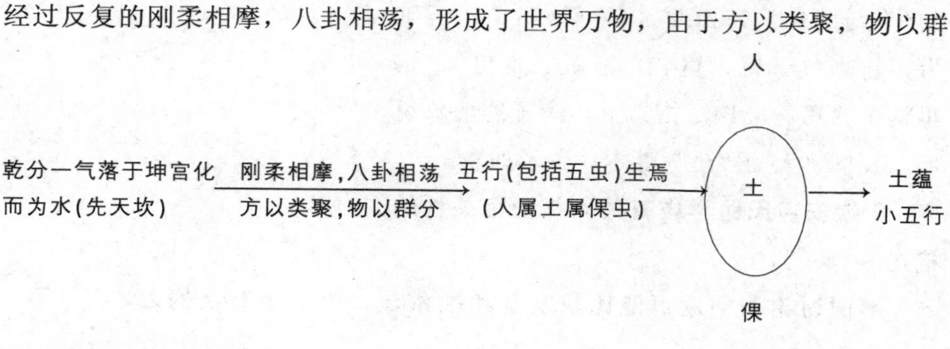

人

乾分一气落于坤宫化 —— 刚柔相摩,八卦相荡 —— 五行(包括五虫)生焉 —— 土 → 土蕴
而为水(先天坎)　　　　方以类聚,物以群分　　(人属土属倮虫)　　　　　　小五行

倮

分，形成的万物自然可以用五行归类。在这个相摩相荡的过程中，中土的形成，人的形成主要由坎离二卦的相摩相荡所决定。为什么呢？郑钦安在《医理真传》这段话也许能给我们启示："乾坤六子，长少皆得乾坤性情之偏，惟中男中女，独得乾坤性情之正。人秉天地之正气而生，此坎离所以为人生立命之根也"。由于人禀天地之正气而生，归属于性平之土，属倮虫。人这个土又蕴有小五行以统五脏功能系统。这里有一个关系要搞清，对于人体所蕴的小五行来说，土就是人体的先天，是人生命的本质属性：而对于人体在上一层次的五行系统中，人又归属于土，它又是由同一层次的水（坎）发展来的，即人身这个大土是以同一层面的坎水为先天的，所以这个坎水相对于人体小五行而言，就成了先天的先天。由于天人合一，五行系统在自然界中具有同构性，有不同层次的大小五行，不同层次的先后天关系，这就使不同层次的大小五行，不同层次的先后天关系构成了一个超大系统，具有大系统的复杂性。如何处理这种不同层次的大小五行，不同层次的先后天的复杂性呢？《素问·阴阳离阳论》给出了一个基本原则，给出了一个我们把握不同层次的大小五行，不同层次的先后天关系的一个基本原则，即"阴阳者，数之可十，推之可百。数之可千，推之可万。万之大，不可胜数，然其要一也"。由于五行的实质即为阴阳的不同交感状态，所以把握阴阳的原则，同样适合把握五行。我们在把握不同层次的大小五行不同层次的先后天关系时，虽然这种层次可以成千上万计，但"万之大，不可胜数，然其要一也"，还说："阴阳之变，其在人者，亦数之可数"。就是说，考量这个超大系统我们就以"一"来把握，来处理，即以一个五行，一个先后天为原则来处理。如此，我们前面所讨论的大小五行以及系列先后天关系不是没有意义了吗？其实意义很大，它使我们知道天地人系统不是一个简单的彼此孤立的多系统组合，而是一个有必然联系的复杂的超大系统，但却可以以阴阳五行为基本法则来把握。由于"土"之于人的特殊性与关键性，我们在对人的生命活动进行干预时，如在诊治疾病的过程中，一定要自觉地考虑和重视土的关键性与不可或缺的重要性，当然也必须十分清楚和重视坎肾的重要性以及水与土的关系的处理。

61

（二）中医辨证治疗的终极旨归

通过以上的系列讨论，中医辨证治疗的终极旨归也就呼之欲出了，应该说这是逻辑地必然推论，我们从以下两方面给出。

1.人的本土性对治疗的终极要求

由于人在五行归属中属土性，土性还是人身小五行的先天之性，所以在治疗的时候，要充分考虑到人的这一本质属性，那么，土性是什么呢？土者，性平，味甘，属"化"。《素问·调经论》说："阴阳匀平，以充其形，九候若一，命曰平人"，作为属"土"之人，其最重要的特性就是要必须达到"阴阳匀平"，而达到"阴阳匀平"，脏腑功能就处于一种"化"的状态，这是后天之精来源的保证。因此，本土性对治疗的终极要求，即是培养"匀平之气"，即培土也。

2.人的坎水的先天性对治疗的终极要求

坎水的先天性对治疗的终极要求是什么呢？扶坎中一阳之气即真气，为少火温通五脏以相承提供保障，更重要的也为进一步化精提供保障，而先后天之精又可"并而充身"，精化气，气化精，处于一种动态的平衡状态，处于一种"密"的状态，一种"固"的状态，所谓"凡阴阳之要，阳密乃固"。只有处于这种"固"的状态，人体才能够生生不息。因此，人的坎水的先天性对治疗的终极要求，就是固精。

综上所述，上下合之，先后天合之，中医辨证治疗的终极旨归，便是培土固精，恢复水土合德的完善状态。如卢崇汉教授在治疗化疗后的癌症病人时，由于化疗药物很伤元气，如果这个病人禀赋较强，食欲尚可，他一般会直接先予培土，以健脾益气为主，先用党参、黄芪、菟丝子、巴戟天等培土填精，待病人体质有所恢复，即用附桂姜直入坎中，即用四逆法通过精化气去作"阳密"的功夫，去扶少火，又通过少火以生气，即气化精，来维持"阳密乃固"，维持"阴阳之要"。所以，钦安卢氏医学认为四逆法是一个阴阳合一之法，是一个推极之法，收功之法。如病人化疗后很虚弱，即马上用附桂姜，这时就会消耗他本来就受损的元精，这是非常欠考虑的。如病人化疗后，没有食欲，则会采用先行打通中焦，醒脾和胃的方法，待病人食欲稍有恢复则培土益气，再进而温通固精。这里的进退次第，章法严谨。卢师看见一些处方，不问青红皂白，就用大量的附子，总是摇头。在调和精化气、气化精的用药过程中，他对桂枝法和四逆法等的运用，章法严谨，定位精准，可以说是炉火纯青。所以培土和固精方法的运用的次第是个技术性很强的问题，而且并不是所有的治疗都是机械地在最后才采用培土固精，而是在通调的过程中，只要脉证相宜，就抓住机会填补，待病人体质有所加强，又视脉证进温通之法，这就是说，在大疗程中又有小疗程。

五、结语

我们对平人气化的体相用的讨论，体与用的问题是一而二、二而一的问题；相者，是体用之应乎象也。精至，阴阳合，气血通调，是平人气化的三要素，也是人体自愈机制建立之三要素。我们说人体的自愈机制，实为一种深邃而又神圣的自然机制，所谓"道法自然"也。它以体相用三者的完善形式清晰地呈现出来，体现出概念架构在逻辑上的简单性、自洽性和统一性，可以说，中医学人对中医在理性上的深刻要求，在这里也得到了解决，所谓立信者也。

《内经》说："凡阴阳之要，阳密乃固。两者不和，若春无秋，若冬无夏，因而和之，是谓圣度。"

吾何以知平人气化圣度之状哉？以此。

吾何以知人体自愈机制之状哉？以此。

吾何以知人体"水土合德"之状哉？以此！

今天，我把一段时间以来的一些思考和认识和大家做一个交流，有的地方或可能而不彰，有的地方或可能而可商。但是请大家相信，这是一个非常真诚的交流。谢谢各位的聆听！也借此机会向师父卢崇汉教授这些年来的教诲和指导表示感谢！

刘力红：非常感谢唐农校长做的这样一个真诚的交流。我在下面听了唐校长给大家的这样一个两个多小时的分享，我不知道大家的感觉怎么样，我的感受是很感动，但是在这么短的时间去理解确实又感到很困难。我很深刻地感受到了校长的良苦用心，想用很短的时间把他这些年来的思考全部分享给大家，这个实际上是有一点困难的。从体相用这样一个恢宏的概念，把《内经》里面那么多的东西抽取出来，值得我们大家很好地理解和领悟。

谢谢大家，大家辛苦了，再次感谢唐校长！

从平人气化之体相用论中医辨证治疗的终极旨归——兼谈学习钦安卢氏医学的体会

跟师学习仲景钦安卢氏医学的感悟（三）
暨对扶阳论坛的回顾与思考

刘力红

唐农： 今天我们的论坛继续进行。昨天一整天，都安排得比较满，但我们的参会代表兴致都很高，我在卢师宿舍里就看到大家络绎不绝地过来提问、交流。昨晚我讲完也很晚了，还有人过来想要交流，这种反应、这种激情、这种兴趣非常令人欣慰。大家不要着急，这次的论坛，一如既往地和前四届一样将是好戏连台。今天上午是刘力红博士给我们做演讲，刘博士的介绍我想不多说了。上个世纪科学界有一个大科学家，不管在世界的任何角落，写信只要写上他的名字，不写地址他都能收到，这个科学家就是爱因斯坦。在当今中医界，如果写信写上刘力红收，你投出来，他肯定能收到，这就是刘博士的名声，下面让我们以热烈的掌声请刘博士给我们做演讲。

刘力红： 谢谢唐校长的介绍。尊敬的师父、各位领导、各位专家、各位前辈和各位同道，尤其是在会场的各位同仁，大家上午好！很荣幸，也很忐忑，又到了我要向大家报告的时候。很坦率地说，去年扶阳论坛结束之后，学会的计划是要放到明年才召开第二届国际扶阳论坛暨第五届扶阳论坛。为什么要隔一年呢？因为我内心有一个感受：师父天天讲都可以，因为他的东西确实是取之不尽、用之不竭的，可以信手拈来。但是这个论坛又不能够师父一个人讲，唱独台戏不行。因此，我们还安排了大会发言、大会交流，还有很多人也要参与，尤其我作为一个弟子更是义不容辞。但每年都讲，我好像又没什么可讲的，因为一年就要有一个感悟、一个体会，内心总觉得有一点不靠谱，讲不出多少东西就会辜负大家的期望。而今年有这样一个特别的因缘，就在这样一个时刻，在第二届国际扶阳论坛暨第五届扶阳论坛上，我该讲一些什么，跟师这一年有没有一些值得跟大家报告的东西，确实内心还有一些不踏实，但我尽力而为。

我今天要跟大家汇报的题目，还是跟师学习仲景钦安卢氏医学的感悟。作为论坛的组织者之一，我想在谈这个主题之前，先对扶阳论坛做一个回顾与思考，此中实际上已经包含了如何跟师、如何学习。

对扶阳论坛的回顾，首先要从它的宗旨开始，我们当初办扶阳论坛，宗旨就是"传承扶阳法脉，荷担中医家业"。传承扶阳法脉是为了什么？为了荷担中医的这份家业。我相信大家心里面都应该有数，现在我们中医的家业有多少？我们中医的家业到了哪一个份上？所以我们要来担当！这个是我们论坛的一个宗旨。那么这个扶阳论坛的缘起，我们要感谢刘奇葆书记，因为这个论坛的来源确实跟刘奇葆书记有很大的因缘，很大的关系，或者是更直接的关系。最初这个论坛的前身叫"泛中医·思考中医"论坛，是从2005年开始的。2005年初在刘奇葆书记到广西中医学院视察的时候，提出来见我，接见的时候，他就谈到在访问马来西亚期间，马来西亚的同仁向他介绍了我的情况，他因此确实感受到中医或者说《思考中医》在海外是有一些影响的。当初他就谈到广西在文化上就全国来说是比较落后的，有影响的东西不多，《思考中医》能够在国内外有这样的影响，广西应该利用这样一个因缘建立一个论坛，来提升广西的文化形象。当时有比较多的政要人员随行，就把这个论坛当做政治任务来完成。于是2005年就有了"泛中医·思考中医"论坛。因为有政府的支持，还有我们学校的力量，办得很热闹，每一届都要请好几位院士参加，而且是在我们自治区的人民大会堂召开。开了两届之后，我就感到这不是我想要的论坛，因为我们不希望只要一个热闹，至少我内心不希望只是一个热闹的论坛，而是真正的学术论坛。

到筹办"泛中医·思考中医2007"时，我就在想了。因为2006年我已经拜师了，确确实实，能够拜师，我内心一直非常感恩我的师母，昨天师父也讲了他很纠结，收不收我们这些外姓弟子？全靠师母在暗箱操作，如果没有师母，我们不可能拜师，我期望大家给师母一些掌声。那么，拜师这个头磕下去之后，确实感到门内跟门外是两重天。当然严格来讲，作为入室弟子，讲心里话我们还不够格，因诸多因素，跟师的时日非常有限，但尽管如此，确确实实已感到受益匪浅。我们做中医的人，到今天，有太多的人是在彷徨中、在困惑中、在不知所措中。跟师之后，我现在是不是就没有困惑了呢？还是有困惑，但是在师父的提点下，确实已经明晰得多，已经有信心，已经笃定得多。这份笃定从哪里来？完全是师父赐予的。跟师之后，师父就要讲故事，就要摆龙门阵，就要摆起我们的太师爷，讲起太师爷在上个世纪初创办的扶阳讲坛，因此我想能不能够从历史的因缘上做一个延续，利用我们今天的条件或者说影响，办一个扶阳论坛呢？我当初是这样想的，如果能够办这样一个扶阳论坛，就能将扶阳这个法脉，将师父的一些甚深的教育，让更多的人感受到。中医已经到了这样一份家业的时候，实际上已经经不起太大的折腾，有这样一个珍贵的东西，我内心很迫切地希望能够让更多的人受益。我就很恳切地和师父商量，想得到师父的首肯。师父很慈悲，答应了这件事情。然后我就跟唐校长坐在一起商量，谈我的想法。因为刘奇葆书记，因为《思考中医》，我还有一定的话语权。我就跟论坛组委会提出，今年能不能做一个分论坛呢？他们说可以。这就有了 2007 年的扶阳分论坛，首届扶阳论坛就是这样一个缘起，我们想做这个论坛就是这样的起心动念。我讲过以后，今天各位参会代表，尤其新来参会的就知道我们这个论坛是这样来的。为什么我要说非常感恩刘奇葆书记？因为首先有一个这样的"泛中医·思考中医"论坛，才有可能在这个基础上去搭建一个扶阳论坛，否则可能我们不会想到这个问题，因缘也不一定那么顺，要靠我们自己这些人的力量也还有一点困难，实际上我们是搭了一个便车，就很快成功地举办了首届扶阳论坛。

从扶阳论坛的缘起，我们就了解了这个论坛的特色是什么？它的特色很唯一，就是"唯求学术，勿究其他"。所求的就是学术，就是学术的传承、学术的弘扬。我们以往四届论坛几乎没有任何的形式，开幕式都非常简单，本届之所以特别，因为这次在四川，也是因为刘奇葆书记、王明方主席的因缘，以及王国强副部长的关心，所以我们今天论坛的开幕式，稍微显得隆重了一点。可见我们论坛的特色是"唯求学术，勿究其他"。唯一的，就围绕着这样一个特色，它是以传承为主干的论坛。我参加过不少的大小论坛，包括最大的一个，也是目前在世界上历史最悠久的，1968 年就开办，到今年已经第 43 届的德国罗腾堡中医药学术大会，大会的发言只有 5~10 分钟，就做一广告，然后到分会场再讲，每个人的发言时间很少。当然，这样的会议安排自有其根据和好处。但是，我想扶阳论坛这一学术论坛，主要是为传承扶阳法脉。由谁去传承呢？当然是传承师。谁具备传承师的资格？当然是师父，持有这个扶阳法脉的人，你让他讲 15 分钟，半个小时，时间根本不够。所以，我们要有充分的时间，让师父在某一个主题上讲深讲透了。这个是我们的特色，就是保证传承师的主干特色。

另外一个特色就是力求学术的精纯化。现在信息实在太多了，不缺乏知识，不缺乏学术，但是我们觉得缺乏学术的精纯。中医，我觉得现在越来越需要精、需要纯。大家发现没有，我们大会交流的范围越来越宽广，让越来越多的人来参与这个大会，但是我们请的主导老师不是越来越多，而是越来越少。现在我们基本上确定钦安卢氏医学为论坛的主导。这不是说我们排斥其他的门派，这是学术的需要。如果每一样东西我们都蜻蜓点水，就很难做到深，不深入，最终很难真实地受益。那为什么我们又把这个论坛办得越来越开放，让更多的人来交流，来谈体会，来谈感受？因为师父传了之后，更重要的是要承。靠什么人去承载？靠我们这些学子。大家虽然不是入室弟子，但是师父在这里讲了，大家至少可以算学生，是受益的学生，把受益的过程跟大家分享，可以增益信心，共同提升。这样使我们的主线能够渐渐地深入、渐渐地深化，这是我们论坛的另一个主要的特色。

基于此，我在想我们论坛的维护和规划，我也希望我们学会孙主任、大家都来思考这个问题，就是我们怎么去维护这个论坛，怎么去规划论坛的未来？我想我们必须时时去省检我们是否有违了这个宗旨，这点是我们应该战战兢兢、如临深渊、如履薄冰的。尤其我们是作为论坛的组织者，我们要去检视是不是违背了这个宗旨。记得在第三届扶阳论坛上，我跟大家谈到一个问题，大家也有这样的共识，就是我们要建设一个什么样的论坛，我们希望建设一个什么样的论坛？我认为是希望建设一个有品格的论坛。什么叫有品格的论坛？就是学术和人格要充分、要完美地融合，在学术和人格上，人格第一，学术第二。论坛建设到今年已经第五年了，我很欣慰地感受到是朝这个方向去努力。我们会场的这种安静，这样一种秩序，没有一种人格，没有一种品格，仅仅有学术我们很难做到，仅仅有知识我们很难做到。这个应该是值得大家自我肯定和继续保持的。所以说学问是应该以做人为本，这个是基础。只有人做好了，学问才有可能做好，才有可能做深，才有可能做广，尤其是传统的学问，尤其是跟师的学问。跟了师你就知道了，这个过程有困顿、有纠结、有酸甜苦辣。跟师的过程，不仅成就我们的人生，成就我们的学问，也是成就我们的人格。师父会用各种各样的看似你不理解的方法来教导，你过来了，回头一看，哦！师父是这样教导我的。但你当初不理解，你有没有纠结，有没有困顿，有没有难过，甚至有没有想退却？肯定有。所以这里面没有一个人格做保证，没有一个做人做保证，再好的师父你也是跟不下去的，跟不下去就没有将来。听昨天师父一天的课程，我就觉得这确实是在传道，不仅仅讲了钦安卢氏医学的这个术、这个法，更是在传道。如果大家能够品出这个味道，你就会觉得这里面有道，有医道、有人生的大道。

在第三届论坛我们提出了，学问要以做人为本，要有精进不懈的精神，而不是浅尝辄止，还要有程门立雪的精神。我觉得这次论坛比上次论坛又有进步，因为以往的论坛不停地有人递条子。之所以递条子，大家能想象得到是不满意的条子。师父在这里把甚深的法要，把止唐先生、钦安先生到卢氏几代的心法在这里渐渐地传授，师父是很为难的，很多事情是可说又不可说的。不说大家很期待，说了实际上害大家，左右为难。我们能够体会得了这样一个心吗？我们只是看到了不说的一面，这一次又说了前一次的内容，忍不住就递条子了。这样你想在学问上深入，我想是没门的。孔子讲到，做学问最甚深的秘诀就是"温故而知新，可以为师矣"。你要想最后在这门学问上上升到师的位置，只有一条路，就是温故而知新。不停地重复，在这里面品尝出新的味道，那你就可以做老师，你就可以出师了。仅仅重复了第二次你就坐不住了，你就可以退出这个门道，可以不用来参这个法脉了。我们说扶阳，什么叫做扶阳抑阴、用阳化阴？从做人的角度来说，阳就是君子，阴就是小人。"君子不器"。只有这么一点器，像这个杯子大的器量，那做不了君子，就跟扶阳这个法脉不相应，怎么可能在学问上深入呢？只能是了解一点皮毛，浅尝辄止而已。再者，还要有程门立雪的精神。平时我跟我夫人经常在感叹、感恩，我们到成都师父家里一趟并不容易，师父不是每一次都谈医，而是经常跟你聊家常、谈生活。当初我们并不理解，后来终于明白师父的良苦用心，师父是让我们从生活中、从经历中悟中医，同时观察、锻炼我们的涵养和格局。《素问·气交变大论》曰："传非其人，漫泄天宝。"所以，真正法脉的传承，是极其慎重的。我觉得非常欣慰的是，大家慢慢有了这样一种涵养，有了这样一种精神了，这个是需要的。传承这样一个法脉，没有这种器，没有这种格局，没有这种堪忍，我们是不堪教授的，尤其像这样一个甚深的法脉，我们要有尊师重道的精神。尊师重道这四个字，我觉得比大山都要重。现在很多人可能学了一些，认为差不多了，想自立门户，甚至自认为可以超过师父。那么需不需要超越师父呢？实际上师父内心期望的就是这个，但是我们内心有这样一份心念，那我们就堕落了。甚至很多人想要自己立宗立派，我觉得最愚蠢的就是这样的人，我们经常讲源远流长，很多人却自断其源，源不远你流不了几步就干了。你看很多古人明明是自己的东西，都要去搭一个车，去借一个名，融入这个源头。我们说出自师父、出自卢门，有什么不光彩呢？你想想看，卢门有多少代？卢铸之之前就已经有七代了，再从钦安祖师到止唐先生，然后到仲景，到《内经》，这个源那么远，我们的流有多长！所以我们不要自断其源，始终要有尊师重道的理念，这个应该是我们论坛最需要维护的一点。

论坛的运行还要有一个长远的机制。孙主任他们很忙，一年有好几百个会，当然学会是把扶阳论坛作为最重要的一项在抓，投入最大的精力，但仍然有限。为了这个论坛的长远，我提议能不能成立一个专门的办公机构。我们现在有比以往好的资源和能力，能够协助学会创办一个专门的机构，来专门维护论坛。避免因承办单位变更等因素，影响论坛各项工作顺利、稳定、有序地开展。成立这样一个专门的机构，我们就可以接受各界的支持和捐助，更新论坛的注册方式。如果这个机构成立了，应设法更新参会的注册方式，保障长远、稳定的参会元素，要有一个长远心，因为学术如果没有长远心，尤其像扶阳这样一个甚深的法脉，我们要想在里面有很大的受益，说老实话是很困难的。所以我们应该建立机制，保障稳定参会，让大家能够持续地受益，持续地接受师父的教化和指引。这是我对论坛所做的回顾，因缘上的回顾、特色上的回顾，以及对论坛维护的思考。

第二，我们也在回顾我们参会的人员分布。参会的人员是怎么样一个分布？我们做了一个统计，从这个统计里面可以看到一些问题，值得我们思考。参会群体排第一位的是个体开业医生；接下来是中医保健养生行业的同仁；还有哲学界、文化界等各类对中医有兴趣的粉丝群体；还有港澳台及海外人士，港澳台及海外这一块基本上在10%以内，这个群体也基本是个体的，以上是主要参会群体。排最后的是中医院校、国家研究机构以及医疗机构，比如说省市级的中医院，这一群体参会的人比较少，历届都只占10%以内，但是这一届略微有所突破，超过10%，说明是在逐渐上升的。

第三，我们论坛参会人员最大的特色就是复参率高，有一些人跟了五期，或者四期、三期的，就是几期都可以看见这些熟悉的面孔。这个指标很重要，这是对我们论坛最大的一个肯定。为什么会这样呢？就是因为参加论坛的内在核心动机和动力的作用。内在的核心动机和动力是什么呢？我们参加论坛首先是提升学术、提高疗效，还有增长见识和提升自我养护的效能。有很多粉丝是这样的情形，他不在乎学术，也不在乎疗效，他在乎见识增长了，从中受益了，自我养护的效能得到提高。主要的参会群体通过论坛，能够实现这样一个核心动机与动力的价值，所以他的动能就很强，想来参加这个会。复参率很高，就是一个明证。但是为什么国家体系、院校、医院、学术机构参会的人比较少呢？这个是值得大家思考的。我从我的角度分析，很重要的一个原因，是院校、医院等的这样一个学术范式，即学术价值取向，导致了这一群体人员内在的核心动机与动力不足。学术范式已经形成惯式，造成根深蒂固的惯性，各种学术会议都容易走形式，所以，人家不相信有一个扶阳论坛是有品质、有学术，安静得连针掉地上都可以听见，非亲临现场根本不相信。另外，现行体制形成的惯性，导致在论坛的受益发挥不了实际效应。你辛辛苦苦来学，回去派不上用场、落不到实处：做老师的，在课堂上你不能讲；做医生的，在临床上那一套临床路径、模式已经定了，你怎么去用扶阳啊？这个是我们中医现在的家业，我们论坛要荷担的中医家业，所以，大家要有这份心，要有这份使命。这是我对论坛参会群体分布情况做的一个大体分析和思考。

第四个方面我想谈谈我们论坛的影响和它还存在的问题。

论坛呈现这样一种影响，我自己很清楚地感受到，它是《思考中医》效应的一个重现。我记得当初《思考中医》出版后，它的知名度日益扩大，学术影响日渐加深，形成这样一个影响的曲线：个体影响集体，非专业影响专业，学术外沿影响学术内沿。《思考中医》刚出版的时候，是个体业医者、非专业人士、学术外沿和粉丝群体在看，甚至还有病人这个群体，刚开始是这样一类读者。大专院校的师生根本就不屑一顾，当医生的也不以为然。但是渐渐地怎么样呢？开始有影响了，开始渗透了。我也非常感恩《思考中医》，要不是它，我也进不了卢门。我在成都读的硕士，但当时连卢师的名字都没有听说过，更不要说拜师了，当然，即便听说了那个时候也不可能成为入室弟子。而《思考中医》是谁介绍给卢师的？不是中医专业人士，而是一位画家——第一位获法兰西骑士勋章的华人画家史忠贵先生，所以我内心一直对他非常感激，因为他的介绍才使我的拜师成为可能。这本《思考中医》就这样到了师父手上，因为我在《思考中医》里面已经写了钦安的东西，师父看了以后，可能觉得这小子还有一点点可造就，才接受我拜师。所以《思考中医》的影响曲线是这样的，实际上走了一条中国革命成功之路，也就是农村包围城市。办扶阳论坛之初，师父提出担忧，这些参加的人都是些个体业医者，能办得下去吗？今天我们由个体业医者参会，到我们校长亲临现场，这意味着什么？这里面的因缘，这里面的缘起，大家也许在今天还看不到其中的价值和意义。但我觉得这是一个历史性的跨越，我突然间领受到有这样一份价值，这样一份深远的意义在里面。我认为扶阳论坛的影响可以渐渐产生，我觉得师父不用担忧，这个论坛确实太好了，您没有白费心机。当然困难和惯性很大，而且依然在发生作用。但是我们这次国家体系的参会者首次突破10%，而且上一届我就发现，有一些处于学术核心地位的人比如博导已经悄然来到我们的论坛，实际上扶阳论坛的影响已经是越来越大，海外中医界几乎没有人不知道扶阳论坛。

　　当然论坛也存在问题。首先，有一定的外因，在学术界仍然存在先入为主，以对立的眼光来看待扶阳：中医讲究阴阳，你就扶阳，那阴呢？就认为扶阳是异端。因为大家原先接受的教育就如此，所以根本听不进去。还有，就是对一个宗派的构建需要什么条件，学术界尚缺乏基本的认识。这就是为什么我在第四届扶阳论坛里面讲到了宗派的意义，中国几千年的学术，在儒释道的主干里面，如果离开了宗派，我觉得就没有学术可言。那能够形成一个宗派，需要什么条件呢？去年我谈到了，一朝可以立学，十朝才能立宗。形成一个宗派可不是开玩笑的，开宗立派乃是大祖师的事情；同时，十朝，说明积淀要有多厚才有可能开宗立派。最明显的就是禅宗的例子，从达摩初祖到五祖，经过这么深厚的积淀，这些都是超级的祖师，但都没有开宗，直到六祖才真正开宗，才一花五叶。形成一个宗派，还要有立宗的条件：要有所宗。宗者尊也，要有所尊崇的这样一个法旨，要有依次修持而成就的人，要有次第的传承。这就是为什么昨天师父就很重点地讲到了传承的问题，为什么又要重新讲讲止唐先生、钦安先生，然后再到卢门？有传承跟没有传承是两回事。从科学的角度来讲，传承是有力量的。我们讲"医不三世不服其药"，这里面就有传承。宗派是要"有所立宗"的东西在那里，然后依此修持，要能够有大成就的人，然后再代代地传承，这才能够成宗派。宗派不是简单的技法，它是有道层面的东西。所

71

以我们要认识扶阳论坛，要认识钦安卢氏医学这样一个法脉，需从这样一个最基本的角度去认知。但现在学术界对什么叫宗派还没有概念，所以很容易就排斥。此外，学术界还有这样一个认识，认为用附子就是扶阳，对扶阳的甚深法义没有认识，同时也拒绝认识，那就很可怕了。附子是有毒的，很多人因为运用不得法，有可能出问题，由此就更加觉得扶阳学派是邪门歪道，对它嗤之以鼻。我们也看到学术界有一些批评扶阳的文章，文中可见，实际上他根本就对扶阳这个法脉一点认识都没有，还要写文章来批判。这是当今学术界存在的问题。所以我们需要通过扶阳论坛这样一个窗口，让大家去认知扶阳法脉，它的甚深、它的博奥。因为都是同道，我们有这样一份责任让他们去知道、去认识扶阳。

其次，在论坛内也有问题，当然这个问题逐渐有改善，但仍然存在。这个问题在哪呢？就是我们很多人仍在一方一药、一病一症上求，参加这个论坛，就想求一个方如何用，一个病如何治，相当多的人是抱着这样一个目的来的，而不是在法上求、理上求。很多人都伸长脖子等卢师讲引龙潜海法是由哪几个药组成的，方解怎样，都有哪些适应证。卢师为什么要最后才讲这一点，难道前面都是在打发时间吗？不是这样。后面讲这点，师父也是不得已，怕一讲大家都陷在里面。卢门的甚深法要，不是在一方一药、一病一症上。它之所以能够立宗、立派，已经是到了法理上面，到了道这个层面，这是扶阳法脉最甚深、最珍贵的地方。为什么我们感受到师父他有那份潇洒、那份自在、那份自如，这完全是因为在法理上通达之后，他在事上的显现。所以他希望大家也走这条路，这条路才有滋有味。如果我们没走到法理上去，那就有些冤枉，对师父而言也是最大的辜负。这些年来我跟师的收获，也是这方面的收获，也确实感受到这是一个过程。过去我跟师时也想在方药病症上求，对师父也有嘀咕。我的一位朋友朱勇，跟师父也有些来往，他就直言师父："师父啊，你还到哪里去找刘力红这样的弟子啊，你都不传他？"记得在上一届扶阳论坛我也谈到，师父听到这话很心痛，也很无奈，说如果我能写在一张纸上，我一定会把它写在这张纸上给他！但是没法写。这套《卢火神扶阳医学文献菁华集成》卷三就是讲卢氏的心法，最甚深的东西就是这个心法，师父想成就你的就是这个心法，师父想经营这个论坛的苦心也是这一点。所以往往在讲到方、药、病、症的时候都犹豫，就怕大家停留在这样一个层面，因为这里太容易停留了，这里面风光很好，但如果大家执在这里面，就没有后面的出路了，这是一个最大的问题。

还有，很多人仍然是在后天的五行生克上求，在五脏六腑的虚位上求。后天的五行生克确实很精彩，五脏六腑确实很实在。但如果我们真正去努力理解钦安的东西，真正去学习《扶阳讲记》，还有师父在历届扶阳论坛的教授，我们就知道这样一个法脉已经超越了这些东西。如果我们要在后天生克上去求，在五脏六腑虚位上去求，那我们不需要到这个论坛上来。如果是这样一个所求，就偏离了扶阳学派的宗旨。我们刚刚讲到，扶阳论坛的宗旨是传承扶阳法脉，荷担中医家业。那扶阳学派的宗旨是什么呢？扶阳学派的宗旨是由仲景奠定的，当然仲景前面是《内经》。但从宗派所依，我们看钦安三书里面，很明确是仲景的东西。为什么我前两次的演讲主题都是"跟师学习钦安卢氏医学的感悟"，而这次我在"钦安卢氏"前加了"仲景"？因为，我觉得师父的教授，没有哪一句话离开仲景，虽然好像师父不谈仲景，实际上句句不离仲景，不露痕迹。扶阳学派立宗的宗旨就是由仲景奠定，由钦安揭出来的。仲景立法，旨在这先天之元阴元阳上探取盛衰，不专在后天之五行生克上追求，钦安祖师所立宗的就是这先天的元阴元阳。仲景一生学问，即在这先天立极之元阴元阳上，探求盈虚消长，揭六经之提纲，判阴阳之界限，五脏六腑皆是虚位，二气流行方是真机。钦安祖师把它揭示出来，开显是谁呢？我认为是卢氏开显，真正的开宗立派是卢氏，这是我个人的理解。我这么多年到处在寻访，到处在参师，为什么呢？主要是感受到中医的现状，感受到中医再经不起折腾，希望找到真正能够救中医的东西。什么样的东西能够救中医？我感觉找到了，钦安卢氏医学能够救中医。为什么呢？因为它确实太简单了，大道至简，经过祖师们的一步步提点，它已经不能再简单了。中医经不起折腾，也经不起复杂。所以我们要在先天立极这一点元阴元阳上去探求整个学问，让学问往回缩，往根上缩。否则，那么庞大繁杂的中医体系，凭我们的习性、定力，能挖到根上，很困难！至少我个人，尽管前面有那么多的准备，我都没有办法走到这个根上。因为师父的教授、师父的直指，让我能看到、体会到这一点，并且安立、启用于此，我是非常感慨的！

那么，扶阳这样一个法脉，真正开显出来的是卢氏，昨天师父这一场报告，实际上把最甚深的东西和盘托出来了。我们前面都在讲极、归一。极怎么安立？极下的这个东西是什么呢？昨天师父开显出来了，就是一团命门火。人生的一切就是在命门火的基础上去彰显，去派上用场。所以它好，一切就好；它不好，一切都不好。"人生立命在于以火立极"的火，是哪一个火？就是师父昨天开显的这个火。如果对于火，我们没有认识到这个层面，那还不是立极之火。

"人生立命在于以火立极，治病立法在于以火消阴。病在阳者，扶阳抑阴；病在阴者，用阳化阴"。这就是开显宗派的宗旨，三十六字方针、三十六字心法。昨天唐校长谈到，心经就是佛法的核心、心髓。如果说扶阳学派的心髓在哪里？它的心经在哪里？我认为就是这三十六个字，这就是卢氏心经。凡是想学习钦安卢氏医学，想学习扶阳法脉，必须要尊崇这个宗旨。只有我们能够把它真正地融到生命里面、血液里面，才能真正地领悟到它，才可能说对这样一个法脉、这样一个宗派有一些认知，有一些见地，才能开显它的运用。我们来到论坛，什么是最重要的？那就是牢系正念，不离宗旨。牢牢地系住法脉的正念，法脉的宗旨。孙主任是《扶阳论坛4》的执行主编，跟我谈到，他读卢师的文稿时，非常感动，觉得卢师已经在和盘托出，希望我在会上强调，对卢师在《扶阳论坛4》中的教授，一定要让大家反复地去研读、品读。因为言语道断，《易经•系辞》讲"书不尽言，言不尽意"，没有办法，言是很难尽意的，对不对？但实际上师父已经尽其所能用言去尽意，不容易啊！孙主任都有这份感动，希望大家不要以为我们好像相似地了解、知道了就行了，实际上还差太远，所以，对于师父的教授，孙主任嘱托，请大家反复去品。它确实要品，我这次要谈的跟师学习的这样一个感悟，也就是从品，从一遍遍地去感受、感悟《扶阳论坛4》后得到的。我深切感受到，参加这个论坛一定要真正地树立循序渐进、一门深入的心。我们现在方法很多，正因为多，影响深入，导致最后不能真正启用、受用。所以我们一定要循序渐进、一门深入，最后才能够见法、得法，我们也一定要做到先在理法上融汇，最终在心法上贯通。好，我们休息十分钟，谢谢大家！

刘力红：下面我继续做第二段报告。刚刚从对扶阳论坛的回顾与思考的过程中，我也谈到跟师的一些感悟。下面我会从比较具体的方面继续谈，这个感悟还是要围绕卢师在第四届扶阳论坛上的教授展开。去年的扶阳论坛，我们觉得确实很不可思议，我们无意中选了 2011 年 11 月 11 日这个日子，六个"1"，这是千载难逢的，但是让我们碰到了，这就是因缘，这就是天命。师父去年在论坛上用得最多的词就是"一"，最重点的是开显"一"的法义，开显了钦安卢氏医学是立在"一"上面，是"一"的学问。这个不是巧合，我觉得这就是一种历史责任，这是钦安卢氏医学在当今没有办法回避的现实，要去荷担中医的这样一份家业。《素问·玉版论要》中有这样一句话："揆度奇恒，道在于一。"去年师父的报告重点讲到钦安卢氏医学就安立在"道在于一"上，就是对"揆度奇恒，道在于一"的开显。所以师父用了一句很重的话："'一'层面的思考。"不知道大家留意了没有。我将其顺序理了一下："一"层面的思考是《内经》的本意，是《伤寒论》的本意，是钦安卢氏医学的本意，更是四逆的本意、人的本意。这个话说得够重、够深、够透。为什么强调"一"？《内经》的本意是什么？《内经》安立在什么上面？安立在"一"上。我想师父可能还会说这也是《周易》的本意。这更是《伤寒论》的本意，钦安祖师讲到，"六经还是一经，五气还是一气"。虽然《伤寒论》开显六经，但是安立在哪？它的本在哪里呢？在"一"上。钦安卢氏医学的本意在哪里？也在"一"上。为什么卢氏那么强调四逆法，说它是归根复命之法，因为它就是安立在"一"这样一个本意上。这跟《内经》、《伤寒论》是一体的、是贯通的，不是我们凭空臆造的。而师父更强调这是人的本意，对一、对道没有甚深的体证，这个话是说不出来的。"一"怎么是人的本意啊？因为我们只有整个医，都安立在人上面，这个才叫做中医啊。中医是治人的，不是治病的，它跟西医最大的区别就在这里。只有我们真正地理解这一点，才能够真正领悟钦安卢氏的学问、仲景的学问和《内经》的学问。所以"一"层面的思考，是需要重点拎出来的，大家必须关注的。

那么，这个"一"安在何处呢？师父讲了，安在极处。极是生命之根，是人生立命的真种子，是生命的根蒂，也是先后合德之处。所以师父谈到归一，也就是归根，也就是复命。确确实实"揆度奇恒，道在于一"，这真是已经简到不能再简。以致我们在品读钦安卢氏医学的时候，就真正能够感受到老子所讲的"为学日益，为道日损，损之又损，以至于无为"。所以我认为，师父开显的就是这样一个损之又损的法脉。

既然安立在一，那一又为何？为什么说安立在一，就是归根，就是复命？因为一即多也，一就是多，一就是全体，一就是整体。这就是华严的境界，华严就讲一就是多。我们要全，要面面俱到，怎么样才能够做到？

如果没有回到一上，不可能面面俱到。扶阳法脉的甚深就在这个地方，在一即多上，在一即全体上，在一即整体上。中医讲整体观念，如果没有回到一上，它不可能是整体观念，而一定是一个零碎的观念。我们讲"正气存内，邪不可干"，如果没有理解一，不可能真正理解这句话。什么是正气？一就是正气。《说文》讲，什么是正，止于一也。在一上面就是正，在二上就是非正。这些年，我也一直在谈中医是尚礼的医学，礼是为了实现一，尚礼就是尚一。师父为什么说四逆法能够治疗天下众多的疾病呢？就是因为它作用的全体性，就是因为四逆的本意是一，它是安立在一上，它作用在一上，一就是多，一就是全体，一就是整体，正因为四逆作用是在全体上面，所以才能够治疗天下众多的疾病。四逆这样一个真正的法义是在《扶阳论坛4》上已经真正地开显出来了。如果我们能够领悟这样一个法义，跟没有领悟这样一个法义，去用四逆是不可同日而语的。为什么说师父每一次的讲授，我体会到他老人家太不容易，又要照顾大家的胃口，不得不谈一点玄，说一点妙，否则大家守不住这个心，但又觉得这个不是最重要的。我深切感受到昨天师父在谈万病一针时，大家真是都万分寂静；在谈刘止唐、郑钦安时，大家心里略略起了一些波澜。实际上，最重要的是通达法义、法理，之后我们再去用它，才能真正做到入精微，才能真正有信心、笃定，也就是昨天唐校长讲到的，才能真正做到自肯、自担当。否则，四逆用出去，我们敢不敢担当？过去师母笑话我，开一个附子、开一个四逆出去，心里面七上八下，最怕电话一来，就想"哎呀，肯定是吃了你这个附子，又有什么问题了"，常常白天开了附子出去，晚上就睡不安稳。心里不稳，没有自肯，不能担当的真正原因是什么呢？是对四逆的这个法义没有甚深、牢固的见地。当我们真正有了这份法义上的信解，我们就有靠了。电话再来，你不会七上八下，慢慢地你会自肯，慢慢地会自己担当，因为对四逆的法义上有了这份信解，有了这份解悟。所以，大家一定要领悟到师父的苦心，为什么要兜着圈子在谈这个法义，尽量地少一些讲玄妙的东西，讲用的东西？因为太多的人会在用上执著、贪恋，但归一了方能够达到究竟。这实际上也是昨天唐校长要表达的终极旨归，归一了才有终极旨归，才有精至。

昨天听了唐校长的讲座，我也很有感受。"一"是什么？唐校长谈"体相用"的"体"时，讲到"精至"，我觉得谈得很好。精是什么，精就是一，一者精也，就是合一的状态。这也是我在《思考中医》里面提出来的一个概念，精是阳气的高度聚集态。因为阳气聚集的过程是阴的过程，而阳气得到了高度的聚集，聚集的东西本身就是阳，所以这个过程就是合一的过程。钦祖讲到"余沉潜于斯二十余载，始知阴阳合一之道"，讲的是什么？浓缩地讲，就是这样一个过程。精是阴阳合一之态，也就是真火伏藏态。按钦祖讲的，真火真正伏藏了，就精一了，就诚明了。昨天师父讲的就是这个问题，谈到真火伏藏后，生命就会进入良性的状态、良性的循环。钦祖讲到：真火伏藏，命根永固，又得重生。这句话也是重量级的，这就把老子的《老子·十六章》开显无遗。所以，精也就是先后合德。卢门很重视填精，收工的过程中也很重视填精。为什么重视填精呢？《素问·金匮真言论》曰："夫精者，身之本也。"精者，身之本，只有精足了，才能够化气，气足了才能神旺，神旺了生命才可能有主宰，它是这样一个精气神的路线。还有一点：精足则气旺，气旺则化生。这些要点，实际上师父在《扶阳论坛4》上已经开显了。为什么卢师能够治疗那么多的疾病，甚至是一些不可逆的疾病？它的关键点和核心就在这个层面。精足则化生的"化"，讲的有两个层面：一是化生一切生命之所需，纤维化了，重新给你化生；衰竭了，重新化生能够让你用的东西，所以，才有可逆之说。二是能够化除一切生命之障碍，这就是我们唐校长昨天开显的"体相用"的"用"，气血的畅通，这是生命之用。惟有化生之后，才能够化除一切生命的障碍，让气血流通，让生命之用能够正常的开显。这就是卢师讲的逆转多种不可逆疾病的关键之处。最初给我很大震撼的是跟师之初，深圳来了一个骨髓异常增生综合征的病人，也就是骨髓纤维化。在深圳不能确诊，后经香港大医院确诊并说明此病世界上还没有存活期超过五年的。那时候《思考中医》出来了，我有一些虚名，病人就到我那去看。当初我刚入师门，还一头雾水，不知道如何处理，想着血象低了怎么去升之类，最后没招了，后来经师父治疗，骨髓纤维化成功逆转了。这是我的亲身经历。至此，我想先强调，因为我怕等一下遗漏了，我一再强调，我们为医者一定要把握当下的条件，大家一定要团结起来。为什么这个论坛一定要强调人格、人品呢？因为这个时代不是出大师的时候，师父的成长过程，我们是很难复制的，对不对？师父三岁起就接受祖师的熏陶，十九岁就有火神的医名，我们呢，我现在都五十多岁了。师父亲口跟我说，他纯粹在脉上用功，足有两年半的时间。

很惭愧，我连两个半小时都没有，怎么去接这个法脉？脉上的功夫不足，我们最后怎么去印证？所以，大家要很现实，很清楚我们现在的状况。我跟师的过程中，有问题请教师父，很多是通过口述进行。希望师父慈悲，哪一天把《传道录》开示出来。这其中有很珍贵的思路，《素问》讲望闻问切，神圣工巧，我们在"切"上不行，一定要多在"问"上用功，没有办法。因此，这本书中，师父重点也不在脉上教授我，实际上是暗暗在教授我的问诊。我是通过问病人，转述给师父，师父再告诉我怎么处理。我们在脉上的短板一定要在问上弥补，所以，对每一个病人我们都要详详细细地问，如果缺失这步，三五分钟打发一个病人，就想对病人有很深的认识，然后立法遣方，这简直不可能！昨天唐校长形容师父已经到"炉火纯青"的地步，但他看一个病人，依然仔仔细细的。如果我们三两分钟就打发一个病人，会怎么样？那很可能是一个乱诊。所以，我非常希望大家在问上下功夫，稍微弥补我们在脉上的短板。因为脉上，我们几乎是清一色地短缺，这是我们要认识的、承认的现实。

现在回到"精"上，为什么要注重填精？因为精足才能够气旺，气旺才能够化生，化生才能够有那么多故事出来。那怎么填精呢？填精需要什么样的条件？我在读师父《扶阳论坛4》的教授时，是一路读，一路感慨。不知大家是否真正认认真真用心去品师父所讲、所授了没有？实际上，师父在《扶阳论坛4》上，已经将其中窍妙和盘托出了。他举了结核病的例子，我们知道"风痨鼓膈"是中医的四大绝症，很多人认为中医治不了痨，但在卢门，痨证就是一般的证。刚刚讲了华严的境界是"一即多"，卢门也是"一即多"，所以，实际上这个结核已经把天下所有的病都包含其中了，如果我们会品，那确实就是这样。那么，精那么重要，填精需要什么条件？师父开显出来：中土一定要健旺。为什么中土一定要健旺呢？因为土是生万物的，土不旺不能够生万物；土还是化万物的，土不旺不足以化；土还是藏万物的。一个是生，一个是化，一个是藏，这是土的功用。生化讲的是后天，藏就跟先天有关系了。只有中土健旺，才能够生万物、化万物、藏万物。中土怎样能够做到健旺呢，师父在这里很清楚地开显了这个技术路线，就是中阳一定要旺，一定要足。这里面是一字之安，坚若磐石；一字之出，灿若星辰。大家应该以这样的心态去品读，确实是字字珠玑啊。中阳旺足，土的体用才能够真正地开显出来。中阳旺，土的生机就旺；中阳旺，土的藏机才旺。这里面，土一个是生机，一个是藏机，法义太甚深了。昨天唐校长最后一个环节讲到本土的问题、本体的问题，我也认为，只有理解到这个份上，才有可能真正地认知，落到实处。

那么，中阳怎么样才能旺足呢？师父说"要辛温甘温以旺之"。大家不是要秘诀吗？这就是秘诀。辛温甘温以建中阳，辛温甘温以理中阳。理中、建中两法都是由辛温甘温的药物组成。所以，中阳的旺足是通过辛温甘温法去实现。中阳旺了之后，土才能伏火。四逆法要很重要的就是"土伏火"，土能伏火，土要伏火。那么土怎么样去伏火？必须中阳旺足，土才能够伏火。我觉得这个是师父上次论坛开显的太甚深的一个东西。再之，中阳旺，才有可能阳行阴令。四逆就是阳行阴令，凭什么一派阳药能行阴令？阳只能行阳令嘛，怎么能行阴令呢？只有中阳旺足，阳才能够行阴令；也只有中阳旺了以后，才能接纳下之气。四逆是纳下的，四逆怎么才能纳下？中阳旺足，四逆就能纳下；中阳不旺足，四逆就没有办法纳下。只有中阳旺足，填精方堪受用；中阳不旺，填精无法受用，精就无以充，气就无以足，神就无以旺，它是这个路线。这也是《扶阳论坛4》开显出来甚深的法义。

师父有这样一个案例，是我第一次陪师父到广东讲学时，广东省中医院请师父会诊了一个红斑性肢痛症的病人。医院为那位病人请过很多会诊，方药从极阳用到极阴，所谓极阳当然就是附子了，极阴就是犀角、地黄之类，都用过，但没能解决。这时请师父去看，师父望闻问切之后开方。什么方呢？第一个处方很平淡，就是去畅他的中阳，广藿香、苍术、陈皮、法夏、砂蔻等这一类药物，太普通的一个处方。这个处方用了之后，第二个处方才有姜桂附。如此处理，这个病人很快就好起来了。这个案例说明了什么？说明了中阳不旺，没有办法接纳下之气，四逆就没有办法去行这个阴令，填精也没有办法受用。

我们应该怎么样去健旺中阳呢？这就是卢门甚深的两个大法：桂枝法和四逆法，我们细细去品读《扶阳论坛4》，我们就知道，健旺中阳就是这两个大法。桂枝法从阳以化中土的诸般滞碍，也就是昨天唐校长讲的生命的用得到恢复。诸般障碍化除之后，生机以起。四逆法从阴以运中土之诸般功用，藏机以复。一个从阳，一个从阴。土有阴土阳土，桂枝法从阳土作用，四逆法从阴土作用。桂枝四逆二法，运用得好，就达到了阴阳乃得合一，先后乃得合一。这太重要了！我在读到这份上的时候，才知道为什么孔夫子要强调"温故而知新"。圣人都要温故而知新，而师父讲的每一句话，我们听过就过了，认为还要提出新的东西，那我们就真正辜负了师父的教导。所以我也感恩扶阳论坛，因为平时觉得空空如也，但是到这个讲台的时候，总得讲一点东西，总不能辜负了大家呀。我要去思考，要深入地考虑。我的方法是不下笔，我这个提纲是最后才形成的，先不把它形成一个固定的东西，而把它交给心。我就是来感受大家的要求，大家希望在扶阳论坛上得到什么；我就是想感受师父的苦心，师父为了什么，能不能够通过我这样一个渠道表达出来！这两天我写提纲的时候，非常感动，又深一层地领会了桂枝和四逆二法的甚深奥义。为什么师父讲桂枝法用好了，天下百分之六七十的病都没有问题，如果我们在这个法理上安立，确确实实没有问题。这两个法能够真正地运用好，阴阳就能够合一，先后就能够合一，水土就能够合德，世界就大成矣。我也就真正理解了《医理真传》里钦安祖师的那一句话：凡治一切阴虚、阳虚，务在中宫上用力。这句话我是从刚开始读钦安三书时就很关注，但一直不得其解。师父昨天讲到了，明清医家的很多认识都很高远，但是最后落到实处时为什么不行呢？禅宗有一句话，"高高山顶立，深深海底行"，就是这些医家没有办法深深海底行，没法起用，没法落到日用上来。钦祖将此真机揭出来了，而真正的开显是到了卢门，真正开宗立派的是卢氏。钦祖讲，凡治一切阴虚阳虚，务在中宫上用力。但怎么去用力，我们觉得不得力，用不上力。经过卢门的开显，现在我们觉得能够在中宫上用力了，一切的阴虚、阳虚都能够在中宫上用力，而且也必须在中宫上用力。这就是桂枝和四逆法的甚深法义，或者说是我领悟到的法义。

谈到中土，我想谈一些治疗的现状。我们调治中土的法要是什么？重要原则是什么？著名温病学家吴鞠通先生讲到一个原则："治上焦如羽，非轻不举；治中焦如衡，非平不安；治下焦如权，非重不沉。"这样一个三焦的治法，有很多的意义，但其中一个意义就是讲用药的量。而对于中土的重要，我们还要有一个重要共识：中焦是升降的枢纽，是枢机，所以中要健运。现在很著名的《圆运动的古中医学》，把"中"喻为"轴"。我觉得这个比喻很形象，既然是轴，就要灵动。中欲健运，灵动为要，最忌填塞，满则为害。这一点大家要注意，因为中土是后天之本。昨天师父谈到邓老（邓铁涛）对扶阳乱象的忧虑，这一忧虑邓老也多次跟我表达，希望我出来呼吁。我已经尽我所能，公开场合说过两次，作为后学，我只能这样了。但在这里，我还想说：中医家业已经到了这个份上，我们一定要呵护中医，这是大家的责任！现在中医的状况令人感慨，像卢师这样的人，解决的都是很棘手、甚至连西医都感到很困难的问题，为什么很多人看不到？卢师过去很长一段时间都还是副教授，而我作为弟子，1997年我就是正教授。在师父面前，一方面我为这个正教授感到羞愧，我的学问，与师父相比不足百分之一，凭什么当教授？另外，我也认为现在的学术评价体系值得反思！所以，我感到现在的中医，功不足以救之，而过足以毁之！大家认同吗？现在中医界，确实存在扶阳的乱象：几百克附子，一百多克甘草，这对中土意味着什么？大家想一想。甘则令人中满，中完全滞塞了！所以，殷切地希望大家都以这样一种责任心，像呵护我们的眼睛一样悉心呵护中医，不要为一时之功、一时之能而毁掉中医，中医确实经不起折腾。谈到中土，我油然而生这番感慨。

接着继续谈桂枝四逆二法，桂枝法可以说是在用上建功，四逆法可以说是在体上着力，而体用的关系是一体多用，一本万殊。所以，我们发现《扶阳论坛4》上师父讲桂枝法的时候，讲桂枝法的变化太多了，几十、几百，甚至上千、上万，这就是用上的丰富多样化。在讲四逆的时候，没有像桂枝法那样讲，就强调一，这正是一本万殊、一体多用的一个写照。桂枝法之用，是数之可十，推之可百；数之可千，推之可万；万之大，不可胜数，然其要一也。知其要者一言而终，不知其要流散无穷。所以知道这个"用"，也是为扶其体，归其本源。此为温习品读《扶阳论坛4》的一点感受，跟大家分享。

最后还有点时间，我想谈一谈师父的难处。我们发现师父经常是欲言又止，我们由此品品师父的内心，他老人家为什么会这样？刚刚我讲到，很多人期盼听的是病证、是方药，但透过师父昨天的讲授，我们就知道卢门的旨归不在此，也不在后天的五行生克和五脏六腑的虚位上，它的甚深法义安立在人上，不在病上；安立在命门上，不在后天的五行生克和五脏六腑的虚位上。这门学问，它所有用上的显现，都是从这个旨归、从这个甚深的法义中化出来的，只有理上的通达，才有真正的妙用，这是最重要的。所以，师父昨天为什么最后一点时间才不得已讲一讲"引龙潜海"的用。因为一谈用，我们很容易就将师父讲到的附片、淫羊藿、砂仁、安桂、黄柏、生姜、炙甘草，套用到红斑狼疮、口腔溃疡等等列举的病症上。但实际上，我跟随师父那么多年，我得到的是用吗？是又不是。这个过程的变化非常丰富。师父讲桂枝法里面装什么，四逆法里面装什么，这是要随机应变，非常活的，而不是程式化的，所以不好说，而我们大家都期盼要这个东西，这是最为难的。

我曾应邀到某省中医院查房，看了两个病人，是帕金森病，那个病区都是帕金森病人。查房时，我能感觉到医生们的困惑，他们曾请了无数的高手，来来去去，最后他们剩下什么？彷徨、困惑、没有下手之处。为什么会造成这样一个局面呢？我有很深刻的感受，我认为就是学中医的人不够老实恳切，有侥幸的心理，我们都想某一个方、某一个药就能够治好它，因为西医就是这样一个思路，帕金森就用什么药，血糖高就用降糖药，某某病就用什么药，千篇一律。我们受西医几十年的影响，因此认为中医也是这样，结果最后剩下的是两个字——失望。我自己经过很多失望，所以我现在很不愿意看到中医人再失望，经不起失望了，他们应该有惊喜。我认为钦安卢氏医学就可以给大家带来惊喜而不是失望。为什么大家会有失望呢？因为大家心里都想着，这个方可以治这个病，请来一位大家就开一个方，认为这个方就可以治疗帕金森，结果怎么样啊？守了一个月两个月三个月，解决不了。于是乎，觉得这个方法不行，然后又请下一个，还是不行，最后就剩"失望"两个字，这就是中医的现状，也就是中医现在的家业。为什么会这样？就是我们不够老实恳切，不把真正的中医当一回事，我们存在侥幸心。因此，今天我们进入卢门，进入扶阳论坛学习，我们不能够有这样一个侥幸的心理，就认为这个"迎阳归舍"或者"引龙潜海"就能够解决一切的问题，师父不是这样的一个心。为什么中医另一大特色叫做"辨证施治"？我们讲整体观念，不安立在一上，我们不可能有整体。"辨证施治"是什么？所谓"证"，"证"就是在一上的缺失，就是在一上缺失的一个表达。"止于一"叫做正，加一个病字旁就说明不能止于一，不能在整体上面，就有症出现了。我们正是要充分地领悟这样一个证，透过辨证，然后施治，使它重新归一，重新回到一上，回到整体上。这是一个系统工程，需要我们"观其脉证，知犯何逆，随证治之"，这里面是活的，所以师父才有桂枝法里面装什么、四逆法里面装什么之说。师父非常体谅大家，所以，为了让《卢火神扶阳医学文献菁华集成》能够早一点在这样一个因缘时节跟大家见面，早一点安大家这份期盼的心，非常辛苦地加班加点，瘦了十公斤。这次我进门第一眼看到师父，眼泪一下就想流出来，感觉到师父的脸简直脱形了，大家看卢师以前的脸是很饱满的，是不是？还好，这几天又长好了些。

关于为什么不能执于方药，师父还曾谈到，因为这段时间停诊，很多病人药吃完了，就照师父原来的处方捡来再吃，结果感觉就不对了。经过师父调整一两味药，哎，又对了，为什么？我这次就向师父求证，我们经常开一个方，病人可能吃一两个月、三个月，您老人家的方怎么不是这样呢？是因为我们很粗糙，只有一个大略，到这个地方实际上要拐弯了，但我们看不到这个弯，而师父很精准、很精细，可以很好地把握？他点头称是。所以，昨天讲的引龙潜海法，仍然不是说抓住这几样药就好了，否则最后大家得到的也仍然是"失望"两个字，有些当然会有效果，但更多的会没有啊。那大家就会抱怨师父还是有东西保守了没传，最后冤枉的还是师父。实际上不是这样！我感到，虽然我不是一名好弟子，但我六年多的跟师学习，收获还是很丰富的。最大的收获是什么呢，就是从原来这个侥幸的心里走出来，从原来这样一个不老实不恳切的心态里面走出来，真正地回到中医的本位上来了。所以现在临证，虽然很难像师父那样，疗效那么好、那么自如，但是有一点确确实实跟过去完全不同，就是有一份踏实，也有一点点自在，就不管你是什么病，好像都有招。为什么呢？我的体会，就是没有这份侥幸心理之后，实际上当下你就归一了，你就可以细细去分辨，当下我该怎么做。因为有些时候我们可以一步到位，但更多的时候我们不能一步到位，中间的环节怎么走，就是"观其脉证，知犯何逆，随证治之"，就是仲景讲的这十二字薪传。比如，我会诊看的那两个帕金森病人，第一个病人，我开了一个类似的引龙潜海法，因为他有虚阳外浮的证，那你首先就要去先收纳浮阳，才有后面的程序。第二个病人，开的是桂枝四逆合法，也就是卢师经常教导的一个捣巢之法。有附片、术、桂、茴香、灵仙、细辛、天麻、松节等，因为他很痛，腰痛腿也痛，腿还抽筋，这个是我们需要先处理的，这是我们能够够得着的地方。我们讲归一，我们是看到那个一，但现在你够得着吗？他那样疼痛，这个地方的症结不除，机体的注意力在这里，你没有去帮助机体消散它、解除它，它怎么能回归到本位，如何归一？所以大家想想，我们说是引龙潜海法治帕金森，还是捣巢

83

之法治疗帕金森？都不是。所以，我们一次一次的扶阳论坛，实际上师父是在反反复复、变着花样地去强调，强调大家要老实恳切，打掉这个侥幸的心理，这样才叫做一，我们离开了一，我们必然会生出种种的侥幸，这是必然的。所以，在我这一次汇报结束之前，我着重提出这点，希望大家能够深深地体察师父的这份苦心，真正地在中医上面有所受用，在扶阳这个法脉上有所受用。那我今天的报告就到这里。谢谢师父，谢谢各位！

唐农：尊敬的卢师，各位同道，今天上午，刘博士给我们做了很生动、也是很厚重的一个演讲。首先，他用了近两个小时的时间回顾了五届扶阳论坛的历程，个中的酸甜苦辣不足为外人道也，但出于慈悲，他还是说了，想用这份苦心换来大家对扶阳这个医道的珍视、理解和支持。我能感受到这份沉甸甸的心情，所以说这五届扶阳论坛饱含了卢师、刘博士和中华中医药学会孙主任等的心血。让我们以热烈的掌声表示我们的敬佩和感谢。

刘博士重新讲了一的问题，温故而知新。他讲了，"揆度奇恒，道在于一"，这句话后面应该还有"神转不回，回则不转，乃失其机"，这是《素问·玉版论要》的话。这句话很有名，清末民初的一些医家，在搞中西医汇通时，认为这是整部《黄帝内经》的关键。今天刘博士和我们重温这句话，让我们确实有所感悟。第二，刘博士又和我们一起就卢师昨天的讲课、三十六字的心法、三十六字的卢氏心经谈了他的体会，还有最近对钦安三书、对桂枝法、四逆法及温暖中宫的感悟，娓娓道来，我想大家受益匪浅。应了一句话，就是"不愤不启，不悱不发"。

之后，刘博士讲了昨天卢师讲的一个甚深法要——"引龙潜海"法。我想师父昨天的讲授大家应该是历历在目的，而且余音绕梁三日而不绝。最后，刘博士以他特有的心情和大家谈了一下师父的难处。扶阳这个法脉啊，这真是不容易的，我是有同感的啊！当年禅宗初祖达摩来到中原，二祖慧可要求法，佛之甚深法门，能是一般人求的吗？你用什么来证明你的心诚？二祖断臂，血溅白雪，达摩看他的心确实很诚，收了他，传他法，安了他的心。佛何等慈悲，为什么法不轻传，还要选资质好、根器好的人，哪怕禅宗都是如此，你看怀海禅师、黄檗禅师等等。医道同样是至精至微之法门，确实也要找一些对路的人。卢师他们家规是不收外姓弟子的，他有孩子卢玮，是挺聪明的一个女孩，我想应该是新一代卢火神；卢师的祖父卢铸之老先生——金寿老人，他开扶阳讲坛，是不收取任何报酬的，都是业内人士和高端人士来听。而我们今天的这个扶阳论坛，卢师凭什么要来，凭什么要给大家传法？但是，师父还是来了，还是讲了，他就是这样慈悲，但如何传，各种的为难，他人无法了然……因为师父一颗慈悲心，加上我们刘博士、孙主任的慈悲心，这个扶阳论坛就一届一届办下来了，非常不容易，希望大家珍惜。

我作为高校的校长还想谈一点，毕竟中医药传承主要的力量在高校，全国那么多高校，光是我们广西中医药大学各类学生加起来就两万人。我去年到牛津大学去参学一个月，常见到的字幕是 HE（Higher Education），就是高等教育。扶阳法脉的传承与发扬，任重而道远，光靠卢师、刘博士和我们在座的人还不够，一定要团结一切可以团结的力量，形成一个统一战线，一个扶阳的强大队伍！高校这块力量不容忽视，怎么样让扶阳法脉进入高校的教育体系里面，进入教材里面，这需要我们努力，也值得努力！因为如果能够发扬光大，这真是大众的福祉啊！所以我今天借这个机会把自己的心情表达出来，因为我没有忘记我是一名高校的校长，当然我更没有忘记我是卢师的一个弟子，这肩上沉甸甸的担子我必须挑起，历史就赋予你了，必须挑起，绝无二话，我想这也是师父一份苦心、一份期盼。忍不住多讲了，今天上午刘博士的精彩演讲就到这里。我们再一次以热烈的掌声谢谢刘博士！

扶阳论坛 ❺

跟师学习仲景钦安卢氏医学的感悟（三）
暨对扶阳论坛的回顾与思考

五行针灸在21世纪的意义

诺娜·弗兰格林

刘力红：各位领导，各位前辈，各位同道，大家下午好！今天下午我们进行另外一个议题，由来自英国的诺娜·弗兰格林老师和来自荷兰的龙梅老师给我们讲授五行针灸。五行针灸源自中国，但是发生、发展、成长在海外，尤其是在英国、在欧洲、在北美。2010 年 7 月，诺娜老师的弟子龙梅老师将五行针灸带回故土。我们在去年扶阳论坛上面首次公开介绍了五行针灸，今年我们又请到诺娜和龙梅老师。今天下午担任翻译的是我的研究生徐燕。现在有请诺娜老师。

诺娜·弗兰格林：非常高兴再次来到中国，今天下午我们将会度过一个愉快的下午。我非常喜欢谈论五行针灸，两千多年前它发源于中国，这个论坛是扶阳论坛，我希望大家用欢笑的方式来扶我们的阳，把你们身上的火都体现出来，把整个屋子都温热起来，像五行针灸一样带给我的病人快乐。

在来中国之前，我参加了一个伦敦的油画展，举行画展的是中国的一个画家，他的画是非常漂亮的自然风景画。在画展的墙上有一句引语，是引自林语堂的一部著作，中国画家的注意力多数放在自然上，而西方画家的注意力则多数放在人体上。我以前不知道林语堂是谁，我查阅了一下资料，发现林语堂是一位非常著名的英文翻译，他翻译过《道德经》。我读过英文版本的《道德经》，《道德经》给我带来了很多思考，特别是关于我的五行针灸，让我思考了很多。《道德经》所讲的是我们努力在自己的内心找到一个小的乌托邦世界。在这个世界里，我们的心神可以非常的安和。但是在现代的社会里，我们的心神都在忍受着煎熬。我觉得这个世界正在失去它的灵魂。天上的太阳就像是整个世界的心脏，如果这个太阳冷却了，整个世界就会消亡。当我们的心神慢慢地冷却下来，我们整个身体也会慢慢地死亡。这个乌托邦的世界是一个理想世界，不是一个现实的世界。我们的现实世界有着非常巨大的压力，我们都在形形色色、各种各样的压力下挣扎着。这些压力来自经济、环境、婚恋关系和家庭。在不同的国家人们承受的压力也是不同的，中国人承受的压力和英国人承受的压力可能就不一样，但是压力对我们的影响是同样的。这些压力不仅影响着我们的身体，还影响着我们的精神。我在南宁给一个商人做治疗，在治疗时他说了一句话，他说很担心中国人的精神现在处于一种失衡的状态。其实不仅是中国人，我们可以说所有国家的人的精神状态都处在一种失衡的状态。当今社会的人都在寻求物质的拥有，失去了和自己的心神交流的时间。

今天早晨我出去散步，走进了一个非常大的购物中心。这个购物中心实在太大了，感觉里面空荡荡的，好像只有我一个人在里面游荡。这里卖的所有东西都是非常昂贵的。购物中心里面到处都有镜子，我感觉到处都可以看见我自己。当人们走进这样一个巨大的购物中心的时候，肯定有特别强的购物欲望，很想把一些东西买回家。当他们真的有能力、有足够的钱去买那些东西的时候，在某种程度上会有一种成就感。但是在整个建筑里面，没有任何自然的气息。它里面摆的那些植物或者绿色的东西都是塑料做的，里面的人感觉也像这些植物一样，虽然化着靓丽的妆，但脸上的表情都是僵硬的。当我转了一圈以后，心里就想，我一定要跟某个人微笑一下才行。这时，我碰到了一个女孩子，她看见我表现出了很警觉的样子。然后我就冲着她微笑，她表现得非常惊讶，只是在嘴角显现出一丝笑容，马上又恢复到了面无表情的僵硬状态。购物中心里面所有的东西都是人工制造的，没有一件是真实世界的东西。这个世界离我们理想的乌托邦世界太远了，以至于我们都不能肯定是否还能够回去。在那个购物中心，我感觉就好像走到了精神的荒漠，自然都被关在了外面。

极其悲哀的是，几乎现在所有的医疗措施都是跟随着西医的脚步。西医刚开始形成的时候，身上有一股非常现代的气息，好像我们健康的秘密就存在高端技术里面，存在在高端的技术产生的药品里面。当我还是小姑娘的时候，生病以后去看家庭医生，家庭医生从来不会把我送到医院里去，而是看完病以后把我送回家。因为那个时候医院根本就做不了什么，还不如回家，去医院就是等死了。但是当时好像没有现在这么多人得这么多重大的疾病，我根本就记不起来我周围的小朋友哪一个得了非常重的病，我的家庭里面也没有患重病的人。当时人们的家庭观念要比现在更加重要一些。中国人的家庭观念要比英国人更强一些。当然家庭观念强，有好的一面，也有不好的一面。如果你的家庭是一个幸福家庭，你就可以得到很多家庭成员的支持，但是如果小时候某一个家庭成员特别不喜欢你，那这个事情会影响你一辈子。过去是一个比现在简单得多的世界，尽管那个时候会有食物短缺等困难。由于通讯技术的发展，现在整个世界都变成了一个世界，这种变化本身就给人们带来了很大的压力。现在全球有许多共有的问题，其中最重要的是环境和大气污染的问题，这些问题需要大家一起协作来解决，遗憾的是这些问题至今还没有解决，还举步维艰。现在每一次想到这种乌托邦世界的时候，都觉得那个世界离我很远很远，遥不可及。但是我的这些问题心情一转变，我就觉得我可以得到这个世界，就是在我的内心深处，在我的心神里，我可以达到这个世界。这就是为我和五行针灸有这样一个相遇。

五行针灸治疗的一个优点，就是我们可以同时治疗身体和心神。全世界有很多不同的医疗方式，很多医疗方式可以治疗身体的疾病，还有一些可以治疗精神的疾病。很少有一种医疗方式，认为心神和身体是一体的，心神可以影响身体，身体也可以影响心神。而五行针灸治疗就是能够同时进行心神和身体治疗的方式。这个很容易解释，你在街上走，不小心摔了一跤，把手臂摔断了。很简单，这个是身体上的问题。如果说你是一个司机，必须每天开车，在你摔断手臂的几分钟里，马上就会感觉到压力。你就会想，手臂摔断了，怎么开车，怎么挣钱养家，这些压力马上就会影响到你的心神。如果这个时候你去看西医的话，他肯定会简单地诊断为骨折，他不会看到骨折对你心神的影响。当身体受伤的时候，心神已经受到了一定的损伤。如果说这个人因为摔伤了一只手而丢失了自己的工作，那就是大问题了。任何一个简简单单身体上的问题，都会影响到心神。

除了这种临时发生的事故，很多时候我们的心神会影响到我们的身体。你没有意识到这一点的话，就会出现问题。西医不会承认这一点。不幸的是，现在的中医、现代化的针灸也跟随西医的这种思维，把心理作用和身体完全隔离开了。因为针灸看起来是你手里拿着一根针给予身体直接的刺激。很多病人来找你扎针的时候，会告诉你一个明显的身体的症状。如果这个病人了解五行针灸的话，他可能会知道他来找你看病的时候会带有心理的问题。现在越来越多来找我看病的人会让我帮他们减减压。也就是说，现在很多人会考虑到这种关联，就是心理和生理症状的关联。比如说，很多人找我来，说他头疼，但是他同时会说最近压力很大。我很欣喜地发现，这个病人其实很容易从身体的症状上面回归到心理状态上，会考虑这样一个关联。比如说我有一个预约电话来了，一个商人来预约。他会说他现在腰疼，这个时候我不会直接给他预约一个时间，我会进一步地问他，我想知道他生活中的压力。他会回答说他感觉他的压力我肯定没有兴趣，如果让他谈的话，他会谈一天。我会告诉他，一天的时间我可能没有，但是我会给他留出足够的时间会去倾听他的故事。这就使我和患者之间建立了一种关系，患者内心深处会觉得这里还有一个人有兴趣来倾听他的人生故事。这就是我们的五行，就是五行给予我们的力量。

对于五行生克的了解，可以帮助我们解读每一个个体。五行赋予我们每一个人生命的使命，这个使命是五行给予我们的。在学习五行针灸的时候，我们会训练五行针灸师去发现每一个人身上五行的标记。五行的每一行都会在人的身体上打下不同的烙印，有着不同信息的反映，如我们的肤色、声音、气味、情志等。我们会教会五行针灸师去解读、去捕捉每个人身上携带的五行信号，由于生克的原因，人可以分成几类。通过他脸上所浮现的不同颜色，听到的不同的声音，感知到的不同的气味，我们可以识别这几种不同的人。因为所有的东西都是和五行息息相关的。

我确定在座的有五行针灸师。你们一定知道我一开始就想开个玩笑，用玩笑开始我的演讲，我需要把你们的火调动起来，需要你们给我一些火。因为我的主导五行是火，我需要大家的火把这个屋里的气氛调动起来，尽管我们讨论的话题是人生当中一个非常严肃的话题。

在现代社会，我们的心神都非常弱，很难把心神连接起来，很难连接起欢喜的心情。但是，最重要的是我们要了解五行，要帮助患者，让他们去和他们的五行有一个交流，有一个认识。这个问题就存在于我们生活的这个社会里，这个社会要求我们每个人都要戴着面具。在这个屋里的所有人，包括我在内，都有一个面具，没有一个人愿意表现他们真实的自己。当你和这么大的一个群体在一起的时候，你怎么可能表达自己真实的感觉呢？这个社会把我们真实的情感全部压制，让我们表达出来社会需求的那种表现。五行可以解读这些面具。当小孩的朋友把的他玩具抢走的时候，父母就会对小孩子说，在生气的时候不要表现出来你生气。但在这种情况下，他表现出来的生气状态其实是很自然、很合理的。但是老师或者父母让他不要表现出来，这已经压抑了这个小孩的木这一行。因为当你需要表达出

五行针灸在21世纪的意义

你的怒气的时候，木这一行可以让你表达出来。如果小孩受了惊吓，应该表现出恐惧的情绪。但是在学校里如果说受到别的孩子的欺负惊吓，他也会把他的这种情绪给压抑下来。甚至有些小孩子非常喜欢笑，父母不让他笑那么多。所以说在现实社会里，在不同情况下，人的五行会受到不同程度的压抑。

当一个病人戴着厚厚的面具来到你面前，怎么才能把面具打破发现真实的他呢？你必须给你对面的这个人足够的时间和空间，让他内心觉得安全。当患者足够信任这个医者，他就可以敞开心扉，告诉医者真实的自己。我们跟病人建立这种关系，需要很多的技巧。当我们初次见到一个病人的时候，我们根本就不知道这个病人身上发生过什么事情，在现代社会，礼节性地跟别人交往是比较容易的。你就可以说，你今天怎么样，然后他回答说我很好，这种对白没有任何意义，也没有任何价值。如果你看着对方的眼睛，说，我觉得你今天好像有点疲倦。这句话就会使你和这个人建立一种特殊的关系。我不知道中国的医生是什么样子，但是在英国，你去看大夫的时候，大夫的眼睛总是离不开电脑屏幕的，从来不看你。他根本就记不起来你上次来的时候的情况，他也没有任何兴趣考虑下次你会怎么样。接诊过程只有几分钟，可能就是看你看几眼而已。在中国是这样吗？中国的大夫是不是会花很多时间了解你呢？我猜全世界的西医大夫都差不多，因为他们有很多病人要看，所以没有那么多时间跟你拉家常。

那么我们五行针灸医者跟病人谈话是为了什么呢？我们是在努力发现这个病人的主导一行。主导一行我也称它为护持一行。这一行在我们整个人生过程中会保护我们、加持我们。如果把我们的护持一行作为一个天赐礼物，很智慧地使用它，我们的一生都会非常健康的。如果我们滥用它的话，就会产生很多问题。人的主导一行似乎是印在身体上的烙印一样，我称它是我们真正的 DNA 的密码。五行的指纹就好像我们的 DNA 指纹一样，这就是为什么没有两个人的肤色是一模一样的，没有两个人的这个气味是一模一样的。如果我们是木行，它就带我们走向东方；如果是火，就是南方；如果是土，就居于中央；如果是金，会指向西方太阳降落的地方；如果是水，就指向北方。有时候我们会想，我们可不可以改变我自己？我是火，让我多一点水行不行呢？我们都是通过五行来看待人生，就像我们通过不同颜色的眼镜来看世界，火行人的眼镜总是粉红色的；木行人的眼镜总绿色的；金行人的颜色就是白色或者是透明色，非常清亮的；土行是黄色的；水行就是蓝色的。我们一辈子都不可能把这个眼镜取下来，如果五行失衡，视力就会变得模糊。

五行针灸治疗的意义就在于把我们的五行眼镜擦亮。学习五行最大的好处就是我们会对周围的人表现出更大的包容性。我很喜欢笑，但是我这个朋友很严肃，为了继续和他做朋友，我就会笑得少一点。如果说我不停地笑，可能就会失去这个朋友。如果了解到五行背后深刻的道理，我们就可以理解为什么人都是形形色色的，每个人都不一样。我就发现，当我治疗一个病人的时候，就好像在治疗他整个家庭。我治疗好一个病人，使他恢复到平衡状态，其他的家庭成员就会重新思考家庭成员之间的关系。

在我来中国之前，有一个很好的病例。患者一年前来到我诊所就诊，有很严重的消化系统问题，跟他所有家庭成员关系上存在一些问题。他总是考虑很多家庭里的问题，很希望解决。他在家庭里所表演的角色其实就是家庭要求他这样的。他45岁，但是给我的感觉是他处理家庭问题消耗了他人生所有的时间和精力。经过治疗之后，他好像已经忘记了他的消化系统的问题，因为他根本就没再提过，我想肯定是好了。我发现他是火行，他的小肠有一点问题。大家都知道小肠是一个分清泌浊的器官，把好的、合理的、对的东西留下来，把糟粕排出去。但是这个病人想不到什么问题是不需要的、不合理的，所以他的消化系统就出现了问题。通过对小肠的护持治疗，他对他自己和家庭的问题了解得清晰了。我跟他交流，跟他谈话，帮助他和他的家庭建立一种和谐的关系。我的建议就是，不要去解决这些问题，而是远离这些问题，让其他的家庭成员自己去解决自己的问题。令他惊喜的是，他的家庭成员都能够自己解决自己的问题，慢慢地家庭成员之间的关系得到了改善，他的消化问题再也没有复发过。这是很让人鼓舞的事例，通过治疗一个人，就会治疗全家。但是在中国也好，英国也好，我们手上有那么多的病人，哪有那么多时间跟病人谈话交流呢？所以资深的五行针灸师会非常快地把话题引到主导一行的方向，可以很快发现他的主导一行。治疗也是非常的快，用不了多长时间，疗效也是很好的。你只需要跟病人倾心交谈几次，快速地发现主导一行，来治疗和扶持它，患者的问题就会很快地解决。我不觉得这几次的时间投入是一个奢侈的事情。

接下来谈一谈我们五行的每一行。我们在学五行针灸时，必须回到自然里去学。观察自然，会教会我们很多东西。木这一行和春天有关系，如果我们想到木，还有春天，就会联想出很多不同种类的木，很多不同种类的树，巨大的树在风中摇摆。在冬天常青的树，在冬天会掉叶子的树，有些树的叶子是深绿色的，有些树是浅绿色的。当我们仔细观察身边的树的时候，会发现树是不同的。我们人的个性也是不一样的，一个木的人和另外一个木的人也不是一模一样的，每个个体都是不同的。所有的木都是面向东方太阳升起的方向，木的身体上都有气刚刚开始升起的气息。这个时期就是阳气初升的状态，在所有木的人身上都可以感觉到这种状态。我在教学生的时候呢，会问他们，当看见一个人时，你的感觉是什么样的？通常当他们看到一个木的人的时候，会感觉气往上走。如果面对一个水的人，就会感觉气是往下走的。这就是一种诊断方法，要用你自己的心去感受对面的这个人给你的是什么样的感觉。正是因为每一个人都很特别，我们去诊断他的主导一行是特别困难的。你要花一些时间去了解，去做出正确的诊断。但是其中有些非常小的细节，会让你马上做出反应。和木的人在一起的话，你总是会感觉有一种冲劲冲向你。但不同的针灸师可能对这种冲劲的感受不一样的，反应也不一样。我们应该根据自己的反应，来了解对方是五行中的那一行。每一行为了去应付生活，都在做什么？木是通过做出很合理的计划、很好的决定来应付生活。如果说木很平衡的话，他会把生活安排得井井有条，就像把生活安排在一个木头格子里一样。我感觉木的人有一个非常清晰的轮廓。那么火行人怎么应付生活呢？他会跟周围的每一个人建立良好的关系。如果火非常平衡，他会智慧地爱着身边的人。木行人跟你交谈的时候，总是会告诉你在将来应该做什么；但是火行人和你说话的时候，谈的所有问题都是人际关系的问题。仅仅凭刚开始的谈论话题，已经就可以把他们进行分类。土行人怎么应付生活呢？他先是滋养自己之后再去支持滋养别人。土居于中央，万物都立在土上，土先吸收营养，然后再给予别人。金如果是平衡的话，他可以看到万世万物的本质，知道什么值得留下来，什么需要抛掉、放弃。水是最神秘的一行，水位于地下。水怎么应付生活？他所做的就是先要生存下来，他的生存和所有的生命的生存都是有联系的。我们在种子里以看到水的力量，在花蕾和嫩芽里可以看到木的生机，在花里可以看到火的蓬勃旺盛。在秋天，在土里可以看到丰收的景象，可以看到秋天落下来的落叶。通过观察四季，我们知道人活在天地之中必须和四季交替同步和谐，和身体内部的五行也要和谐。为什么谈论这个话题在 21 世纪这么重要呢？我刚开始也谈到了，就是现代生活的压力太大了。我们很少会得到支持，这种情况下我们的心神怎么存活下去？五行针灸就可以医治我们的心神，每一次我在给病人看病的时候，都觉得我可以给他的生活带来一些快乐，并把快乐一点点快乐带给他家里，带给整个社区。

　　一个金发碧眼来自英国的人坐在这里教炎黄子孙他们自己的东西，这件事情本来就很奇怪。我可能是世界合一的一个活标本。教给我五行针灸的师傅，是从遥远的东方学来的针灸，现在在西方有越来越多的人都认为针灸的确是可以医治我们的心神。在西方社会，西方人对西医的局限性体会更深刻，他们也是在寻找其他的医疗方式。由于西方在针灸上面没有悠久的历史和传统，西方的针灸师有很大的自由空间去创新。华思礼教授学习针灸的时候，会从远东请一些针灸师给他们授课，6 个月只教授两个礼拜。50 年前，在英国根本没有人听说过针灸，这就有空间去创新。当然他们所有的针灸都是基于经典的，但是他们没有沉重的历史和传统的禁锢，使他们能够创新出新的理论和观点。沉重的历史和传统的禁锢，导致没有人提出不同的观点，有创新志愿的人通常不会被众人所接受的。他们要和大众所接受的价值观和传统进行抗衡和斗争。在英国不存在这样的事情，没有这样的问题，因为我们没有那么悠久的历史。针灸师开了自己的学校，有了自己所谓的流派，但是这些都是基于五行的。没有任何一个枷锁去禁锢他们，让他们可以自由地去发展自己的新思想。现在也不知是不是巧合，我们的五行真的终于可以转回来，回到东方，回到了五行的发源地，回到了针灸的发源地。五行针灸在它的发源地又获得了新的发展机遇。我很幸运自己遇见了它。

　　当我在德国见到刘力红老师的时候感觉很有意思，我们一个来自东方，一个来自西方，在德国相遇。如果不是刘老师的远见，就没有把五行针灸搬回来，加入到传统针灸里的机缘。我觉得很有幸，五行针灸也是非常有幸，可以回到它的故土。很遗憾，现在的针灸总是在靠近西医的思路。我学习针灸的时候，是本于经典和传统，注重心神，神和形是同时施治。作为针灸师，要与患者进行心神的沟通和交流。遗憾的是，在中国，针灸也开始现代化、西医化，并把西医化的针灸带到了英国。英国的针灸师到中国本土学习中国本土的针灸，认为学习的是很纯正的针灸，但是他们没有意识到中国现代的针灸已经受到了西医很大的影响。在过去的 30 年里，好多西方的人来中国学完了针灸以后，感觉五行针灸不是纯正的针灸。

我记得一位针灸师说，他不喜欢五行针灸，不相信心神。他喜欢的是在身体上非常稳定的、非常见效的、看得见的这种针灸。在英国，五行针灸已经濒临到灭绝的程度。从中国去的好多针灸师在英国开了诊所，做针灸治疗，不和患者做心神的交流，疗效也差强人意。而我的病人来没有说我的针灸没有疗效、没有帮助，因为我一直会持续治疗，让他们感觉到我在帮助他们。当我意识到我们这种心神的针灸在英国已经开始消亡的时候，我就在华思礼教授的支持下开办了我的学校。华思礼教授认为我是在英国唯一一个还相信五行针灸的人。

因五行针灸的因缘，刘老师把我请到了中国来传授五行针灸。现在很多中国人也在学五行针灸。我的博客有 70 多个国家的人点击过，这体现出大家对五行针灸的兴趣。我所做的所有一切，都是在尽我所能在中国把五行针灸推广开来，在我这个年纪还肩负着这样一个使命，是非常美好的事情。但是现在只有我、龙梅和我的学生三个人在中国讲授五行针灸。想学五行针灸的人很多，但是我们只有三个老师。值得欣慰的是，我在中国已经有20 个学生已经有资格来教大家。想学五行针灸的人，必须有一点冒险精神。五行针灸不会伤害到任何人，除非针扎得太深了。尽管在不清楚主导一行的情况下，治疗另外一行，五行也通过循环、相互转化，达到相互平衡。五行针灸的手法是很简单的，很容易学的。

我们把脉的方法和针刺的手法都与现代的中医有一点点不同，但是很快就能学会。难的是你要用尽你的一生去判断主导一行。所以我一辈子都在不停地学习，我从来不会确定我一定会知道患者的主导一行。华思礼教授经常跟我说，他干这个事情已经 40 年，我要是干了 40 年，肯定能达到他这个水平。在座的每个人，如果也能坚持 40 年的话，也会和华思礼教授一样棒。我希望手上有《五行针灸指南》的同学，应该仔细读一遍，尝试一下我所列出来的治疗方法。我在里面列的这些治疗都是非常简单的，整个针刺的过程就是五分钟而已。但很关键的一点，就是要读懂你的病人，了解你的病人，把你的病人看成是心神和身体的一个整体。

如果说感觉在患者身上试不放心，可以几个针灸师之间相互试一下，这样我们就可以得到同事之间的支持。如果我们现在什么事情都不做的话，五行针灸的灵魂就要快速消亡了。我希望我百年以后灵魂像一个天使一样飞回来的时候，看到在座的有些人已经成为了非常棒的五行针灸师，并且有自己的学校，也有自己的学生。

我非常感谢敬佩刘老师，刘老师把我带到这里了，打开了一扇通向针灸灵魂的门。

下面请龙梅，我的一个非常得意的门生，跟大家分享一下她学习五行针灸的心路历程。

谢谢大家！谢谢翻译！

刘力红： 让我们再次以热烈的掌声感谢诺娜·弗兰格林老师，谢谢我们的翻译。听了这场报告我感到非常感动，也很惭愧。诺娜给我的评价我觉得当之有愧，我只是做了一个中国人、一个炎黄子孙应该做的事情，只是做了一件很平常的事情。刚刚诺娜谈到，她作为一个西方人，可以用很锐利的眼光来看中国、看东方，这双眼睛比我们的更锐利。我们是"不识庐山真面目，只缘身在此山中。"诺娜以一个西方人的眼光看到中国的五行针灸这扇门要关上了，我觉得这可能是事实。《内经》里面强调："上工守神，下工守形。"神是超越意识的，神是没有说的时候知道会说什么，这就是神。"易无思也，无为也，寂然不动，感而遂通天下之故，非天下之至神，其孰能与于此。"不是听而遂通天下之道，而是感而遂顺通天下之道。我认为这也是五行针灸很深的理念。华思礼教授一再讲到，五行针灸最重要的一个法则就是要放下思维、放下大脑去感受，要真正用心去听取这个世界，听取你病人的一切。我曾经问卢师，什么是心法？师傅说就是一种感觉，摸脉只是在印证你的感觉。五行针灸就是要有这样的感觉，这个五行是对人性的一种领悟，是在这个层面去看待你的世界、看待你的病人。我们真正领悟五行针灸之后，你的人生会丰富多彩的，所对你的事业、你的家庭甚至你的一切都会有一个全新的认识。

诺娜一上来讲话就需要这个会场热闹起来，我一上来讲话就希望这个会场安静下来，为什么呢？这就是五行的因素，因为我是属金的。只要它正常，是可以感受到至精至微的东西，那种好的东西，五行针灸就是金的写照。这是我对诺娜报告的感受。

我们再次以热烈的掌声感谢诺娜老师，感谢我们的翻译。

学习五行针灸的心路历程

龙 梅

刘力红：下面有请旅居荷兰的龙梅老师来跟大家做演讲，我对龙梅老师做一个简单的介绍。龙梅老师是成都人，成都中医学院毕业，1997年去了荷兰并定居。她主要是搞针灸，尝试过各种各样的针灸，包括腹针、还有日本的很多针法，每当有感受，会跟我分享。她是《思考中医》的一个读者，因为这样的因缘我们结识，最后成为朋友。2010年的元旦，我收到她一封很长的信，谈的是她与五行针灸相遇的因缘，她的感受，她的感动。她觉得好像她这一生就是为五行针灸而来的，五行针灸将成为她生命的全部。这种信念把我也打动了，当时我就向她发出邀请，请她到我们的论坛来跟大家讲述五行针灸。所以2010年7月，在我们祖国的这片大地上第一次听到五行针灸这个名字。她讲得很明白，确实也将大家吸引了，就开始慢慢在琢磨、在学习。我们也开了五行针灸的门诊。后来龙梅老师又把她的师傅诺娜介绍给我，我们才能够邀请诺娜老师到中国来。我们所有以后想做五行针灸的也好，不想做的也好，只要想对五行、对人性有认识、有了解的人，都应该感谢一下龙梅老师。下面我们就请龙梅老师给大家做演讲。

龙梅：尊敬的各位老师、领导、同仁，大家好！首先非常荣幸再一次登上扶阳论坛，五行针灸是我人生中一个最大的爱好，今天早晨刘老师说要我们合担中医这份家业，如果能对中医家业有所贡献，我感觉非常荣幸。

下面我就对五行针灸的流派做一个简单的介绍。卢师昨天讲到，扶阳这个学术流派，开宗立派是在卢门，五行针灸这个学术流派，跟卢门相比有很多不同的地方。扶阳学派有一个非常清晰传承，一代一代非常清晰。五行针灸不是这样，它有很多神秘的地方，特别在它的历史上有很多神秘的色彩。有一本书就叫做《沿着黄帝的足迹》，讲了五行针灸整个的传承。它是华思礼教授的学生花了20多年的时间来采集资料后，写了这么一本书。大家会不理解为什么要花20多年的时间来写这本书，可以直接问老师啊？这就是我们说的它有很多神秘的地方，好多问题华老师是不回答的，他一直在强调，他所学的五行针灸，是他的老师口传心授，他的老师的老师就是这样传给他们，然后再传给他。而且说有一些老师让他发过誓的，不能说是谁传给他的，所以这就增添了很多神秘的色彩。五行针灸是一个很完整的系统，一个完备的体系，独立的体系。在这个体系当中有不同的部分。这些不同的部分是不同的老师传给他的。这本书我看了很多次，五行针灸太复杂了，错综复杂，千头万绪。最后这个作者整理出来了这么一本书，有日本、越南、法国等五行针灸的理论，这在当时都影响了华思礼。所以说他完全是一个集大成的人。五行针灸确实是发源于中国，然后流传到国外。但是它并不是形成现成的体系才流传出去的，到了华思礼教授的时候，他把这些东西集结在一起，形成了五行针灸，是集大成于一身。所以我感觉是华思礼教授开宗立派，开创了五行针灸这个宗派，说华思礼是一代宗师是绝对不过分的，他的非凡卓越之处在于他简化了整个系统并呈现给我们。现在呈现在我们面前的是一个极简化的理论体系。

在 20 世纪 60 年代的时候，华思礼提出来的是传统针灸。因为在五六十年代，他们请到东方的一些医家，定期教他们学习中医。他们所学的传统中医，包括针灸，与我们新中国成立后所学到的中医是有很大区别的。他们学到的应该是更原汁原味的东西。华思礼就提出来这个传统针灸的概念，后来他又开办了学校。他认为这就是最传统、最经典的东西。这个传统针灸在英国的发展还是很好的。到了 70 年代末，特别是 1979 年的时候，有一个人叫马秋莎，这个人是西方中医药界是一个大名鼎鼎、如日中天的人物，他代表的是什么？他代表的是新中国成立以后的中医学派，他在中国的南京中医学院待了很长时间，以他为代表的就是另外一派中医。这一派中医称作 TCM。但是感觉他们讲的和华思礼的东西是两回事，八纲辨证、脏腑理论，他们感觉这个理论比较好，听起来很实在的，这套辨证理论很完美。然后他们就开始批驳华思礼，说他这个不是传统的，其中也包括他的学生。这对于华思礼影响是很大的。从 80 年代开始，华思礼就到了美国，就有他的学生到美国去传授五行针灸。五行针灸在北美影响是很大的，华思礼长期去那里讲学。五行针灸从 70 年代到 80 年代以后，就非常艰难了。刚才诺娜老师也说过，她要坚守住这一块阵地。因为现代的中医觉得五行针灸很离谱，不是真正的传统中医。所以诺娜老师说她办五行针灸学校是非常艰难的，为了让五行针灸在英国能够生存下来，她一个人在那里扛着大旗，坚守这一块阵地。现在五行针灸回到中国，西方发现中国人也在搞五行针灸了，他们才开始重新审视五行针灸，觉得这个应该是蛮厉害的。如果我们在座的同仁有志于此的话，了解这一点的话是很重要的。在学习五行针灸的过程中，你可能会感觉到跟以往所学的中医的思维是很不相同的，这实际上是更接近传统的，而且是真正传统的东西。这是我对五行针灸的历史所做的简单的一个回顾。

　　下面我想简单说一下我在学习接触五行针灸以前的状况。我毕业于成都中医学院，1997年到荷兰。那个时候我自己没有开诊所，是在一个中心工作。那个时候我的针灸水平就是刚学完教科书的水平，可口说是不值一提。在国外要做中医，绝对不可以搞西医的，要凭着自己的技术谋生。当时凭着我的那种技术，在那里是无法谋生的，所以那个时候我很着急，5年下来，两手空空。刚开始的时候，用中药的时间比针灸还多一点，就这样子做了几年。后来在阿姆斯特丹，我发现有一个同事，他是搞针灸的，病人特别多。我发现他用五输穴特别多，我感觉他应该是另外一个层次。后来我了解到他是做日本针灸，主要是腹针为主，根据腹部的情况，应用固定的穴位。我就开始学习日本针灸，这样过了四五年，临床效果有了明显的提升。后来我自己也开了诊所，搞日本针灸这四五年临床疗效有了一个大幅度的提升，我对自己也有了信心。但是这样搞了四五年也发现了很多问题，就是有的疾病能解决，有的还是束手无策。这样大概又持续了一两年，我就觉得有点没出路，甚至产生了想要改行的念头。就是在这个时候我接触到五行针灸，就全身心地投入到五行针灸里面，到现在有四年了。我觉得在这四年我的中医生涯彻底进入一个新的天地，完成了一个最重要的跨越。是什么样的一个跨越呢？就是从症状到人的跨越。中医治人，西医治病。但是我看我自己完全是在症状里面打滚。现在回想起来，做日本腹针疗效比以前好很多，但还是在症状上面纠结，辛苦了半天，还是劳而无功，自己很困顿。五行针灸真正让我完成了从治病到治人的跨越。

　　刚开始的时候很笨拙，无法完全摆脱症状的束缚。最近这两年，尤其是跟诺娜老师学习之后，对五行针灸的应用更加自如了，完成了从治病到治人的跨越，真正关注到人这一块，也正是因为这样一个收获，感觉自己真正开始享受五行针灸给我带来的这份惊喜，这份惊叹。2008年年底，有这样一个病人，女性，26岁，双侧卵巢囊肿，闭经8个月。刚开始时我按照日本针灸的方法给她做治疗，最初一两次她感觉肚子里面有感觉、有反应，但是之后就停滞了，我自己也觉得不满意。这个时候我已经开始接触到五行针灸，就用五行针灸给她做治疗，其他东西都停掉了。当时我判断她五行属金，按照金给她做治疗。突然有一天我意识到她可能还有任督不通，就给她通任督。但当时任督的治疗没有做完全。通任督的话，应该是下面会阴、长强，上面龈交、承浆。我只做了下面，上面的给忘记了。这样治疗两三个星期之后，这个病人就来月经了，她很意外。一个月后又正常来了一次月经。两次行经以后，这个病人怀孕了。这时我真正体会到五行针灸神奇的力量。这个病人怀孕以后，过了预产期一周还没有生产，她老公陪着她来找我，看能不能帮助她生下来。因为她当时一点生产的征兆都没有。当时她脉象上没有特殊的表现。我想她属金，就给她做了合谷和列缺的治疗。为什么要用列缺？列缺是古代的雷神，小孩生不下来，给他来一个霹雳闪电，所以当时就用了这两个穴位。这个病人当天回去就生产了。她是初产，第一次怀孕，回去后两个小时就把小孩生下来了，一个女儿，很健康。现在这个病人已经是三个孩子的妈妈了。这就是我刚刚开始接触五行针灸的时候，这个病人给我的一个鲜明的对比。

下面我想和大家分享一下五行针灸与其他针法的不同之处。首先是五行针灸的简单，它的原理很简单。我觉得我一脚遁入五行针灸之门，就是因为它的简单。这个理论我一听太简单了，简单到你难以置信。它认为人有五行，每个人是禀五行而生，五行里面有一个主宰，就是主导一行，主导一行是人万病的根源和起因，是疾病之本。任何的疾病都是因为主导一行失衡导致的，要使病人恢复健康，只针对主导一行来治疗，它平衡了，一切都平衡了。这就是它的理论，就是一分钟的时间就可以把握它的理论，就是这么一回事。

昨天卢师讲到命门火，这个我越听越觉得这就是在讲五行针灸的主导一行。命门火，其威力无比，是人身生理功能的源泉，是人身生理功能的主导者，是人体生命活动的核心，与五脏六腑有主从关系，是生命的原动力，是正气，是康复治愈能力的来源。任何疾病都与命门火衰有关，与人体不可分割。命门火强一分，生命强一分，否则就衰减一分。这完全就是五行针灸对这个主导一行的定义。人健康是五行平衡的结果，但是这个平衡并不是五行各占20%，五行之间有一个主从的关系。五行中主导一行与其他行的关系，与整个五行的关系，是一荣俱荣、一损俱损。坎中一阳，也就是命门火，是先天而来的。所以当卢师讲到这里的时候，我认为这完全就是对五行针灸理论中主导一行定义的彰显。

学术的传承中每一代的传承都会赋予它新的生命。华思礼认为主导一行就是疾病的起因，就是病的根源。到了诺娜老师，她认为这确实是疾病的一个起因，但是诺娜老师又提出来护持一行的概念。护持就是说主导一行不仅是疾病的一个根本，是真正最核心的根，它同时还是保护我们生命健康、护持我们一生的护佑一行。扶阳学派以命门火立极，治疗都是以扶持命门火为核心。我们五行针灸对主导一行就是护持，就是扶持治疗，永远都是在扶持主导一行，因为它是生命的主宰。五行针灸对生命的认识，从五行角度来说，生命立极在主导一行、护持一行。刘老师今天上午讲到的这个一，立极于一。主导一行就是一，只要抓住主导一行，万病五行针灸都能治疗，因为它立在一上面，立在极上面。

我给大家举一个例子。这一次在南宁的时候，班上有一个同学，跟我关系很好，跟我打电话说他一个朋友的癫痫越来越严重，最近一个月发病三次，问五行针灸能不能治。我没有治过癫痫的病人，但我告诉他不能说能治好，但治疗绝对对他会有帮助。第二天病人来了，男性，30岁左右，癫痫发作大概有5年，最近这一年病情越来越厉害，这个月就发作了三次。这个病人我们是作为示教病人，在教室跟大家讲了一下病情，老师也跟他谈了一会儿话，然后我们就做治疗。这个病人有使用内七龙的指征，是我做的治疗，治疗了几十分钟，因为是第一次治疗，时间花得长一点。当他重新回到教室里面，大家都感觉到他整个好像换了一个人。还有一个很突出的感受，就是他一直觉得头顶上有东西压着，沉沉的。内七龙针法做了以后，他就觉得压着的东西一下子没有了，有一种很轻松的感觉。第二天病人来复诊了一次，做了两次治疗之后，大家都看见这个病人发生了一个巨变。五行针灸为什么会有这样的威力，是值得我们思考的。

五行针灸的本意就是一的层次，立足在人上面，把人的层面发挥得淋漓尽致。《素问·移精变气论篇》中有这样的讲述："岐伯曰：治之极于一。帝曰：何谓一？岐伯曰：一者因得之。帝曰：奈何？岐伯曰：闭户塞牖，系之病者，数问其情，以从其意，得神者昌，失神者亡。"如果真正能做到"闭户塞牖，系之病者，数问其情"这12个字，那你就能够成为五行针灸的大师。诺娜老师就真正做到了这12个字，在12个字上我真正能有体会，就是得力于诺娜老师的指导。她怎么去面对病人，完全就是系之病者。五行针灸理论真是至简，简到不能再简。它最吸引我的地方也是这个简。

下面我想讲一下五行针灸的脉证与其他中医理论脉证的不同之处。首先它也是一个简，简单，容易掌握。为什么说简单呢？因为只要求你去把握这个脉的强弱，比较两个脉之间的强弱。这是其一。其二，《灵枢》曰："凡先用针，必先诊脉。"通过脉象的强弱，可以了解到十二经脉循行是否出现阻滞，确定哪个地方出现了阻滞。当某个地方有阻滞、有障碍的时候，五行针灸就有非常明确的对应的穴位，对每一个障碍有一个对应的治法。只是需要在对应的穴位上施治，效果立竿见影，脉象即刻会发生变化。有是脉，用是证，用是穴。

从十二经循行上面我们可以诊断六个障碍。另外五行针灸还有两个脉证，不是根据这个十二经脉循行来判定。一个就是任督不通脉，这个从脉象上也是很好体会的，另外一个就是夫妻不和脉，这个脉象是五行针灸特有的，也是它很有特色的地方。左为夫，右为妻，左为阳，右为阴。在正常情况下，不论男女，左脉沉取都应该强于右侧。夫妻不和脉，就是左脉沉取三部都弱于右侧，这就是夫妻不和脉，它的实质也是阳主阴从。夫妻不和脉是很危险的，可以危及生命。为什么说会危及生命？因为夫妻不和脉的实质病变部位是心，心不堪重负，主不明，则十二官皆危。我们把夫妻不和脉纠正过来，就是救人性命，扭转乾坤。这也是五行针灸治未病的一个重要体现。这一次我们在南宁治疗了一个病人，不到60岁，是一个肝硬化的患者，长期在吃中药，整个身体情况还好。第一次给他做治疗的时候，认为他是土行人，按照土行给他治疗，取土的原穴。过了一个星期，病人来复诊，我们没有感觉到病人的变化。问病人，病人也没有感觉到病情有改变。当时我跟老师一人站在一边把脉，我们两个人看完病人然后相互看了一眼，几乎同时就说了一个字，"木"。这个病人是木行人，同时还发现他有夫妻不和脉。一个人长期为一件事情困扰纠结，就会出现夫妻不和脉。这个病人内心有一种绝望，想放弃，好多次想自杀，就是那种绝望，会出现夫妻不和脉。虽然病人表面上看，没给人那种万念俱灰、很绝望的样子。我就问他应该心里边有什么事吧？他说：还不到60岁得了这种病，觉得自己没用了，在内心有点绝望。当时我就把这个脉象给他纠正了，病人的脸色立即就有了变化。给他做了第三次治疗的时候，我就感觉这个人的精神状态跟以前截然不同了，有一种焕然一新的感觉。五行针灸瞬间就给病人以改观，脉象立刻得到纠正，救人性命于瞬间。夫妻不和脉对于现在这个时代，有很强烈的现实意义。观其脉证，知犯何逆，随证治之。在五行针灸里边，这一点是非常鲜明的。当病人在你面前表现出那种绝望，你首先就要想到夫妻不和脉。这也是望，要带着这个意识去检查。比方说大肠和胃的阻滞，小肠和膀胱的阻滞，病人在你面前会有很多征象呈现给你。这个病人下眼袋特别大，很明显是一个大肠和胃不通的情况；病人老是按揉睛明穴，是小肠和膀胱阻滞的表象，他在自救。当你的经验越来越丰富的时候，你望一眼大概就能判断出哪个地方的经脉堵塞了。

102

望诊可以弥补我们查脉的不足。观其脉证，知犯何逆，随证治之，这是一个治疗的境界；凡先用针，必先诊脉，这是用针灸治疗的境界。但是这个境界不是五行针灸的最高境界。观其脉证，这相当于我们六经辨证，它是路径，它是过客，还不是我们终极的归宿。为什么呢？因为出现堵塞的根本原因是什么，根本原因在哪里，根本原因是在命门火，在主导一行。我们不把主导一行扶起来，就会发生再一次的阻滞。五行针灸中脉证是非常重要的，但不是最重要的。

还有一点不同就是五行针灸诊脉的姿势跟我们熟悉的姿势是完全不同的。这也是西方人的贡献，给中医传统的脉诊输入了新鲜的血液。五行针灸诊脉是双手握住病人的手，这里边有很深的内涵。这样一个握手会传递给你很多东西、很多信息，有助于你来判断患者的主导一行。这一次在南宁有一个女病人，当时判断她是土，我们同学就给她做治疗。治疗按照程序到最后一步，纠正了夫妻不和脉。最后扶持她的土，治疗用了土的原穴解溪和冲阳。在左侧大白做治疗的时候，诺娜老师进来一搭病人的手，发现病人的手是湿的，病人表现得很夸张，表现出来很恐惧。这个时候老师就悄悄地跟我说，水，赶快改。然后马上给水的原穴做治疗。特别有意思的是我们转回做水的原穴，才做了左侧的京骨，这个时候再摸她的手，马上就比刚才干很多。这就是五行针灸脉诊的细微之处，双手握着患者，可以获得很多的信息。

这就是五行针灸脉证的几个方面，它特别简单，就是去体会一下强弱，就能够很清楚地了解哪些地方有障碍，对症治疗就会得到立竿见影的效果。

然后就是要重视观望。还有就是个五行针灸诊脉的姿势，双手诊脉，跟病人密切的接触，就是心对心的交流，病人从你的双手里边能感觉到你对他的理解、你给他的支持和信任。

我今天就从这几方面来讲五行针灸的至简，理论的简单，脉证的简单。下面我就想再跟大家分享一下五行针灸治疗的简单。治疗的简单首先体现在目的非常明确。治疗的目的就是去扶持主导一行，我们的针法永远都是补法。这和卢师昨天讲到的命门火有异曲同工之妙。命门火，坎中一阳，是先天的，心肝脾肺肾都是后天的。命门火就是一，主导一行实际上也是一。五行针灸治疗的目的非常明确，就是直奔主导一行，护持这一行。目的明确了，治疗步骤有非常明确的次第，按步骤操作。但是操作能否到位，是需要训练的，需要老师的指导。按步而行，简而明，每一步的治疗操作简单，基本上不留针。除了我们要祛除一些大的阻碍，比方说做内七龙、背部的驱邪，其他的全部不留针。疏通障碍都是用补法，得气以后，马上起针，不留针。操作非常简单，步骤次第很明确，易学难忘。还有有时还涉及麦粒灸，原则上都是要用灸，除非一些特殊的穴位。用灸法之穴传是先灸后针。

然后就是选穴的单纯。每个人只有一个主导行，与生俱来，终生不变。这一行定下来，穴位的选择也定下来了。如果属木的话，最后一步的治疗只选木，也就是肝胆的穴位；如果是金的话，只选金，也就是大肠与肺，选穴非常少，治疗非常简单。

下面讲一下五行针灸的疗效，这个肯定是大家特别关心的。通过我自己这四年的实践，我真正体会到针灸就应该是这样的状态。我再给大家举一个前阵子的治疗例子。这个病人是荷兰人，女性，右下腹疼痛，疼痛走窜，有时至腰，有时至腿，病程有五六年了。西医检查无法确诊。她属木一行，就按木给她治疗。治疗到第三次的时候，病人说情况有好转，但症状还没有完全消除。她说最让她觉得不可思议的是她失眠已经25年，通过治疗把她失眠的问题解决了。她来的时候根本就没有提她失眠25年，她已经习以为常，觉得是一种正常状态，忘记告诉我。但是治疗以后，她可以不吃安眠药，很快就进入酣睡状态。我只是用了肝胆的原穴给她治疗，病人就发生这样的变化，有些症状是不治而治。获得这样的效果，最关键的是病人心态的改变。我觉得五行针灸可以改变人的内心，疏解内心的压力。它给我们每个人，给我们周围的人，给我们的家庭社会带来的良性的改变，能够使我们这个世界变得更美好，我觉得这就是五行针灸的终极疗效。

五行针灸至简至深，易用难忘，简、效、廉，从物质这个层面来说，它需要的就是一根针一点爱，提倡人文关怀。五行针灸在我们这个时代，回到它的故乡，确实有它的深刻的历史意义。

我今天就向大家汇报到这里，谢谢大家！

刘力红：龙梅老师用了一个小时多一点的时间，跟大家分享了她跟五行针灸的因缘，谈了她对五行针灸的感受。我想她想传递的就是对五行针灸的一种认知和信心。再次地感谢诺娜老师，感谢龙梅老师，谢谢！

论扶阳法在临床运用中的若干问题

卓同年

孙永章：今晚我们邀请到加拿大注册高级中医师，世界中医药学会联合会主席团执委，中华中医药学会理事，加拿大极康中医院卓同年教授来做大会演讲。卓院长是中医科班出身，早年毕业于新疆中医学院，他在 20 多岁时就开始遍访名医。出国后，他一直紧跟中医学术发展的前沿，虽然身在国外，但只要国内有什么新的学术观点、新的方法，他都会去拜访学习。他在治疗肿瘤及各种疑难病方面的卓有疗效，已经引起国家高层的关注，并受到前国务院副总理吴仪的接见。他把中医带向了世界，是国际中医界的杰出代表，让我们用热烈的掌声欢迎卓教授演讲。

卓同年：首先感谢组委会的邀请，让我来参加第五届扶阳论坛，这两天听课受益匪浅。我是海外比较早运用扶阳方法来治疗疑难病的一名临床中医，但我脑子里没有条条框框，因此，今天讲的是一些心法和看法，有不对之处，敬请各位老师、专家指正。我演讲的题目是"论扶阳法在临床运用中的若干问题"。

扶阳学说（俗称火神派）诞生于清末同治、光绪年间，经过一百多年的发展，尤其是这几年的挖掘和探索，已经成为"传统国医中最年轻的一个流派。"从理论源流看，开宗明师郑钦安的"阴阳为纲，判分万病，阳主阴从，肾阳为本，病有万端，治之但扶真元，三阴症候，皆宜扶阳，四逆汤一方，乃回阳之主方也，善用姜附，独树一帜。"为此派奠定了基础。诚如唐步祺所云："其于阳虚辨治所积累之独到经验，实发前人之所未发，乃祖国医学之瑰宝，千古一人而已。"（《郑钦安医书阐释·唐序》）到了卢氏三代逐渐从"道"的层面上下工夫，领会钦安精髓，提出扶阳 36 字真诀"人身立命在于以火立极，治病立法在于以火消阴。病在阴者，扶阳抑阴；病在阳者，用阳化阴。"认为四逆汤是扶阳的第一要方，扶阳法是一个高层面的治法，并演绎出著名的桂枝法和四逆法，可以说这为扶阳学说拓展出很有意义的理论内涵精神，亦为当代扶阳学派的诞生奠定了基础。

心法与临床实践相结合的中间环节是独特的中医临床思维。从临床实践看，由于郑钦安学说著作传播较广，导致其私授、遥承者众多，他们创方绎法，同中有异，达到郑钦安所谓的"随拈二三味，皆是妙法奇方"（《医法圆通•卷一》）的境界。这当中有四个支脉应该值得重视。一是吴佩衡、吴荣祖派，除了善用附子和四逆辈、不夹阴药外，重要的是剂量和运用范围扩大，主张广用、重用、专用，创方有潜阳封髓丹、大回阳饮、四逆苓桂丁椒汤、四逆二陈汤等。二是范中林、唐步祺派，广用四逆，重用附子，少则三十克，多则几百克，大剂之后有善后之策，其中范氏善用"当归四逆汤"，唐氏善用附子理中汤。三是祝味菊、陈苏生派（实际上祝氏和第四派的李可都是杂家），此派独树一帜，作为扶阳之温阳常法，创立温潜法之磁石龙齿，温散法之麻黄桂枝，温清之石膏羚羊；温补之人参、熟地、枸杞、菟丝子等。四是遥承的山西李可及弟子派，善治危证，倡用大剂，创立破格救心汤，加味奔豚汤，加味改良乌头汤，小青龙汤虚拟方，偏正头风散等，临床上的运用可谓是让人眼花缭乱，不知所宗。

叶天士在《临床指南医案•凡例》说"医道在于识证、立法、用方，此为三大关键，有草率、不堪司命，往往有证既识矣，却立不出好法者，或法既立矣，却用不出至当不易好方者，此谓学业不全，然三者之中，识证尤紧要，若法与方，只在平日看书多记……至于识证须多参古圣贤之精义，由博返约，临床方能有卓然定见，若识证不明，开口动手便错矣。"可见识证的前提要有坚实的理论作为支撑。

下面根据近十年来我在海外运用扶阳法的一些心得体会，向各位前辈和在座的各位同道作一简要汇报，并希望各位大家批评指正。

一、扶阳的层面问题

识证的基础是什么？这就是我们这两天讲的心法，是立在五脏六腑的层面，还是立在气血阴阳的层面，还是立在火的层面，立的方法不一样，临床的扶阳层面就会有区别。从理论上看，郑钦安当年提出的"阴阳至理"说是有历史原因的，我们知道，清初温病学说逐渐兴起，受叶天士学术之影响，医家多推崇用药以寒凉轻灵，相延日久，形起一种倾向，不求经旨，拘于成法，远离辨证，出现崇尚阴柔、恣用寒凉的流弊大流于世。加上长期以来形成的喜补畏攻，喜轻避重的世风，更加助长了这种恣用寒凉，不考虑寒凉药物损伤人体之阳的弊端世风。为了扭转时弊，郑氏著书立说，批判当时喜寒凉惧温热的错误倾向。尤其对当时医家不明仲景立法之要，只知仲景之法可用于伤寒，不知其亦可用于内伤杂病，只知套方套药，与仲景立法背道而驰的错误，提出了"仲景一生学问就在这阴阳两字……学者苟能于阴阳上探求至理，便可入仲景之门也"的著名的"阴阳至理"思想。主张"认证只分阴阳"，"万病不出阴阳两字"，"病有千端，漫云易为窥测，苟能识得阴阳两字，而万变万化之机，亦可由此而推也"。《医理真传·卷四》中郑钦安曰"知其妙者，以四逆汤、白通汤、理中、建中诸方治一切阳虚证候，决不有差……有当轻清以扶阳者，大、小建中之类是也，有当温养以扶阳者，甘草干姜汤、理中汤之类是也；有当辛温、辛热以扶阳者，四逆、白通之类是也，此皆治阳虚之要诀也。"既然阳气在生命之中是如等重要。那么在临床实践中扶阳法又存在着怎样的层面呢？经过近十年的临床运用和思索，我们认为扶阳法存在着层面之分，一是病人自己的养阳（当归生姜羊肉汤为食疗补阳第一法门，在此略之）；二是医生施治有温阳、救阳和助阳三个层面之别。掌握这三个层面就能大大提高临床疗效。

（一）温阳

温阳是临床扶阳之正法，它着眼于"阴盛"二字，以"通"得法，体现了《内经》"寒者温之"之大法。由于郑钦安规范了阴阳之证的各自"实据"，不但提出了纯阴之象即阴证的第一层次，而且还讲了第二层次，即虚阳外越、真气上浮、虚阳下泻、阳虚失血等。同时还提出了"阳气流通，阴气无滞"（郑钦安）的第三个层面。就是说病变过程中，只要以阳气为主导地位的阴阳关系遭到破坏之后，就会引起和产生脏腑功能失调、气血运行障碍、水湿痰饮内停、血凝血瘀等证型。所以，温阳之法的理路经过后世的不断完善和发挥已经成熟。张存悌老师总结出了温阳九法。既有温扶肾阳的四逆辈类方，温脾胃之阳的附子理中汤类方；又有温阳药与补益药（补气、壮阳、阴血药）相配伍的温补法（代表方：人参四逆汤、金匮肾气丸等），温阳药与潜镇药相配合的温潜法（代表方：潜阳封髓丹），温阳药与辛散药合用的温散法（代表方：麻黄附子细辛汤类方），温阳药与利水药合用的温利法（代表方：真武汤类方），温阳药与化痰祛湿药合用的温化法（代表方：四逆二陈麻辛汤），温阳药与攻下药合用的温下法（代表方：大黄附子汤）和温阳药与清热药合用的温清法（代表方：薏苡附子败酱散）等。

根据先天来立极，所以郑钦安重视脾阳和肾阳，但是不是忽略了心阳、肺阳和肝阳呢？我认为这需要重新思考。肺阳虚可参阅李可小青龙汤证，至于心阳不足和肝阳虚，郑氏的一些观点值得商榷。

第一，传统"补坎益离丹"治心阳不足证、吴萸四逆汤治厥阴之阴寒证需要重新思考。在《内经》看来五脏皆有阴阳，病理有虚有实。但到了郑钦安那里由于强调"坎中真阳，肇自乾元，一也"。所以有"上焦法天，以心肺立极；中焦法地，以脾胃立极；下焦法水，以肝肾立极。上阳、中阳、下阳，故曰三阳，其实下阳为上、中二阳之根，无下阳，即是无上、中二阳也"之论，根据这一原理，他对自己所拟的"补坎益离丹"（《医法圆通》：附子 24 克，桂心 24 克，蛤粉 15 克，炙甘草 12 克，生姜 5 片）用于主治心阳不足证作了详细的解说，"补坎益离者，补先天之火，以壮君火也，真火与君火本同一气，真火旺则君火始能旺，真火衰则君火亦衰，方用附、桂之辛大热为君，以补坎中之真阳。复取蛤粉之咸以补肾，肾得补而阳有所依，自然合一矣。况又加姜、草调中，最能交通上下"，"余意心血不足与心阳不足，皆宜专在下求之，何也？水火互为其根，其实皆在坎也，真火旺则君火自旺，心阳不足自可愈；真气升则真水亦升，心血不足亦能疗"。所以他说"此方功用最多，凡一切阳虚诸症，皆能奏功，不独此耳"。对肝阳虚的代表方吴萸四逆汤，他又说："厥阴又属至阴之所，邪入此从阴化者亦多。顶痛多兼干呕吐涎、爪甲唇口青色、肢冷腹痛，主以吴萸四逆汤，是回阳降逆祛阴之意也"。在我看来，郑氏重阳气主要是重先天所生少阴肾中之阳这本身没有错，但从临床运用看，这两首处方似乎是病情有定向，用药则没有区分，是法既已立，但对心阳虚和肝阳虚实际是用不出至当不易的好方。对于"补坎益离丹"，我的临床体会是它最多只是卢老师四逆法中纳下之功的断后变方，大部分心阳不足证不适用。"吴萸四逆汤"并非是肝阳虚的专方，亦可用于胃寒厥逆等诸证。

108

我们知道临床上因"心阳不足"引起的西医所谓的冠心病，心绞痛、急性心梗等很多，李可先生根据《伤寒论》四逆类方及张锡纯来复汤，破格重用附子、山萸肉加麝香而成的破格救心汤可以说填补了"补坎益离丹"的不足。我举一案。

病案 1：房颤案。

王某，男，56 岁，北京人。自诉自 2005 年起经常有心前区不适，后背发凉，2007年初开始发生房颤，心率在180~200次/分左右，西医确诊为房颤。经西医治疗后时常可改善。2009年4月因工作劳累，房颤又起，先后住院二次几乎不能控制。观面色青灰，表情痛苦，手时需按住心前区，左上肢麻木，下肢寒冷，平均每天发作3~4次。舌质淡，苔薄腻，脉沉而弱。此系心阳虚弱，里寒内盛，拟平剂破格救心汤加味。制附片35克，干姜30克，炙甘草30克，红参20克，龙骨40克，牡蛎40克，山萸肉30克，全瓜蒌20克，薤白头15克，紫丹参15克，麻黄12克，苍术30克，怀牛膝10克，大枣2枚，生姜10片。18剂，2500毫升水煎至450毫升，6剂后有全身出汗，12剂时有一天腹泻4次，到18剂感到双下肢有凉风冒出，房颤时间缩短。上方改制附片为40克，加白术20克，云茯苓20克，再进18剂。煎服法同，到12剂时，房颤基本消失，嘱上方继服。至今未发。

至于肝阳虚证，吴佩衡等多位火神医家是认定此证之存在，主张在温阳方的基础上加温肝药，如吴茱萸，佛手，椒目，小茴香等。张锡纯说"不知人之元气，根基于肾，而萌芽于肝，凡物之萌芽，皆嫩脆易于损伤。肝既为元气萌芽之脏，而开破之若是，独不虑损伤元气之萌芽乎？"我在临床上则侧重在扶阳温肝基础让，常加张锡纯的三味（黄芪、生麦芽、桂技）升提肝气药，以助脾胃中土不致壅塞。

病案2：食道烧灼案。

患者凯文（西人），男，52岁。2006年6月自诉由于近日工作劳累受寒，突然胃中烧灼，口苦，小腹痛，看西医诊断为"胃酸过多症"，给予降胃酸药物，服用2周无效，病人体重每天下降1磅，自感食道烧灼在逐渐加重，不思饮食，面色发青，触之小腹部发凉，舌质淡，苔薄略腻，脉小弦。患者平素胆小，精神紧张，肝阳虚，寒凝，导致肝胃胆不降，脾气不升，拟吴茱萸四逆汤加佛手、小茴香、麦芽、桂枝、条黄芩，18剂而愈。

第二，温阳与活血化瘀药的配伍值得重视，我称它为温阳活血法，实际上，清·王清任所创的急救回阳汤，将附子、干姜与桃仁、红花配伍是温阳与活血化瘀法组方的典范。众所周知，《伤寒论》的当归四逆汤（当归，桂枝，芍药，细辛，大枣，通草，甘草）给我们留下了众多疑问，后世一般认为此方强调的治手足厥寒与少阴之寒厥，从范中林对本方的运用看，多用于痹证，往往是先把厥阴伤寒之外证遂除，再进理中汤加味，培补先后二天。从我的临床看，当归四逆汤证实际是阳虚血凝和血瘀证，所以三七生将此方演绎出了"当归四逆理中冲剂"（制附片，干姜，炙甘草，党参，白术，当归，桂枝，白芍，细辛，通草，大枣），是临床很好用的方子，而我在临床上则常常是用当归四逆理中冲剂合桃红四物汤加枳壳以温阳活血化瘀，理气通络。

病案3：四肢寒冷，左下肢冒冷气案。

温迪（西人），女，2004年8月48岁，自诉20岁时左踝关节扭伤，当时用冰敷，近几年时常感觉四肢冷，每晚都要穿袜子睡觉，伴纳差，睡眠不佳，每遇天气转冷时，自感左下肢脚心会冒凉气。舌质淡，苔薄边有瘀点，脉小弦。拟制附片20克，干姜15克，炙甘草15克，党参18克，白术12克，当归12克，桂枝18克，白芍15克，细辛6克，通草6克，大枣2枚，红花10克，桃仁10克，大枳壳15克，川芎12克，川牛膝18克。20剂。服药后症状明显改善，之后在左踝关节局部放血3次，上方改制附片为30克，再进12剂而愈。

（二）救阳

一般是指少阴病，阳虚阴盛的急、危、重症亦着眼于"阴盛"以"回"得法。郑钦安《医理真传·卷二》"三阴经病，邪入多从阴化，阴盛则阳必衰，以回阳为先，"四逆汤一方，乃回阳之主方也……仲景于此者主回阳以祛阴，是的确不易之法，细思此方，既能回阳，则凡世之一切阳虚阴盛为病者皆可服也"。后世医家不论是吴佩衡还是范中林等以及当代李可都超越了郑氏的回阳救逆法，尤其是李可所创的破格救心汤（附子30~200克，干姜60克，炙甘草60克，高丽参10~30克另煎浓汁兑服，山萸肉60~120克，生龙牡粉、磁石粉各30克，麝香0.5克分次冲服）更值得探讨。此方增强了仲景先师四逆汤类方回阳救逆的功能，破格重用附子，山萸肉后，使本方发生质变，既可挽垂绝之阳，又可救暴脱之阴。寒实证和少阴病阴盛格阳之证，以姜附辛热刚燥重剂，可速起效。是因此时肾水为寒，骤袭成冰，但冰下尚有温泉，纯辛热燥烈重剂可破冰化寒，阳回春归水暖。应用本方，李可认为要严格遵循中医学辨证论治则，胆大心细，谨守病机，准确判断病势。脉证合参、诸症若见一端，即宜急服。并指出了运用本方的三个不同层次和剂量，充分体现了"量效"关系。凡亡阳竭阴之端倪初露，隐性心衰的典型症状出现（如动则喘急，胸闷，常于睡中憋醒，畏寒肢冷，时时思睡，夜尿多，以及无痛性心肌梗死之倦怠乏力，胸憋自汗等）急投本

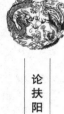

方平剂；亡阳阴竭之格局已成，急投本方中剂；垂死状态，急投本方大剂。服药方法，急症急治，不分昼夜，按时连服，以保证血药浓度，有效挽救病人生命，极重症24小时连服3剂。本方较古代及现代同类方剂更全面，更有效，更能顾及整体，纠正全身衰竭状态，突破了古代医籍所载五脏绝症、绝脉等必死之症的禁区及现代医院放弃治疗的垂死病人一经投用本方，多数可以起死回生。

病案4：少阴病阴盛格阳案。

患者蒂姆（西人），男，49岁，素有心绞痛历史，2007年4月10号在吃中午饭时突然跌倒，急送总医院，诊断为急性心梗，经6天西医抢救无自主心律出现，认为逆转困难，告诉家属可找其他医生协助治疗。16日晚到ICU病房，观患者面色青黑呼吸不均，神色昏迷，四肢水肿如泥，口眼紧闭，触之皮肤发冷，腹部、双下肢发冷，但元气尚存，查脉小而细弦，拟破格救心汤加减。药用制附片400克，干姜100克，甘草80克，红参60克（另炖兑入），生龙骨80克，磁石60克，牡蛎80克，紫丹参18克，川桂枝20克，石菖蒲20克，薤白头12克，麝香0.5克冲服。2剂。每半小时从胃管打入30毫升水煎药液，6小时后开始有大小便，逐渐水肿消失，血压回升，自主心律恢复，后以12剂平剂破格救心汤断后，出院后坚持服用培心方一料，至今无恙。

（三）助阳

着眼于"虚损"二字，以"补"得法。由于郑钦安推崇以附子"补坎中之阳"，主张纯用辛甘，重用附子，方以仲景四逆辈为主。所以对阳虚之人，反对讲究阴阳相济之问题。他在《医法圆通》中说："阳虚一切病证忌滋阴也。凡阳虚之人，多属气衰血盛，无论发何疾病，多缘阴邪为殃，切不可再滋其阴，若更滋其阴，则阴愈盛而阳愈消，每每酿出真阳外越之候，不可不知"。认为"仲景求阳，在人身坎宫中说法，景岳救阳，在药味养阴里注解，相隔天渊，无人窥破，蒙蔽有年"。所以对经典火神派来说在温阳中加补益药往往是不屑一顾。《内经》强调两神相搏，合而成形，常先生身是为精，夫精者身之本也，主张精可化气，精血同源，精是气血的基础。张景岳继承了这些观点，并有所发挥点，他在《景岳全书·阳不足再辨》中说"又若精在人身，精盛则阳强，精衰则阳痿，此精之为阴否？再若养生家所重者，惟曰纯阳，纯阳之阳，以精言也，精若渗漏，何阳之有"。强调了精

论扶阳法在临床运用中的若干问题

与阳气之关系，精足则阳旺，精衰则阳气亦衰。可见助阳以补是从"虚损"入手，言肾中真阳虚，所以在《景岳全书·虚损篇》中强调指出："病之虚损，变态不同……此惟阴阳偏困所以致然，凡治此者，但当培其不足，不可代其有余"。在《新方八阵·补略》中说"补方之制，补其虚也。凡气虚者，宜补其上，人参、黄芪之属是也；精虚者，宜补其下，熟地、枸杞之属是也；阳虚者，宜补而兼暖，桂、附、干姜之属是也。"此"其有气因精而虚者，自当补精以化气"。其立论当从"精亏"着眼，所以张氏的右归丸、右归饮二方其实都是以金匮肾气丸化裁而来，均去掉了"三泻"，有以填补为先的思想，符合《素问·至真要大论》"劳者温之""损者温之"之大旨。显然，郑氏四逆辈适用于阴寒内盛，少阴阳衰，常常用于一些急性病的危重阶段。张氏的助阳温法更适用于随着人的衰老，肾精渐亏，元阳生化不足的慢性衰老性疾病。从当代临床看，如果把少阴病分为经寒表闭证的麻黄附子细辛汤类方证，和少阴病脏寒证的四逆辈类方证，那么，病深入厥阴，除了有厥阴病经脏寒证的乌梅丸和通脉四逆汤证外，在我看来应该还存在一个重要的证型，那就是厥阴病精不足的虚寒证或虚劳病证。

郑钦安在《医法圆通·卷二》认为"虚劳之人，总缘亏损先天坎中一点真阳耳"，主张"唯有甘温固元，是姜、附、草，不是参、芪、术，学者不可不知也"。而《理虚元鉴》的汪绮石则有不同的认识，认为阳虚成劳有夺精、夺气、夺火之火之别，精夺则火与气相次俱竭，少阴病寒证是"多食寒药，以至命火衰弱"，但尚未至夺精夺气阶段，而厥阴病寒虚证则为夺精渐至夺气程度。此时的夺火是因夺精夺气而来，而这阶段则以中气不守为最险。所以最后关键点在脾，他指出："若脾胃稍调，形肉不脱，则神气精血可以次第而相生，又何有亡阳之虞哉？此阳虚之治所当悉统于脾也"。《医学心悟·医门八法》说得好，"温之与补有相兼者，有不必相兼者，虚而且寒，则兼用之，若寒而不虚，即专以温药主之"。周慎斋《医学秘奥》说"凡人素有病，若劳碌动作反觉精神强健，此乃阴火浮腾，扶住于内，不觉元气知不足也。若静养调适，反觉神倦，气弱，此阴火已退，阳气已复，本相透露故也，以元气本不足也。"这实际上就是临床上见到的精不足证。现在人常暗耗真气，起居饮食，穷其精气，逆于天道，导致其精不足证型，在临床上广泛存在。

病案 5：厥阴病精不足案。

王某，男，46 岁，自述从八九岁时受到性骚扰，16 岁开始有手淫现象，一直以来脾胃虚弱，身体困倦，尤其是这 3 年来不思饮食，日常一天吃几根黄瓜为谷，身体消瘦，平均每天按摩 2~4 次。2007 年元月就诊，面色呈土黑色，腰酸疲倦，消瘦，夜难安眠，体重 82 斤，舌尖红，舌体瘦小，无苔，脉沉细。拟方如下：制附片 2 克，干姜 2 克，炙甘草 10 克，党参 10 克，熟地 6 克，五味子 12 克，麦冬 10 克，仙灵脾 10 克，山萸肉 9 克，柴胡 1.5 克，桔梗 2 克，川牛膝 1 克，生枣仁 12 克，佛手 2 克，神曲 2 块，12 剂。服药后病人感觉效果明显，先后按此法调理 3 个月，体重增加 20 斤，症状基本消失。现患者坚持养生，体质逆转。

二、扶阳的次第问题

医者既要有识证之慧眼，又要有应变之学问；既要能料病识变、善于解病救逆，又要能识方辨证无误、精于药味加减。这样才能治重病承大局。已故伤寒大家陈慎吾总结为一句话"洞察阴阳，方能治病，明辨真假，可以为医。"由于扶阳存在着温阳、救阳、助阳和养阳之不同，故临床运用中的次第原则就十分重要。

（一）历代医家有关次第原则的特别经验

1.唐步祺治 18 年重症痹证（风湿性关节炎）的扶阳理路次第原则是先以单味甘草 250 克煎汤顿服以解过去服药过多引起的药毒，并以姜、葱煎汤温洗手足关节。第二步继服麻黄附子细辛汤加味，附子、川乌每味剂量 50 克连服 5 剂。第三步用大辛大热药味制成丸剂守中扶阳，内加微量马钱子。第四步继服附子理中汤合当归补血汤丸。第五步则两种丸药交替服用。

治咳血案是先以炮姜、炙甘草各 120 克试 2 剂。第二步有大剂真武汤治之。第三步为了防再出血以炮姜易生姜，去白芍，加肉桂以补肾中真阳。

2.吴佩衡治胃痛案第一步以肉桂 10 克研末泡水与服之，待寒湿外除。第二步大剂吴萸四逆汤加味 1 剂。第三步桂附理中汤 2 剂调理而愈。

治腹痛案第一步以四逆苓桂丁椒汤 1 剂，因呕吐未止，肝肾阴寒之邪未净。第二步用乌梅丸方 2 剂，腹痛全瘳。第三步以大回阳饮兼吞服乌梅丸 10 余剂始奏全功。

3.范中林治 11 岁厥脱案先以大剂通脉四逆汤 1 剂灌服急救，有鼻中出血的排病反应。第二步抓住转机,继守原法,以鸡汤煎通脉四逆倍量再服4剂,阳气渐复,病已好转。第三步原方以大曲酒为引再服15剂,能下床缓步而行。本案从某一角度回答了服用大剂热药"会不会烧干锅"之问题。

4.李可运用破格救心汤若见腰困如折为肾虚精怯者可用肾四味及培元固本散。近年运用阳和汤加减治疗肿瘤,之后以理中汤扶正,培元固本散断后。

5.赵守真治白带案第一步在扶阳方中加鹿龟二胶血肉有情之品以助气血。第二步早、晚以甜酒冲送硫黄,辅以当归生姜羊肉汤食补。第三步再以人参养荣汤加龟胶、鹿胶以培养气血,通调经脉。

治疗痹病第一步攻邪为主以桂枝芍药知母汤合活络效灵丹,逐寒祛湿,疏筋活络。第二步以三痹汤加味攻补兼施,第三步补虚为主用大全大补汤合龟、鹿、虎三胶交替轮服。层次分明,理路清楚。

6.其他如蔡仁山治3岁慢惊风案先以艾火灸气海、关元、等穴,并以脐中填满食盐灸之,急处人参四逆汤,然后服黄芪理中汤。

姚贞白治阴疽案先以阳和汤托毒散寒由阴转阳,再由外科处置。

病案6:胃癌手术后食入即吐案。

患者,女,露丝(西人),自述2000年行胆囊切除术,2007年行子宫、卵巢切除术,2011年8月行胃癌胃大部4/5手术之后不能饮食、饮水,食入即吐,以营养液维持,要求中医会诊。患者手术后消瘦了12公斤,术后20天刀口仍未愈合,不能下床,下则头晕,声音微细,面色㿠白,四肢冷,查舌质淡,苔中间厚腻,脉沉细。第一步,艾灸脐中、双足三里,每天2次,每次40分钟,2天后自述可食稀粥,连灸9天,伤口愈合,能下床行走,气力大增。第二步,拟附子理中汤合高良姜香附丸加生半夏、八月札,12剂,症状明显改善,食量大增,基本可恢复家务活动。第三步,小剂量四逆汤加苍术、砂仁、仙灵脾等加减断后。

(二)四逆法次第原则的临床意义

如果把扶阳理路在临床应用中的前后问题认识清楚的话,那么就能大大提高扶阳的临床效果。自卢崇汉老师把张仲景四逆辈演绎成四逆法以后,从先天为生命立极而不去再看气血阴阳脏腑层面二元关系的病态层面时,使四逆汤变成了人生归根复命之法,它不但是水土合德之方,而且还具有救元气的作用,是纳下收功之法,从"一"的层面集中体现了"病在阳者,用阳化阴；病在阳者，扶阳抑阴"的原始意义，破解了我们一般认为的医生只能治你的病而救不了命的神话。

病案 7：T 细胞淋巴瘤案。

患者，男，杰克，1929 年出生，自述身体强健，2010 年 8 月工作劳累过度，突然发现颌下淋巴结肿大，接着腋下、腹股沟淋巴结肿大，诊断为 T 细胞淋巴瘤，到 2011 年 5 月做了两次化疗，因白细胞过低合并肺炎而感染，经 1 个月的治疗以后出院。病人坚持不再做化疗，转而在朋友的推荐下要求中医治疗。刻下：面色苍白，神疲乏力，下肢水肿，大便干燥，尽管经过化疗，病情未见减轻，淋巴结未见减小，反而增大，化疗前后 1 个月对照，横膈膜淋巴结长了 3 倍变成鸡蛋大。舌质淡，苔薄，边有齿痕，脉沉细。拟制附片 20 克，生黄芪 30 克，干姜 20 克，炙甘草 25 克，红参 20 克，生牡蛎 20 克，山萸肉 30 克，春砂仁 12 克，泽泻 30 克，川牛膝 20 克，浙贝 30 克，生半夏 30 克，山慈菇 15 克，儿茶 4.5 克（打碎），大枣 3 枚，生姜 10 片。此方加减先后服用 6 个月，体表所有淋巴结完全消失，体内淋巴结变成黄豆大。在这基础上，继续守方约半年，CT 复查淋巴结完全消失。之后，依据四逆法的归根复命思想，拟制附片、干姜、甘草、春砂仁、仙灵脾、枸杞子、肉桂、苍术等药平剂，每天 1 剂以巩固疗效。

（三）应该加强温散法次第原则的研究

实际上从历代各家来看，温散法是温阳的第二大法，祝氏认为不论病情新久皆可采用，常规是"太少两感"的麻黄附子汤证。后世戴永波氏创乌附麻杏桂姜汤，补晓兰创补一大药汤和李可加味温氏奔豚汤都是值得认真研究的。怎样把脏寒引出肌表和胃肠是一门大学问。

李可老师著名的伏寒奇症案值得我们深思。该病患从 1985 年 7 月 12 日到 9 月 23 日五诊，守方服药 43 剂，大伏天共用附子 1750 克不热不渴，每服必腹内鸣响，频频矢气，寒邪渐渐下泄，又觉腹中有热气转动，肩背部出汗时有凉气外冒，腰困大减，食纳大增，尤其是其长达 6 年之久的肩背沉困如压一磨盘之状缓解。之后每夏天服培元固本散一料，温养五脏，以等待正气来复，1988 年积 4 年之久的奔豚瘤疾得以根治，当年 7 月某晚子时，忽觉胸背部 10 年前风寒袭入之处痒极难忍，随即每隔 3~5 秒钟涌出一股冷水，透骨冰凉，手足大动，敲击床板嘭嘭有声而不能自主，口中大呼痛快，持续半小时，如此连续 3 晚，背心衣裤床褥尽湿，始觉全身暖融融如沐春风，体质与病前判若两人。阳气始复，伏寒始透，何其艰难曲折，可见温散法是多么神奇！

病案8：肌纤维疼痛综合征（FMS）案。

温迪（西人），女，52岁，自述诊断为肌纤维疼痛综合征10年，严重影响她的生活工作。刻下，按压身体任何一处，均会疼哭，尤其是18个疼痛点的11个。伴疲倦乏力，面色㿠白，精神抑郁，不能入睡，四肢冰冷，舌质淡，苔薄，脉沉。拟先开通经络，施针治痛点。然后第二步，拟加味乌头汤，制附片60克，生黄芪80克，川桂枝20克，桃仁20克，防风30克，川乌20克，羌活30克，鳖甲10克，黑小豆30克，蜂蜜30克，大枣4枚，生姜10片，川续断20克，红花10克，麻黄10克，细辛10克。30剂。药后疼痛明显减轻，能活动，但关节活尚差，加全虫4.5克、蜈蚣4.5克，20剂。第三步，上方加肾四味，30剂，每一旬再加大葱3根、核桃4枚，服用4剂促寒邪外出，经3个月治疗脏寒完全排除。

三、扶阳的复方多法问题

全球范围内的疾病谱已经发生了较大变化，如代谢性疾病、恶性肿瘤、心脑血管疾病、遗传性疾病、病毒感染性疾病及老年病等已经构成了危害人类健康的主要问题，这类疾病临床上往往有两个特点：一是大家一开始都去找西医，经西医针锋相对治疗之后大部分只把病暂时压了下来，但病会逐渐向内钻，最后往往导致多个脏器受损。二是西医的一些办法如高血压、糖尿病的"喂鸽子疗法"及其他抗生素疗法、荷尔蒙疗法、激素疗法等都有很大的依赖性和副作用。最后没有办法再来找中医治疗。但当代中医的西医化中医处方现象泛滥，处方以简为精，药量以小为佳的崇尚懦医之风盛行。如《吴医汇讲》所说："用方简者，其术曰精；用方繁者，其术曰粗。世医动辄以简为粗，以繁为精，哀多哉。"最具典范的如清·叶天士《临证指南医案》全书3002张处方中，共用药20021次，平均每方6.67味药，6味方最多，共1209方，占40.27%；其次为8味方，共560方，占18.65%；10味及10味以上方不过174方，占5.79%。导致现代中医在打第二仗时往往败阵下来，临床基本无效，这样百姓们对中医也自然缺乏信心。由于现代中医临床前沿阵地疾病的复杂性和特殊性，要求我们这一代临床第一线的医生们必须学会打硬仗，用毛泽东的话来说就是在战争中学习战争，我们既要祛除病邪，消灭病魔；又要考虑到人体的正气盛衰，承受能力，损伤程度和调养措施。我们既要运用古代先哲中医们用药如用兵的兵家谋略来制定当代中医临床所遇大症重病的治疗方案，又要灵活掌握控制病势的状态与深层的变化，做到心中有数，减少错误，取得最佳疗效。本着这种精神，我们边临诊边探索，制方用药上逐渐走上了以扶阳法为本的复方多法治大证之路。

方剂是中医临床辨证论治的主要工具之一，它是在辨证审因决定治法之后，选择合适的药物，酌定用量，按照组成原则，妥善配伍而成。张仲景《伤寒杂病论》创造性地融理、法、方、药于一体，被后人尊为"方书之祖"，为方剂学的形成和发展奠定了基础。历代制方之法略有不同，其中三大派别值得一提。一是始于《内经》的"七方"说，主要见于《素问•至真要大论》，至金人成无己《伤寒药方明理论•序》才提出"七方"名称，"制方之用，大、小、缓、急、奇、偶、复七方是也"。其中大、小是指方药组成的药味数而言，偶方、复方即是复方多法之意。二是始于北齐徐之才的"十剂"说，亦是至《伤寒药方明理论•序》才有正式的"十剂"之名称，"制方之体，宣、通、补、泄、轻、重、涩、滑、燥、湿十剂是也"。之后《本草衍义》增加了寒、热二剂，明•缪仲淳又添了升、降二剂，而徐思鹤《医学全书》除十剂外又增加了调、和、解、利、寒、温、暑、火、平、奇、安、缓、淡、清等二十四剂。基本可以完全概括临床常用方药。三是明代医易学大师张景岳的"八阵"说，他在《景岳全书•古方八阵》中认为："古方之散立于诸家者，既多且杂。或互见于各门，或彼此之重复。欲通其用，涉猎固难，欲尽收之，徒资莠乱。今余采其要者，类为八阵，曰补、和、攻、散、寒、热、固、因"。此后清•程钟龄《医学心悟》根据景岳之论而创"论治病之方，则又以汗、和、下、消、吐、清、温、补八法尽之"之说。而现代方剂学则基本借助后二说和清代医家汪昂分类法为蓝本，既有小分队，又有大部队；既有尖刀连；又有突击队。将军指挥得津津有条，杂而不乱，必然能打下一场漂亮的战役。对此，当代著名医家上海的裘沛然教授深有体会和感触，他说"我早年开方，崇尚法度，对理法方药都很讲究，常以为处方丝丝入扣，可是碰到某些顽固病，疗效很不理想。以后遍阅方书，在没办法的情况下，终于使用了药味非常繁杂的处方，这样的处方，是我过去所不屑一顾的，但用了以后，却往往收到意想不到的效果。这使

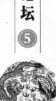

117

我感到惊奇"！他曾治一痢疾危症，病人一日痢下数十次，赤白相杂，里急后重，病延二旬。中西医历治无效，已不能进食，神识昏糊，脉微欲绝，四肢厥冷而痛痢不止，寒热虚实并见，病情复杂至极。无奈之下，为处一方：用党参、黄芪、桂枝、附子、补骨脂、白术、甘草补气温肾；黄连、石膏、黄柏、白头翁、银花清热燥湿；阿胶、熟地、当归补血；大黄、枳实、川朴攻下；诃子、石榴皮收涩；龟甲、鳖甲滋阴。不想病人服药后，次日即痢止神清，腹痛亦除，脉转有力，胃思纳谷，仅二剂不病愈。从此，他深悟复方多法之妙，临床屡用有效，他深刻体会到，复方多法并非杂凑之法，其方既要寓有巧思，配伍又要精密，并认为"这是中医处方学上一个造诣很深的境界，也是非常难学的一种技艺"。孙其新在研究李可时强调要过两个关，第一个是辨证关，第二个是处方关，在我看来李可的处方药味多，剂量重，尽管他对复方多法有很高的研究，在方剂容量方面有较高境界，如治颈椎增生症一案，融乌头汤、桂枝加葛根汤、当归四逆汤、桂枝五物汤、引火汤和止痉散等复方多法，突破了经方的容量，但他自己谦虚地认为"广络兼备不宜提倡，淮海战役打法除非生死关头不宜滥用"。1997年是我体悟中医临床转型的重要一年，我有幸拜读到由成都巴蜀书社出版的唐步祺先生的《郑钦安医书阐释》一书，可以说郑钦安的扶阳论点，解决了我多年的临床困惑，其"认证只分阴阳"，以阴阳为纲，判分万病的思想，比八纲、六经又高了一个层次，真正体现了《内经》"善诊者，察色按脉，先别阴阳"的精神。这也是我一直想的，运用泛系理论将人体病理状态中的多元关系，最后化解为矛和盾二元关系这一命题的有力的证据。1999年来到加拿大后临床碰到的独特病证和病势现象，使我们对郑钦安的这些扶阳思想有了更深刻的认识，并逐渐体悟到"阴盛阳衰"是现代很多疑难病的基本态势。我们认为有以下几个原因。

一是阳气易耗难复，《素问·生气通天论》说："阳气者，若天与日，失其所，则折寿而不彰，故天运当以日光明"。日光明就是指太阳光明亮，说明只有阳气存在人才能健康地活着。我们只有过度地活动，大汗淋漓的时候才会耗阳气，只要我们睁开双眼，我们说话、走路、发脾气等都会耗阳气，如果此时得不到休养生息，睡眠不足就会产生阳气过度耗损的结果，诚如明·张景岳所说"难得而易失者唯此阳气，既失而难复者亦惟此阳气"。

二是伤于寒者仍为多，寒为阴邪，最伤阳气。现代人的生活方式，导致了更多的寒凉伤阳的因素，如空调的普及应用，明显增多了"寒邪犯于肌表"的机会；冷饮凉茶则增加了"生冷伤于脾胃"的因素。而"人之病此者最多，人之知此者最少"。（张景岳语）

三是苦寒中药伤阳。温病学派的兴起将寒凉药运用发展到了顶峰，相延日久，逐渐形成了一种机械照搬形式，病机上重温（病）轻寒（证），用药上则喜清畏温，滥用寒凉、阴柔，使得许多虚寒病证的治疗迷失了方向。现代临床常见的情况是，一遇高热发烧，静脉滴注少不了清开灵、双黄连，说能退烧；一见感冒，就开板蓝根，说能抗病毒；若见炎症，划笔即来黄芩、公英，说能杀菌消炎。其结果往往适得其反，即使一时降下体温，也遗下无穷后患。诚如清代医家谢观在《吴医汇讲》中指出滥用苦寒之品，会造成"轻病重，重病死，深为扼腕"。

四是抗生素、激素伤阳。以青霉素的发明为标志的抗生素是西医的开创性成果，对急性感染性炎症的效果有目共睹，但发展到今天如此广泛滥用则是始料未及。我国有近一半的抗生素使用属于用药不当，它的苦寒之性对人体阳气的伤害是一个渐变的过程。而滥用激素所造成的后果比抗生素有过之而无不及，激素的副作用主要是外源性药物反馈性的抑制垂体–肾上腺皮质的功能，引起肾上腺皮质结构的退化和萎缩，导致机体分泌激素的功能减退，因此，激素类似于中医所说的"纯阳"之品，它本来是用来温暖生气和生命的，可你却把它随便地拿出来，派到别的用场，一时治疗神奇，但多用之后，封藏的元阳少了，养命的阳气少了，生命的来源就少了，可见，激素的作用点在肾阳。凡长期使用激素不能戒断者，必会动摇生命之本，损伤阳气。在弄清楚扶阳理念和明白了阳气易损难复的本质之后，我们的思维里逐渐产生了以扶阳思想为主线，以附桂姜为主药，配以其他行气、活血、化瘀、化痰、祛湿等专方专药，或破格用药或超大剂量用药的以扶阳为本的"新复方多法"治现代危急疑难重症的思路。并经过近十年的应用，悟得其中诀窍，使我们的大处方技艺日趋成熟。

首先这一法则十分强调佐药在配伍中的重要作用，中医方剂组成的原则，我们知道最早见于《内经》，如《素问·至真要大论》说："主病之为君，佐君之为臣，应臣之为使"。但君、臣、佐、使的解释明代何柏斋说得最为明白："大抵药之治病，各有所主。主治者，君也。辅治者，臣也。与君药相反而相助者，佐也。引经及治病之药至病所者，使也"。在我看来，组方配伍，尤其是复方多法大处方，其功夫不在君臣之药，学问全在佐药上，因为佐药作用最为复杂。《内经》未言其义，我们认为其有三大作用：①治疗兼证；②监制主药毒性，如仲景十枣汤之用大枣；③反佐作用，即与君臣药性相反却能起到佐助协调作用。诚如浙江绍兴名医何廉臣所说："选药制方，心思周到，往往一味佐药亦费几许时刻思想而得，一得即全方灵透，历验如神"。（《存存斋医话稿》）打个比方，如同炒一道菜，取肉作主料，青菜是辅料，豆油为使料，那么花椒大料（或是西红柿酱）等则是佐料。佐料的选用将最后决定菜的味道，佐料的不同是产生不同菜系的主因。历代深通反佐之道者当推清代名医叶天士，他在固涩剂运用之时，常常加入茯苓、泽泻等通滑之品，即涩滑同用，他在《叶氏医案存真》中说："汗泄精遗，理应固涩，但先哲涩固之药，必佐通滑，以引导涩味，医知斯理者鲜矣"。从兵法来看，徐灵胎"用药如用兵论"中说"因寒热而有反用之方，此之谓行间之术"。一语点破了反佐药的配伍道理，实际上反佐之品往往与病气象类用，如病属寒，当用热药治疗，参以凉药作为佐药是为了诱导病气受药，避免病寒之气与热药相格拒，以确保其发挥正常的治疗作用。复方多法大处方治疗疑难病时，一定要考虑反佐法，临床上往往可出奇制胜，疗效更胜一筹。

其次这一法则特别善于运用药物间相畏相反的相互作用。前人把单味药的应用同药与药的配伍关系称为"七情"，即单行、相须、相使、相畏、相杀、相恶、相反。其中相畏（两种药物之间互相克制，一起合用会降低治疗作用）和相反（两种药物在一起起合用，能产生毒性反应或副毒作用）一直避免合用，金元时期概括编写的"十九畏"（硫黄畏朴硝，水银畏砒霜，狼毒畏密陀僧，巴豆畏牵牛，丁香畏郁金，川乌、草乌畏犀角，牙硝畏三棱，官桂畏石脂，人参畏五灵脂）和"十八反"（甘草反甘遂、大戟、海藻、芫花；乌头反贝母、瓜蒌、半夏、白蔹、白及；藜芦反人参、沙参、丹参、玄参、细辛、芍药）歌诀经李时珍《本草纲目》等本草大著的传播和习诵，影响深远，一直是目前中医界普遍使用的配伍禁忌。实际上古代许多名医大家，在其论著和医案里还是有很多运用相反相畏的药物配伍创制的处方，用于疑难痼疾的治疗，留下了发人深思的"以毒攻毒"的经典案例。如张仲景《金匮要略》就有不少相反相畏的组方，治疗寒气厥逆时，半夏与乌头同配成方，名曰"赤丸"。治疗顽固痰饮时，甘遂与甘草配伍，制成"甘遂半夏汤"。孙思邈《千金方》中使用相反或相畏的组方有146个，治全身浮肿的"大豆汤"就是将甘草、甘遂、乌头、半夏两组反药同用，取其大吐以去湿，相反相激，以获良效。另外，清代吴瑭《温病条辨》的"化癥丸"人参与五灵脂同用，人们熟悉的《兰台轨范》之大活络丹乌头与犀角同用等。我们的体会是在复方多法大处方中畏药入煎剂效果更好，反药合用时取决于二药的用量比例，可以说反畏之中藏玄机。

第三，这一法则要善于运用使药，这是我们第一次提出的。使药一般有两种意义。一是引经药，即能引方中诸药至病所的药药，如尤在泾说："兵无向导则不达贼境，药无引使则不通病所"。二是调和诸药，主要指"和事佬"甘草、大枣、生姜之类。然而引经药又指药引，通常由病家预备，而不是从药房购得，单凭这一点，名医往往可借题发挥，作出大文章，尤其在解决疑难病证时，从中可尽显才高识妙之学，如当代名医冉雪峰（1877~1960）有用野山参煅灰为药引的佳话，而病在三阴，在脏腑则相反要扶正托邪外出，张仲景有附子麻黄细辛法，托里透邪于外，使邪有出路，一定要找到使药，在伏寒证的治疗中一定要找到"汉奸"带路，把邪引开来。我们的一个重要体会是，细辛这味中药就好比"汉奸"，一般人不敢用，不会用，甚至敬而远之，历来有细辛不过钱之说，根据邪的深浅程度，有时要找小"汉奸"有时则必须找大"汉奸"带路，我们早已突破了细辛的用量，一般起手12克，大时用到40克、80克，只要用好它就会非常安全，而且疗效极速。又如大黄历代认为其有泻下攻积、清热泻火和活血化瘀的作用，但不把它当使药。《伤寒论》张仲景有承气汤法，之后清代王清任创急救回阳汤，可说是回阳救逆与活血化瘀法组方的典范，阳明乃人体最大的降机，是排出毒物的最主要通道。我们对大黄进行了新配伍的尝试，剂量也非常大，在临床上取得了很好的疗效，真正为从阳明排毒扫清了障碍。当然，两军开战交战激烈时必须去掉使药。

第四，这一法则要求我们经常破格用药或超大剂量用药。日本名医丹波元简说过："中医不传之秘在于剂量。"如张仲景四逆汤和通脉四逆汤二方都由附子、干姜和炙甘草三味药组成，但由于姜、附用量比例的大小，主治的侧重面不同，两方炙甘草皆为二两，前方生附子一枚，干姜一两五钱，重在回阳救逆；后方生附子一枚（大者）、干姜三两，侧在回阳逐阴，通脉救逆。明代张景岳曾将附子、人参、熟地、大黄列为"药中四维"，（古称礼、义、廉、耻为国之四维，意为立国安邦之要）实乃喻治病保命之要药，然药之四维，以"附子最有用，亦最难用"（恽铁樵语）。从历史看，张仲景为善用附子第一人，其《伤寒论》113 方，用附子者 21 方，37 条；《金匮要略》中用附子有 11 方，16 条，实开后世应用附子之先河，我们基本将复方多法大处方根据临床的病情危重证象分为平剂、中剂、大剂和超大剂四种剂型，以有效地对应临床疑难病的实际状况。

病案 9：胃癌肝转移案。

患者，男，保罗（西人），72 岁，2002 年因胃癌做了切除手术，到 2006 年 7 月开始又有胃脘疼痛，身体逐渐消瘦，约瘦了 15 磅。2006 年 8 月检查胃癌复发并伴肝转移，当时见其胃痛，消瘦，便秘，纳差，失眠，疲倦，四肢怕冷，舌质淡，苔薄，有小红点，脉沉。CEA 为 125。西医告诉他只有 1~2 个月的寿命。拟处方如下：生黄芪 30 克，制附片 20 克，淡干姜 20 克，山萸肉 40 克，春砂仁 15 克，百合 15 克，大枳壳 15 克，八月扎 15 克，紫苏梗 15 克，红参片 20 克，五灵脂 20 克，丁香 10 克，郁金 10 克，熟地 15 克，鳖甲 15 克，炒白术 15 克，云茯苓 15 克，檀香 12 克，鸡内金 30 克，焦三仙各 15 克，桃仁 15 克，田三七 18 克，山药 20 克，半边莲 15 克，黄药子 15 克，大枣 6 枚，生姜 10 片，炙甘草 30 克。2500ml 水文火煎至 500ml，分 6 次服用，另每次兑入灵芝孢子粉 2 克。服 20 剂后疼痛消失，气短改善，四肢转温，大便正常。之后处方略作调整，服至 40 剂时，CEA 降为 14，体重开始回升。3 年后因心梗而亡。

病案 10：多发性硬化症（MS）案。

艾碧（西人），女性，于 2000 年 1 月来就诊，患者自述 12 年前诊断为 MS，现在主要问题是右半身麻木萎而不痛，坐轮椅十多年，在家里必须要有人陪同帮忙才可去上厕所，生活不可自理。第一步针灸，在 10 次针灸后右半身逐渐可以移动，并且有力，到 15 次则开始可以不用轮椅行走。第二步服用温阳益气通络活血之中药治疗。由于我们的影响，她的儿子已经开始学习中医，这个病人到目前情况都非常好。

病案 11：恶性淋巴瘤暨胆管癌案。

患者陈某，男，在 2002 年患淋巴瘤，2008 年 7 月在飞机上患急性胰腺炎，9 月又诊出急性重症肝炎，诊断为胆管癌晚期，12 月发生黄疸，半年病人消瘦了 30 公斤，2009 年元月我接手此病人时，总胆红素 19.3（正常为

0.2~1.2），直接胆红素 14.5（正常为 0~0.5），磷性磷酸酶为 768（正常为 38~126）；CA19-9 消化道肿瘤指数 1083（正常为小于 47），当时患者全身鬣黄，骨瘦如柴，不能纳食，西医判为 2 周死亡，告诉家属准备后事。我当时制定治疗方案是第一步退黄，用鼻饲法，第二步重灸中脘、关元。第三步救太阴保少阴拟回阳破阴，温肾固下，泻浊退黄。用制附片，茵陈，红参，山萸肉，干姜，炙甘草，生黄芪，白术，茯苓，肉桂，春砂仁，大枣，生姜，核桃仁，猪苓，枸杞子，仙灵脾，补骨脂，菟丝子等，到 2010 年 7 月此病人所有的西医指标全部正常。两种肿瘤完全消失，至今无恙。

病案 12：克隆氏病案。

大卫（西人），男，2007 年因克隆氏病小肠切除 20cm，同时患有骨髓增生异常综合征及骨髓造血障碍。患者经一年西医治疗后不但贫血得不到改善，体重由原来的 130 斤减至 88 斤，并开始用激素治疗。2008 年 2 月初检查白细胞 26，血红蛋白 59，总蛋白 49，白蛋白 27。2009 年 1 月开始服用我的益气固阳、化湿通瘀、和胃理气中药，到 2010 年 8 月，体重升至 102 斤，白细胞 4，血红蛋白 116，总蛋白 66，白蛋白 43。每天能上公园，最近检查肠纤维化现象消失。

四、结束语

可以说近年来的扶阳热潮给当代中医的继承、发展和重新认识带来了巨大的推动作用，但我们具体运用这一法则时既要消除病无六经而只有少阴病之一经病的感觉，又要消除中医八法只有温阳一法的观念。应该穷极医源，博采众方，尽管万病以"扶阳"为根本，但不是要过高宣扬"扶阳"一法高于"八法"。我们心中要有"一法之中，八法备焉，八法之中，百发备焉，病变虽多，而法归于一"的观念。著名中医蒲辅周在《八法运用》说"以法治病，不以方应病；若固执一病一方，则失辨证论治之精神，八法是治疗大法，当用而用，并得其法，自然应手取效，若不当用而用之，则为误治。"并强调使用八法须达到"汗而勿伤，下而勿夺，温而勿燥，寒而勿凝，消而勿伐，补而勿滞，和而勿泛，吐而勿损"的境界。最后让我以费孝通的一句话作为我今天演讲的结束语，因为它反映了扶阳法与其他治法的关系，"各美其美，美人之美，美美与共，天下大同"。

谢谢大家！

孙永章：刚才我坐在主讲台上，一眼望去是座无虚席的会场，已经到深夜了，大家还在静心细听。在这样一个浮躁的社会，还有我们这样一个论坛凝聚着中医人的力量，作为一个扶阳论坛的组织者，确实非常感动。卓同年医生无门无派，但是他又是多门多派，是传承中医脉法、担当中医家业的大临床家。

最后让我们再一次用热烈的掌声感谢卓同年院长的精彩演讲。我也希望在座的各位能像卓院长一样，兼收并蓄，从医法入手成就自己的中医伟业。

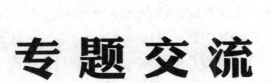

专题交流

阴阳辨诀的重大意义

张存悌

卓同年：大家早上好！在认识和学习火神派理论过程中，张老师的书对我的影响是绝对不可替代的，通过他对火神派理论和实践的研究学习和挖掘，使之从一个民间的学派演变上升到这么大的学派。他这几年来一直把中医火神派的研究，作为他毕生的事业，先后出版了《中医火神派探讨》《中医火神派医案全解》《中医火神派医案新解》和《中医火神派温阳九法》等书，从火神派医案当中梳理了火神派的脉络。我觉得火神派或者说扶阳学派因为张老师而更加精彩。下面我们把时间交给张老师，谢谢！

张存悌：在 2008 年第二届扶阳论坛上，我曾经就火神派的主要学术思想做了一个发言，归纳了郑钦安学术思想的四大纲领。今天所讲的是更重要的东西，相对于四大纲领而言，它有着非常独特而重要的意义，也可以说是火神派入门的第一关，就是阴阳辨诀。阴阳辨诀是郑钦安提出来的。我今天要讲一讲什么是阴阳辨诀，它有什么作用，运用它有什么关键点，在哪些病证上可以派上用场这几个方面。

辨别阴阳，不只是火神派也是所有中医治疗中的头等大事。火神派头一大纲领、最基本的学术思想就是"阴阳为纲，判分万病"，发病虽然各有不同，但总以阴阳二者为主，因此辨证只分阴阳，功夫全在阴阳上打转，阳证益阴，阴证扶阳，不容混淆。这实际上就是郑钦安所谓"阴阳至理"的主要内容。《内经》所谓"善诊者，察色按脉，先别阴阳。"

既然认证只分阴阳，那么临床辨认阴阳就是头等大事。郑钦安说过，"医学一途，不难于用药，而难于识证，不难于识证，而难于识阴阳。"识阴阳是诊病最重要的课题。张景岳也强调，"伤寒纲领唯阴阳为最，此而有误，必致杀人"。陈修园有一句名言："良医之救人，不过能辨认此阴阳而已；庸医之杀人，不过错认此阴阳而已。"

下面我们来探讨一下什么是阴阳辨诀，阴阳辨诀的内涵是什么？为了辨识阴阳，郑钦安总结了辨认阴虚阳虚的要诀，也称为阴阳辨诀，作为辨别阴证阳证的主要纲领。他通常又称之为阴阳实据，"辨认阴虚阳虚之切法"，这和阴阳辨诀是划等号的。"总在考究阴阳实据为要"，"挈定阴阳实据治之，发无不中"。综合郑钦安的几处论述，为了便于记忆，我把阴阳辨诀按照舌脉、神色、口气、二便这几项为纲，归纳了一下。

郑钦安在辨别阴阳中是以舌象为第一位，这应该说也是郑钦安的一个伟大发明。我们看清以前的医案，甚至包括《伤寒论》及以后历代医家中关于舌象的记载是微乎其微，仅是温病学说出现后，舌象的作用才渐渐凸显。而郑钦安凡是论证，先讲舌象。他讨论阳虚也就是阴证的舌象是：舌青滑，或黑润、青白色，浅黄润滑，强调舌润滑不燥；脉浮空或细微无力；郑钦安很强调神，阴证目暝神倦，没有生机，声低息短；面色唇口青白，爪甲发青；口气，必口吐清水，饮食无味，满口津液；二便应该自利。通过舌脉、神色、口气、二便显现的都是阴象、阴色。郑钦安称之为寒形或阳虚底蕴，都是阳虚的表现，判断阳虚的证据。阴虚或阳证是什么样呢？与阳虚相反，舌苔干黄或黑黄，全无津液，芒刺满口，这是判断阳证的指征；脉息有神，六脉长达有力；神，其人烦躁，精神不倦，和四逆证的但欲寐相反，张目不眠，声音响亮；面色唇口发红；口气，口臭气粗，口渴饮冷，饮水不休；二便，尿黄便秘。这就是阴虚阳证的表现，郑钦安称为火形、阳形，或者是阳证底蕴。两相对比，确如郑氏所说，"阴阳二证，判若眉列"。阴阳辨诀等于给了我们辨认阴阳的两把尺子，用现今的高校教材去衡量，没有任何出格的地方，绝非郑钦安标新立异，也没有离经叛道。

阴阳辨诀有什么重要性呢？郑钦安非常重视阴阳辨诀，反复强调，"细将阳虚阴虚秘诀切切熟记"，"便可超人上乘，臻于神化"。唐步祺先生称赞郑钦安，"阳虚阴虚辨证纲要……最切实用"。这句话确为心得之语。本人体会，学习火神派，首先分清了阴阳，辨明了真假，才会感到治病有把握、有信心，疗效自然也会提高。这是学习掌握了阴阳辨诀以后才发生的质的变化，也是学习火神派首先要解决的问题。这个问题不解决，你能入门是很难想象的。

临床上见到"满身纯阴"之证，也就是阴象阴色之证，证候单纯，辨识一点都不困难。阳虚由于三阴上逆，导致虚阳外越，包括虚阳上浮、虚阳外越、虚阳下陷，一源而三歧，引发诸多假热之象，甚至"肿痛火形"

（这句是郑钦安发明的），相当于我们说的红肿热痛，如口疮、牙痛、目赤、咽炎、鼻炎、痤疮、皮肤病等。这些过去都可能按照阳证、阴虚来治疗，十分容易迷惑人。

明代陶节庵称："自然阴证人皆可晓，及至反常则不能矣。如身不发热，手足厥冷，好静沉默，不渴，泄利腹痛，脉沉细，人共知为阴证矣。至于发热面赤，烦躁不安，揭去衣被，饮冷脉大，人皆不识，认作阳证，误投寒药，死者多矣。"他所说的自然阴证当指纯阴之象，一派阴象阴色，这个不难辨认。"及至反常"，是指出现三阴上逆外越，出现的假热，则不能辨也。如何辨认假热之象，这才是辨认阴阳的关键，也是使用阴阳辨诀的关键。

郑钦安勘破阴霾，辨伪存真，称之为阴火。这才是其学术经验中最独到、最精华的部分。唐步祺先生评论，"郑氏所特别指出而为一般医家所忽略的，是阴气盛而真阳上浮之病"。当系指阴火而言。辨认阴火亦唯有阴阳辨诀可恃。让我们重温郑钦安《医理真传》中"钦安用药金针"的一段话，"予考究多年，用药有一点真机与众不同，无论一切上中下诸病，不论男妇老幼，但见舌青，满口津液，脉息无神，其人安静，唇口淡白，口不渴，即渴而喜热饮，二便自利者，即外现大热，身疼头痛，目肿，口疮，一切诸症，一概不究，用药专在这先天立极真种子上治之，百发百中。若见舌苔干黄，津液枯槁，口渴饮冷，脉息有神，其人烦躁，即身冷如冰，一概不究，专在这先天立极之元阴上求之，百发百中。"这段话是郑钦安全部著作中最精彩、最深刻的一段论述。在郑钦安三本著作中，冠于"钦安"者只此一例，说明他非常重视这一问题。这一节归纳了他对阴阳辨诀的玄机，其玄机在于：在阴证的前提下（舌青，满口津液，脉息无神……），"即外现大热，头疼身痛，目肿，口疮，一切诸症，一概不究"，不被这些假热所迷惑，一律专主扶阳；反之，专主益阴。这里"一切诸症，一概不究"，这八个字，是掌握阴阳辨诀的关键，是勘破阴火的八字箴言，也是贯彻阴阳辨诀的心法。照此用药，无论阴证阳证，疗效都是的百发百中，说得何等坚定自信！病人的整体表现是阴象阴色，局部上出现一点肿痛火形，在病证上就是假热假火。所以我们一定要记住"一切诸症，一概不究"这八个字，只管扶阳就是了。

下边我就想结合自己的临床体会，谈谈怎么运用阴阳辨诀。阴阳辨诀分为阴虚辨决和阳虚辨诀。但因为火神派最擅长、最专注是阳虚的证据，阳常不足，阴常有余，90%的病人都属于阴证阳虚，所以谈阳虚辨诀，应该更切合实用。

一、阴阳辨诀是辨认阴火的"照妖镜"

满身纯阴之证，辨证并不困难，难以辨别的是三阴上逆外越所引起的种种假热之象，郑钦安称为"变证百出"。郑钦安能辨伪存真，称之为阴火，通俗地说是假火，这是他学术经验中最独到、最精华的部分。火神派重视阳气，善用附子，这确实是他最主要的特点，但不是精华部分。我一直认为，郑钦安学术中最精华的部分就是他对阴火的认识和辨别，辨认阴火唯有阳虚辨诀。病人整体表现是阴象阴色，头面五官，目、舌、口、鼻、耳出现的红肿热痛，如果用阴阳辨诀八字箴言考量，都是阴火。我曾经提出一个观点，"头面五官多阴火"——头面五官出现的病证，包括目赤、口疮、咽炎、舌疮、鼻炎等，就是所有出现的火象，绝大部分都是假火、阴火，是阴证。

我举一个病例，是协和医院的一个病理科专家，因为长年看病理片，眼睛干涩，全身其他部位也感到干涩。她说，全身凡是有黏膜处都感觉干燥。在协和医院治了好长时间，没有效果。当时患者情况，目干涩，流泪，发红，鼻炎，口疮反复发作，但她畏冷，下身水肿，舌尖红，脉沉滑。畏冷，下身水肿，已经显露出阳虚的底蕴。眼睛干涩、红赤，口疮，肿痛，统统是假火、假象，一切诸症，一概不究。我先用潜阳封髓丹，5剂后效果不是很满意。然后我就改用黄元御的乌肝汤，乌肝汤是专门为厥阴经目病设计的。乌肝汤是茯苓四逆汤加桂枝、白芍、何首乌，应用时不要轻易加味，附子30g，何首乌30g，效果很好。上边的假火被去掉，下边的阳虚也有改善。

口苦，一般认为是心经有火，是少阳主症，一般都用柴胡剂或是泻火剂。我治疗一个侯性男子，40岁。口苦，没精神，易怒，余无异常，形瘦。但自幼手足发凉，畏冷，舌淡胖润，苔略黄，舌脉呈现一派阴象阴色。口苦是虚阳上浮。我治以大回阳饮，附子30g、炮姜30g、甘草60g、肉桂10g，7剂。复诊，口苦略减，手足已经转温，精神转好，改附子45g，加红参、生麦芽。3个月后，他的妻子来找我看病，谈到他二诊后口苦再也没有发作。

阴阳辨诀的重大意义

我们医院的牙科主任是我的本家，有一天过来找我，想跟我"切磋"一下。说牙科患者经常有牙痛的，牙髓炎、牙周炎之类的，用消炎药、黄连解毒片等泻火药物，效果不明显，问我有什么好办法。我当时就给他讲了阳虚上浮的道理，所谓牙痛、牙龈出血，他认为是火，我认为是寒，火是一个假象。用泻火药来治疗，是南辕北辙，肯定治不好，必须扶阳、温阳。然后他说他常犯舌疮，一年发作2次，发作很严重，影响进食，现在就在发作期间。我给他开了潜阳封髓丹，7剂后痊愈，至今没有再犯。这就是治本，确实抓住了疾病的病根。

沈阳市一个姓李的局长，55岁。口腔、舌边、嘴唇溃疡反复发作3年，此起彼伏，鼻腔有烧灼感，咽痛发红，偶有耳鸣耳胀，有时目赤，胃时有胀痛，便黏，尿黄，舌淡胖润，脉浮滑无力。尿黄和阳虚辨诀，不相吻合。但阳虚辨诀中有两项吻合的话，就可以辨为阳虚，其他的热象统统是表象。患者是中医"票友"，年轻时候患过肺结核，素来研究中医，常自己处方治病。头面五官呈现火象，我称之为"丛集性阴火"。他自己用滋阴降火之品治之不效，来找我诊治。我告诉他，用滋阴之品就南辕北辙了。这是阴火上浮，五官肿痛火形是假火。处方潜阳封髓丹：砂仁25g，附子30g，龟板10g，黄柏15g，肉桂10g，炮姜20g，牛膝15g，磁石30g，麦芽30g，茯神30g，炙甘草30g。7剂后，口舌、嘴唇溃疡、咽痛全部消失，其他症状均有所缓解，精力增加，用这个方子调理半个月，所有症状消失，以附子理中丸善后。我曾提出"头面五官多阴火"的观点，即头面五官症现肿痛火形，多属阴盛逼阳上浮所致，尤其是久病久治不愈者，绝少阴虚阳热所致。即如本例目、舌、口、鼻、耳、咽喉等五官皆现肿痛火形者确属典型，其症此起彼伏，缠绵不愈，与阳虚体质固然有关，屡服滋阴之药亦脱不了干系。

二、中医西化的回归线

我个人认为，目前中医最主要的弊病是西化，跟着西医的诊断走，搞对号入座，将西医的指标如白细胞、体温、血压等指标机械地理解为阴虚阳亢、湿热、热毒，治疗当然是寒凉、清利、滋阴药物为主。结果是疗效可想而知。说到底是中医西化的毛病在作怪。这主要是受温病学派的影响，但并不是说温病学派不好，是你学温病学派食古不化，受到它的不良影响，认为万病皆是火。最常见的误区是把阴证认为阳证，把寒证认为热证，但是把热证认为寒证的几乎没有。在很多人看来，肝炎是湿热，肾炎是湿热，前列腺炎是湿热，肺结核是阴虚火旺，高血压是阴虚阳亢，肿瘤是热毒，糖尿病是阴虚燥热，等等。现在在我们的中医界，这种看法占主流市场，多少有些悲哀。其原因就是中医西化在作怪。跟着西医的诊断和化验指标走，标准就搞错了。我曾经说，要是按照西医的指标和诊断来理解中医病证，这就是用《圣经》解释佛道。卢崇汉教授说："末世的很多医者确实搞不清阴阳寒热了。"因为他是用西医的诊断和指标来判断，背弃了中医的根，背离了阴阳辨诀的两把尺子。西医诊断和化验指标如同阴火一样，遮蔽着我们的眼光。"钦安用药金针"中的八字箴言"一切诸症，一概不究"，就包括这些西医诊断和化验指标，所有的西医诊断、化验指标，可以一概不究，按阴阳辨诀来认定，是阴证扶阳，是阳证益阴。只有这样理解，才是真正领悟了八字箴言的真谛。唐步祺先生说过，"数十年临床经验，凡遇阳虚证，无论一般所称之肾炎、肝炎、肺炎、心肌炎、胃炎等，只要临床症状有阳虚之实据，即不考虑炎症，辄以四逆汤加味治疗，取得满意效果，益佩郑氏之卓见"。可以说是对八字箴言的最好诠释。

以阴阳辨诀这两把尺子衡量，可以用到仲景十二字真言："观其脉证，知犯何逆，随证治之"。"做中医的要始终跟着脉证走，不要跟着指标走"，这话是卢教授说的，也就是要留住中医的根。如果用阴阳辨诀来衡量一下，上述的高血压、糖尿病、肿瘤、肾炎、前列腺炎等病，恐怕就不是湿热、阴虚、火热，而是属于阳虚，许多火神派名家都有关于高血压、糖尿病、肿瘤、肺结核等病用附子扶阳的案例。当然我不是说这些病都是阳虚，在这里只不过强调要用阴阳辨诀来判别。坦率地说，目前不知有多少所谓的名医、教授、大师，连阴阳都没有搞清楚，一遇病人先看西医诊断、化验指标，然后对号入座施以治疗，效果自然可想而知。

有一个周六，一个同学的外甥女打来电话，说头痛1周，伴有发热，在军区总院诊断为脑血管痉挛，静滴刺五加注射液4天，没有效果，来找我诊治。当时症状，怕冷，无汗，头疼偏于后部，舌淡胖润，脉浮，属太阳表实证。我用了极平常的麻黄汤：麻黄、桂枝、杏仁、甘草各10g，极平常，不做任何加减，3剂。2剂后汗出痛止。如果我们按照军区总院脑血管痉挛诊断，完全可以按照血瘀考虑，套用脑血管痉挛的套方，肯定不会有疗效。她就是一个麻黄汤证，用对了药物，确实是疗效"超人上乘"。

再举一个病例，袁某，女，47岁，2011年5月初诊。患线粒体脑肌病，3年前做胸腺瘤切除术，然后全身渐渐发软，乏力，卧床不起，双手抓握无力，右腿抽动，夜间加重，影响睡眠，僵硬，言语不利，纳食一般，舌淡胖，脉沉细。西医诊断为线粒体脑肌病、症状性癫痫、重症肌无力。处方：真武汤加麻黄、细辛：附子30g，白术30g，生姜30g，白芍30g，麻黄10g，细辛10g，仙灵脾30g，云苓30g，生龙牡各30g，5剂，每天1剂。服药2剂后，右腿抽搐疼痛症状明显减轻。5天后，右腿抽搐明显减少，频率减慢，夜寐安。然后加大附子至60g，白芍45g，继续调理。治疗2个月后，附子用到了150g，患者症状全部缓解，可以自主活动。我到现在还不知道线粒体脑肌病是个什么样的疾病，也无心去查。因为我作为一个中医，要看中医脉象，而不是西医诊断。

再举一个糖尿病的例子，陈某，女性，11岁。咳嗽2个月不愈，在某学院附属医院住院，中医以养阴清肺汤治疗，2个月不愈。不但咳嗽没治好，化验血糖16.2。找我诊治，咽痒，鼻塞，咳嗽，无痰，血糖餐前16.2，餐后19，便、纳均可，无汗，不乏力，足凉，体胖，舌淡胖润，苔薄黄，脉沉滑。诊断为寒饮咳嗽，处方小青龙汤加附子等：麻黄10g，细辛10g，炮姜25g，桂枝20g，白芍15g，附子25g，法半夏25g，五味子10g，紫苏10g，防风10g，紫菀25g，甘草10g，7剂。1周后咳嗽显解，鼻涕黄而多，血糖9.8，足凉消失。大家看这个处方，没有一味治疗糖尿病的用药，但是血糖下来了。这很正常，因为我治的是本，把机体内环境调整好了，阳气自己去干活，血糖自然下降。上方适当调整，再进7剂，咳嗽已止，黄涕显减，时鼻塞，血糖8.8，舌淡胖润，苔薄，脉沉滑。他父母转而求治糖尿病，纵观脉证，还是附子理中汤证，处方附子理中汤加味：红参10g，附子25g，苍术20g，茯苓30g，姜半夏20g，陈皮10g，炮姜20g，花粉30g，炙甘草10g，生姜10片。7剂后，诸症消失，血糖5.8。适当调整，再进7剂。我没用所谓的降糖药，更不可能用气阴双补，但是血糖降下来了，这就是阴阳辨诀的指导之功。

再举一个病例，楚某，女，41岁。慢性肾盂肾炎2年，反复尿路感染，夹血，高度浮肿5个月，伴有胸水腹水，体重130kg（身高1.6m），行走不便，需坐轮椅。刻诊：腹胀，胸部憋闷，气短，身冷，尿少色淡黄，灼热，尿后余沥，无汗，纳可，舌淡红胖润，苔薄黄，脉沉滑，寸弱右尺浮。尿检：红细胞（+++），蛋白（+++），白细胞（+++）。某医大教授处方八正散加银翘、公英、地丁，12味药，用量尚可，用药可称简练。但遗憾的是，方向错误。这个病人气短，身冷尿少，尿后余沥，舌脉之象均是一派阴象阴色，应该扶阳，温阳利水，断没有清利湿热的道理。所以治疗半个月，患者水肿越来越严重。我处方真武汤加麻黄等：麻黄15g，附子30g，炮姜30g，苍术30g，茯苓30g，泽泻30g，猪苓30g，桂枝30g，仙灵脾30g，砂仁10g，黄柏10g，炙甘草10g，生姜10片，5剂。服药第2天尿量骤增，达3000ml，5天体重减轻20kg，已见出汗，腹胀、气短均减，自觉身体转暖。药已见效，前方稍作调整：麻黄减为10g，附子增至45g，加黄芪45g，再服7剂。三诊时尿量一直保持在3000ml以上，体重减轻43kg，余症均有好转，自己步行前来，病态似无。

所以，强调阴阳辨诀最大的现实意义，就是校正中医西化的毛病，回归中医的正统正脉，彰显中医传统特色。我们从阴阳辨诀着手，是回归中医的最佳切入点。正如李可先生所说："近两个世纪，火神派的诞生为先圣继绝学，冲破迷雾，拨乱反正，引导古中医学回归经典正路。"所以我觉得阴阳辨诀是回归中医的切入点，是中医西化的一个回归线。

三、市习成见的矫正仪

长期以来我们有些观点是根深蒂固的，但并不知道这些观点可能是错误的。很多我们认为是阴虚火旺，但它可能不是，更多的可能是阳虚。我们耳熟能详的，如潮热、盗汗、五心烦热等，可能都是阳虚使然。郑钦安有一句名言，"总之众人皆云是火，我不敢即云是火"，可能是阴火、是假象。"潮热亦必审其虚实，盗汗亦必究其原委"，断不可一律视为阴虚。我们不要被这个传统的观念所束缚，不要拘于市习成见，要坚持用阴阳辨决衡量这些证候的属性，防止只知其一，不知其二，认阴证为阳热，滥用苦寒滋润，沦为庸医之流。

郑钦安对潮热、盗汗等症的阴阳属性做了很好的论述。潮热本指发热如潮而有定时，一般指午后或夜间发热而言，诸书均认为阴虚所致。他说："世人以为午后发热为阴虚，是未识阴阳消长之道也"，"人身真气从子时一阳发动，历丑寅卯辰巳，阳气旺极，至午未申酉戌亥，阳衰而下潜藏"。也就是说，午后至夜间子时这一时段，是阴气当令，此时发病或病情加重者，是阳虚逢到阴令，雪地加霜，故而发病或病情加重。

我曾诊治一个姓史的老太太，85岁，2010年7月2号就诊。所有发热病例我都会注明就诊时间，因为发热跟时令季节有关。直肠癌改道术后4个月，糖尿病8年，午后5点发热，体温38℃左右，早晨则退，口渴嗜凉，有汗，尿清，畏寒，是阴象阴色，发烧是因为虚阳外越。白细胞1.5万，血小板偏少。处方麻辛附子汤：麻黄10g，细辛10g，附子30g，炮姜30g，桂枝25g，红参10g，姜半夏25g，加陈皮、砂仁、肉桂、炙甘草、姜、枣。效果我都没有想到，服药第2天发烧就退了，出小汗，便已不干，口渴，对处方稍做调整，巩固疗效。

再举2个更有意思的病例。疖疮，我们一直认为是热毒，"痈疽原是火毒生"，首选方是消疮饮，用药不离双花、公英之类。但是如果用阴阳辨诀来衡量，就会发现它可能也是阴证，不能使用消疮饮。

患者，高某，26岁，男。头面上肢疖疮，此起彼伏两年，两鬓角处尤多，挤出为脓血。已因疖疮肿大动了5次手术。曾服解毒片等不效。汗出正常，舌淡胖润有痕，脉滑数软，右寸左尺弱。根据舌脉，一派阴象。疖疮是火热假象，一概不究。处方真武汤加麻黄等：附子30g，茯苓30g，白术30g，赤芍20g，麻黄10g，炮姜30g，白芷10g，连翘20g，生姜10g，7剂。用了2次药，半个月后，疖疮再也没有发作。用此方治疗疖疮多例，不仅疗效可靠，还可抑制复发。

再讲一个皮肤病的案例。带状疱疹，是唯一一种表现为疼痛的皮肤病，此病现在都以肝火论，用药无非龙胆泻肝汤之类。但是我们掌握阴阳辨诀后，就要重新用阴阳辨诀来审视，看它究竟是不是肝火。

刘某，女，48岁。患带状疱疹2天，发布于左胁下3~5片，色红成簇，灼热疼痛，无汗，余无异常。舌淡胖润，苔薄白，脉滑数而软，左关沉。用阴阳辨诀衡量，仍然是个阴证，虚阳外浮。考虑到无汗，处方麻辛附子汤：麻黄10g，细辛10g，附子25g，瓜蒌30g，红花10g，连翘20g，甘草10g，7剂。开药后，患者听人说这病谁都治不好，吃药也白吃，要退药。无奈药已经泡上，只好服用。5天后，他的邻居来看病，说刘某已经好了，喝了四天半就好了。最近治疗一位大学老师，也患这个病，武某，71岁。经多方治疗无效，我亦用上方，药到病除。我还治过一个带状疱疹患者，不用麻辛附子汤，既然是阴证，以三阴方治三阴病，虽失不远，用真武汤加麻黄，也是药到病除。按阴阳辨诀认定是阴证，用麻辛附子汤或真武汤加麻黄，都可以治疗。所谓是"以三阴方治三阴病"，方向对了，自然会有疗效。

这个认识也可以应用到经方上，"伤寒，心动悸，脉结代，炙甘草汤主之"。但是有有效、有不效者。现在用郑钦安的阴阳辨诀来看，这事不一定对。炙甘草汤是七阴三阳的方，适用于阴血偏虚的病人。而我们临床遇到的"心动悸，脉结代"的患者通常是阳气不足。在临床上伤寒条文有些可以遵从方症对应论，有些条文则不可以，这是郑钦安的观点，我在《火神——郑钦安》一书中有详细论述。

四、寒温之争的试金石

金元以来，寒温之争一直持续不休，直至今天仍然如此。所谓寒温之争，是指用药以寒凉为主还是以温热为主的不同观点，其前提则是主张火热病多发，还是虚寒病多发，由此引发的用药寒热的分歧，亦即疾病发生的大趋势究竟是什么？这才是寒温之争的关键。虽然见仁见智，互不相让，但是孰是孰非，终归有一个真相。

究竟哪种观点更符合实际？现在郑钦安提供了阴阳判定的标准，用阴阳辨诀衡量一下，问题自然可以解决。我们也可以看出，寒凉派之所以"万病皆火"论，很多时候是因为误认假热、阴火为实火、阳证，自然"万病皆火"了。郑钦安曾经大声疾呼：此"真千古流弊，医门大憾也"。

卫生局某局长，50多岁，患有肝炎，血糖偏高，都是所谓湿热、阴虚的病。有一天，跟我谈了很多症状，我问，最难受的是什么？他说，没精神，每天早晨安排完工作，就得关起门来休息。凭此一点，我断定阳虚。他说，问了很多中医，都说我是阴虚，唯独你说是阳虚。我说，真理有时在少数人手里。跟他解释：人活一口气，活的是阳气，你"没精神"一点就可以判定阳虚了。说阴虚就是囿于肝炎、糖尿病的西医诊断。实践是检验真理的唯一标准，开附子理中汤，效果很好。

我在澳洲治疗过一个病人，37岁，卵巢囊肿手术切除，糖尿病，一直使用胰岛素。6年前剧烈痛经，6个月前切除子宫，手术后感染，腹胀严重，胃中灼热，夜间尤重，大便溏，舌淡胖润。纵观全症，一派阴象阴色，不要管他所谓"发炎"，胃中灼热也是假热，处方附子理中汤加红参须。服药后矢气增多，腹胀明显减轻，后因回国，没有再复诊。

再讲一个病例，我老伴同学的母亲在杭州，86岁，咳嗽2个月，持续不愈。电话求诊，我不可能看到舌脉，就按照阴盛阳衰处理，病人多数是阴证，就用小青龙汤加附子，药到病除。

我在开始时说过，学了火神派后，分清阴阳，才真正会看病了，这首先要归功于对阴阳辨诀的掌握，唐步祺所谓"阳虚阴虚辨证纲要……最切实用"，确实感同身受。所谓"遵得佛法便是佛，遵得圣道便是圣"。《灵枢》中提到："明于阴阳，如惑之解，如醉之醒。"辨病认证如同增加了一双慧眼。如果说火神派的用药风格是心狠手辣，那么用阴阳辨诀则使心明眼亮。从这个角度讲，怎么评价阴阳辨诀的意义都不为过。我的辽宁老乡三七生曾经说过一句话，"不学郑钦安，阴阳不过关"。这话确实说得有理。

感谢大家这么辛苦地听我演讲，谢谢！

卓同年：我们再次以热烈的掌声感谢张老师给我们做的这个非常精彩的报告。

扶阳论坛
⑤

阴阳辨诀的重大意义

136

扶阳思想在脑病中的应用

高允旺

孙永章：接下来我们将要邀请我们山西临汾脑病医院的高允旺院长，高院长在中医方面很有造诣，跟随王永炎院士多年从事中医脑病研究，在中医经典的研究方面也有深厚的学术底蕴。在他 60 多岁以后，开始接触扶阳，他的感觉也像张存悌老师讲的一样，通过扶阳登堂入室，在脑病治疗方面，疗效比以前大有提高。从脑病专科角度，高允旺院长把扶阳思想运用到中医专科治疗上，将会引领全国各个中医专科疾病学术研究的发展。下面就让我们以热烈的掌声欢迎高允旺院长作特别演讲。

高允旺：各位同道，各位老师，我年事已高，今年已经 78 岁，我这么大的年纪为什么还要多次参加扶阳论坛会议？去年我参加了一次，今年我又来了。我的《脑病心悟》这本书是带着感情来写的，我看到很多脑病病人，有口不能说话，有口不能吃饭，有班不能上，有腿不能走路。一人中风，引起全家痛苦。我多次去国外讲学，看到国外的患者和同仁对中医的渴求和愿望。怎么能使中医走出一条新路，怎么能使中医走向世界？我认为中医创新前途极大，中医西化价值不大，中医改姓问题极大。我总结了三句话：如果中医僵化，死路一条；如果中医西化，半死不活；如果中医发展，朝气蓬勃。经典不能丢，弘扬是前途，发展是前提，跟师是捷径，疗效是关键。为什么中医现在的地位不高？我的医院，一百多个床位，核磁、CT、多普勒、彩超，设备是应有尽有。但是社会上流传中医师价值很低，收入很少。我调查了一下，来参加扶阳论坛的人个体业医者占到 70%。为什么他们要来参加呢？就是为了学点本领，提高诊疗技术，增加收入，维持生活。我的医院规模很大，为什么呢？是沾了扶阳的光。我 1985 年研究开发出了瘫痪康复丹，获得国家科技进步二等奖，被评为全国劳模、全国有突出贡献的专家、全国优秀专家等。我在研究开发的时候，药方中添加了附子、人参等药物，瘫痪康复丹治疗瘫痪效果很好。

为什么说我沾了扶阳的光呢？我 24 岁任县医院院长，32 岁任卫生局长。当时有位县委书记得了一种病，舌头很黑，四肢无力。有一医者处方：附子、麻黄、淫羊藿、砂仁等，附子用 150g，治好了这个县委书记病。当时我不知道他用的是什么方、什么剂、什么理。当我参加了扶阳会议以后，才知道这个根在《医理真传》。特别是昨天卢老师的演讲，使我心明眼亮，找到了根源所在。最近中国中医药报刊登了我 30 篇文章，还有 10 篇会陆续发表。在一个大型报刊上陆续发表几十篇文章，这是中国中医药报对扶阳工作的重视、对扶阳的启发、对扶阳工作的宣传。

前天开幕式后，我们扶阳大师把他们的家底给展示出来，是两本书，《卢火神扶阳医学文献精华集成》，卷一是对卢氏药物配伍阐述，是卢氏对于药物的认识，第二本书就是《卢氏临证实验录》。这两本书我还没有通读，但对书里的大意已经有所了解。我把书中所讲述的 100 味药进行了学习，书中描述了附子配砂仁、附子配半夏、附子配淫羊藿、附子配土茯苓、附子配藿香等的配伍机制，阐述得相当精彩。我学习了第二本书中的 40 个病例，90% 的病例都用了姜附桂，就像张存悌主任今天讲的，一切证候，一概不究，但有阴证，专一扶阳。这本书确实是扶阳理念治疗大病的试金石，是一把金钥匙。这本书大家应该认真诵读，大力宣扬扶阳理念，使扶阳的星星之火，可以燎原，使扶阳疗法能够占领我们临床诊疗的阵地。为什么我的医院里还要那么多设备呢？我就是用这些设备来验证我开的方子有效与否，来彰显扶阳疗法的神奇。

今天我想讲一下我对扶阳的体会和认识，讲一下扶阳法的精华在哪里。我只是拿脑病来谈这个问题，因为脑病是严重危害大众的疾病，自古以来视为不治之病，医者也很为难。尽管国内外学者都在寻找治疗脑病的好方法，但至今尚未见到理想之策。我在几十年的业医过程中，集诸家之专论，研古今各家之思维，探究历代医家对扶阳思想的继承和发展，在扶阳治疗脑病方面积累了一点点经验。今天讲出来仅供大家参考。

第一个问题，谈一下扶阳思想，召开了几届扶阳论坛，它的中心思想、中心议题是什么？我想给扶阳思想下个定义。阴阳平衡是健康的保证，但阴阳平衡绝不等于阴阳平等。《内经》上论述较多，在历届扶阳论坛上得出了的结论，阳主阴从。《黄帝内经》讲"阴平阳秘，精神乃治。""阴阳之要，阳秘乃固。"要阳气至秘，阳气才能乃固；只有阳气饱满并处于潜藏封固的状态下，才能达到"阴平阳秘"。阳气至秘，无所损耗，方能固生命之本。

阴阳协调关键在于阳气的旺盛和饱满。《黄帝内经》讲"阳气者，若天与日，失其所则折寿而不彰，故天运当以日光明，是故阳因而上卫外者也"。阳气像天上的太阳，作用很强大，是生命的根本，是协调阴阳、保证健康长寿、抗御疾病侵袭的关键。如果阳气不至秘而导致失其所，就会折寿、短命。治病和养生的真正出发点，应当是爱护是阳气。《医理真传》讲的更为具体，"可知阳者阴之主也，阳气流通，阴气无滞"。反之"阳气不足，稍有阻滞，百病丛生"。人为什么会得病，就是因为缺乏了阳气。简而言之，人体五脏六腑、经脉官窍、皮毛肌肉，但有一处阳气不到，就会得病，这就是所有疾病产生的主要病因。

人体的正常生理状态是以阳为主，阴阳二者相对平衡协调的结果，人体疾病的发生和发展是以阳气为主的阴阳对立统一的协调关系遭到破坏所致。人身阳气是什么呢？就是卢老师讲的"命门真火"。命门火能产热，热能化气，一是真气、二是阳气。所以说阳气称元阳、真阳、元气、龙雷之火，昨天卢老师讲到"引龙潜海"，说的就是龙雷之火。龙雷之火是人体中绝顶重要的东西。有阳气才有生命，要没有阳气，生命无可而燃。一切阴（四肢百骸、五脏六腑、气血津液）皆是静止的，谓之"死阴"，唯独阳（命门真火）是灵动活泼的。阳气绝，生命便告终，剩下的只是一个躯壳而已，故人的寿命被称为阳寿。我们作为医生，要做什么，就是补充阳气，培养阳气，使其潜藏而不飞越。在长期临床实践中我们认识到，五脏六腑、阴阳气血、奇经八脉、十二经络、四肢百骸的病程过程中，归纳起来一共有三大症，痛、瘀、积，它们的形成都与寒有关。因寒而痛，用热性药物可以祛除；因为寒而瘀，用热药亦可以消除；因寒而积，积指的是肿瘤，如肝癌、肺癌、脑瘤、卵巢肿瘤、子宫肌瘤等，都是因寒而积，亦可用热性药而解。在临床上，脑中风、脑梗塞、脑出血、脑萎缩、脑痴呆、脑瘤以及较为难治的运动神经元病等，都是因寒而引起的。"病在阳者，以阳益阴；病在阴者，以阳化阴"。这些病都是阳不化气，阴邪成形，阳气机能降低，阴气阻滞，阳气一旦失固，寒气凝聚，不是疼痛发作，便是瘀血阻滞而成阴证，或者是积癥成瘤。

我的体会是，冰无热不化，水无热不沸，瘀无热不散，血无热不行，痛无热不消，瘤无热不解。因为有火才有热，有热才有气。扶阳理念指导脑病的治疗，使治愈率提高 20%，减少致残率，提高了肿瘤的生存率。水无

139

热不沸，生活当中朴实的哲理，说明热的重要。热达不到极点，不能发挥沸水的作用。只有热达到一定程度，才能起到破冰化水的效果。热是一种机能，是物质发生的根本。扶正化冰，只能温不能热，不能一蹴而就。万物生长靠太阳，太阳是阳。物质属于"死阴"，只有阳气的作用下才能活跃起来。

血无热不行，"血气者，喜温而恶寒，寒则泣不能流，温则消而去之"。这句话就把活血化瘀治疗法则归纳出来了。气血同源，阴阳合一。气是阳，血是阴；阳是热，阴是寒；阳行一寸阴走一寸，阳停一刻阴即停止。有一分阳气，就有一分生气。万病皆损于一元阳气，损的原因就是元气的损伤。古人把阳气作为太阳，没有太阳的话，万物不能生长，所以说"阳气者，若天与日，失其所则折寿而不彰。是故阳因而上卫外者也"。阳气既能固护于内，又能防御疾病的发生。过去认为"阴气不足，阳气有余"，这是错误的认识。扶阳派就是要纠正过去的错误，应该是"阳气不足，阴气有余"。"阳者，卫外而固也"，阳气能够使人体有抗病能力，是人体的保镖。任何人只有阳气旺盛，才能保证百病不生。

昨天卢老师讲到，精是产生阳气的根本，不可损失，不可浮越。脑中风病因重点是血瘀，本来血流畅通，遇寒血凝，阳不化气，血不行则瘀，为脑中风产生创造了物质基础。阳气衰减是值得研究的问题，五脏与神、魂、魄、意、志等大脑的情志相关，神属心，魂属肝，魄属肺，意属脾，志属肾，精神失常，就会导致五脏六腑混乱；五脏六腑受到外邪侵袭，就会导致阳气虚弱。在现在这个经济发展大变革的时期，生活节奏的加快，人本性要求得不到满足，压力逐渐加大，消耗精神过度，身体即会呈现阴盛阳衰的状态。一般认为冬天寒冷伤阳，为什么夏天也伤阳呢？是因为喝冷饮、吹空调这些的伤阳因素所导致，这是脑中风发生在夏天的主要原因。《内经》强调"阳强则寿，阳衰则夭"。

瘀无热不散。气血本来是周流不息，周而复始，为什么会发生脑中风，会产生瘀呢？这是因内虚而起。内虚主要条件是阳虚。《医林改错》说得比较清楚，"元气即虚，阳气运血无力，必不能达于血管，血管无力，必停占为瘀，肾精不足，精不化血，则血少，血脉不足，血行缓慢而瘀"。王清任是一位伟大的医学家，他发现血瘀证，对治疗疾病起了很大的作用。他创立五个血瘀汤，特别是补阳还五汤，补阳还五汤当中用黄芪240g。但我在临床上观察到补阳还五汤治疗脑血管病效果不太理想。我就在这个方子的基础上，加麻黄附子二辛汤，麻黄、附子、辛夷或细辛，辛夷可以用到30g，细辛用到15g，麻黄用到15g，附子因病而宜，最大量可以用到150g。因为瘫痪病人是因寒，寒者收引，四肢不能伸展，言语不利，自汗出，大小便失禁，这都是阳气不足的表现。因而在补阳还五汤的基础上，加用麻黄附子二辛汤。我在治疗此类病证中体会到，益气活血不加热，血流缓慢，肢体发凉，屈曲不能伸，而产生诸多的变证。我们在治疗过程中，同时做动静脉彩超，用补阳还五汤加麻黄附子二辛汤，颈动脉中的斑块会减少。这就说明扶阳法可以解决血瘀的问题，可以解决半身不遂的问题。

疼无热不消，在五脏六腑、奇经八脉、十二经络、四肢百骸病当中，疼痛发生的最多。如果能够抓住疼痛这一主要矛盾，并能迎刃而解，这就是好医生。《素问·举痛论》曰："寒气客于脉外，则脉寒，脉寒则缩踡，缩踡则脉绌急，绌急则外引小络，故卒然而痛，得炅则痛立止。"这段经文告诉我们，热到疼即消。对于治疗疼痛，我创立了一个方子，消积止疼散。这个方子来源于中风散，中风散在《太平惠民和剂局方》《寿世保元》中有记载。这个方子比较大，人参、灵芝、首乌、白蒺藜、川乌、草乌、石膏、天麻、川芎、白芷、生甘草各12g，细辛、荆芥、防风、羌活、辛夷、苍耳子、苍术、僵蚕、地龙、黑白附子、明雄黄、乳香、没药各6g，烘干碾细过箩，一次2g，饭后服。凡是肿瘤痛、癌症痛、风湿痛、类风湿痛、头痛都可以使用。也可以做成胶囊。一个胶囊是0.33g，一次5~7粒，若效果不明显，加麻黄10g。麻黄能除癥瘕，能助肺通调水道、朝百脉。我治脑血管病有效的诀窍是在麻黄。

瘤无热不减，关于肿瘤的形成《内经》上讲得十分清楚，"寒气客于小肠膜原之间，络血之中，血泣不得注于大经，血气稽留不得行，故宿昔而成积矣。"肿瘤形成原因是血瘀、痛、积，是因寒而形成的。如果肿瘤长在大脑里面，越长越大，阳不化积，阴成形，血瘀、水饮、积块占据阳位，阻滞清阳上升和浊气下降，经脉瘀阻。血瘀不行则为水。脑瘤行核磁检查，一般是表现为低密度，这说明他不是实性的东西。因此我提出来脑出血、脑瘤，既有血瘀，也有沉积和水瘀。治疗要保存真气，强调阳气对人的生理活动的影响。心无阳，血则不运；脾无阳气，水谷不化；肝无阳，疏泄不行；肺无阳，则宣降失司；肾无阳，则浊阴凝闭；大脑没有阳，则急骤升

141

降。治疗脑瘤要强调阳气的宣通，用阳法治疗。阳升则阴降，阳降则阴升。肿瘤形成的病机是阴血积聚，阳气失宣，寒积血瘀，寒邪上扬。我提出温热扶阳是治疗脑瘤的大法。西医治疗脑瘤就是"五管三素两把刀"，五个管：输液管、氧气管、导尿管、灌肠管、输血管；三素：维生素、激素、抗生素；两把刀：伽玛刀、手术刀。中医治疗肿瘤，只要认识到位，思想到位，所用到位，措施到位，方法到位，就能立于不败之地，取得良好的疗效。所以我认为温热药物治肿瘤具有明显的效果。据有关记载，多数肿瘤学家以活血化瘀、软坚散结、清热解毒等方法来治肿瘤。岂不知肿瘤的主要原因是阳不化气，阴盛阳衰，寒血凝滞，瘀血内积，治疗就是以阳化虚、温热扶阳、温通脉络、消散肿块、化痰散结等法，应用以附子为君的麻黄附子二辛汤。有人会问，你怎么发现辛夷能治肿瘤？这是我学习的体会。辛夷性辛温，入肺，轻能上升，能助胃中清阳上行达于天，能温中，治头、目、面、鼻等九窍之病。辛夷的味是走散祛邪，而取其质地轻浮，能温中脾胃，胃中之阳气上达于脑，治疗因中州清阳下陷，脑失所养，致元阳失其调节的内脏官窍的机能，以其能升脾胃之清阳，乃治脑病之大法。

为什么要用扶阳法来治疗脑瘤、脑梗塞、脑出血、脑昏迷、植物人、脑痴呆、脑萎缩等疾病？我从理论基础上来讲讲这个问题。我的思想来自于扶阳思想的探源，来自于扶阳思想的继承，来自于扶阳思想的发展，在《伤寒论》当中有辛温法、四逆法、桂枝法、麻黄附子细辛法。辛温的方子有孙思邈的大小续命汤，凡脑病都可以用。温热扶阳法，有四逆汤加人参麻黄附子细辛汤，还有我自己创制的心脑复苏汤。

温热扶阳法是在实践当中摸索出的一个法则。阳损及阴，阴损及阳。疾病是千变万化，很复杂，有寒证、热证、虚证、实证，但我归纳起来就是开证、合证两大证。开证的表现是，发热、流汗、流眼泪、咳嗽、流涕、多尿、泄泻、哮喘、呕吐、腹胀、出血、黄疸、高血压、高血糖、高血脂等，这都是开证。合证的表现是，肢体痉挛、抽风、失语、尿闭、尿少、脑梗塞、肠梗阻、脑瘤、癌症，这些都是合证。病证不是太多，只是一合一开而已。开证的原因是什么呢？阳不敛气，阳不抑阴。合证的原因是什么呢？阳不化气而成形。开证和合证均与阳密切相关。开为阳，合为阴。阴阳之证，为什么都要以阳来治疗呢？就是阳主阴从，有阳则兴旺，无阳则衰败，无阳则得病，有阳则病愈。郑钦安"沉潜于斯，二十余载，始知人身阴阳合一之道，仲景立方垂法之美。"阴阳是一不是二，阳能主，阴就能从。阳主阴从，称为阴阳合一。合则开之，开则敛之，一阳也。病在阳者，以阳抑阴，病在阴者，以阳化气。这就是扶阳的核心。阳能治百病，能治千病，能治万病，能治中国的病，能治世界的病，这一点不要含糊。治病就这么简单，但也不要把扶阳凌驾于八纲之上，讲阳气不要否定其他。

我不是一个纯粹的脑病大夫，其他疾病我也会处理。我希望大家凡是自己开诊所的人，你要有两手，要有扶阳的这一手，还要有针灸这一手。针灸疗效显现特别快，能够提高病人的信心。

我治过一个肾衰的病人，21 岁，肾功能衰竭，久治不愈，已花费数十万之巨。刻诊：尿素氮 200~300mmol/L，不想吃饭，大便干燥，血压很高，气息奄奄，活动无力，每隔 2 天要做 1 次血液透析，花费很高。我分析他体内水饮留停，肚腹胀满，但大便干燥。根据金生水，肺生肾，肺又与大肠相表里。处方：苓桂术甘汤加附子、麻黄。3 天内水肿消退一半，不用再透析。治疗一个多月，病人病情稳定，症状好转。

心衰的病人，我用心脑复苏汤，疗效很好。肺癌用附子加清肺滋阴汤。尿结石用附子加八正散，金钱草 300g、海金砂 150g、鸡内金 60g。黄疸的病人，用附子和赤芍。乳腺增生用半夏厚朴汤加急性子，要加用附子。脑瘤用麻黄附子二辛汤加吴茱萸汤。脑梗塞，用麻黄附子二辛汤加补阳还五汤，或瘫痪得效汤。脑出血、脑昏迷的病人，用附子人参四逆汤和心脑复苏汤。多汗症，用附子、地骨皮加桂枝汤。心绞痛，用附子、麻黄加桔梗、半夏。肝脾肿大者，附子柴胡芍药汤。糖尿病，要用益智仁加六味地黄汤、附子。

我讲得可能不尽如人意，有不妥之处，请大家批评指正。

孙永章：刚才高院长应该说毫无保留，把一些家传的秘方都告诉了大家，他的思路结合了扶阳的思想，在治疗脑病方面进行了系统的阐述，希望大家回去可以好好再学习。高院长上午的报告，确实是他做了一个系统的、深刻的思考、尤其他提到的开症和合症的思想，并扶阳的思想运用到这两大症当中，从病机到治则都用扶阳思想精神来概括，对于我们的临床工作应该有很好的指导作用。扶阳的思想，正如高院长所说的，已经深入到中医的医疗、教学、科研等各个方面的研究当中。在中医的辩证体系中，加上扶阳理念思想，会使你的思维更加开阔，更加全面。在当代中国各方面齐步发展的情况下，中医要发展，也要与市场充分结合，只有这样才能促进中医的发展。我也预祝我们参加扶阳论坛的各位代表，回去把自己的诊所、医院办得红红火火，走向全国，走向世界。

最后，让我们把掌声再一次献给给我们作精彩报告的高院长。

扶阳论坛

扶阳思想在脑病中的应用

扶阳法在中医临床疑难病症的应用经验介绍

傅文录

张存悌：受大会委托，下面的会议由我来主持。我们邀请到了河南省平舆县人民医院的傅文录老师来做下面的演讲。我和傅老师比较熟悉，我们都有共同的经历。从中医学院毕业后，在基层摸爬滚打二三十年，在不断的摸索中识到火神派的妙处，然后学习、研究、实践、总结。傅老师不止临床经验丰富，而且治学非常成功，仅就火神派这个专题而言，他就已经出了七本书。他是一个很勤奋的学者型的临床医家。我们还曾经两次共同到香港去讲学，目的只有一个，就是去传经布道。今天由他讲讲他学习火神派治疗疑难病症的经验，请大家欢迎。

傅文录：各位同仁，大家好！首先感谢学会的孙永章主任以及大会的筹备委员会，给了我这次学习的机会。同时，我也很荣幸能与这么多的火神派专家学者，进行面对面的切磋交流，非常感谢。我来自于基层，是一个小小的中医大夫。有人问我为什么可以在一个综合性的县级医院，能够去想做这些学问？我常常给大家讲，在西医院我们能站住脚，不被西医打垮，这就验证了我们的定力，这个来源于我对火神派的理解与临床应用。由于我的学习与实践能力有限，所以说我讲的这些东西，只能代表我个人的看法，有不完善的地方。如果有不当之处，欢迎各位同道给予指正。

我要讲的题目是"扶阳法在中医临床疑难病症的应用经验介绍"，包括两大内容，第一就是为什么扶阳法能够治疗疑难病，我会从四个方面做简单的理论探讨。第二，我想从应用方剂学的角度介绍一下个人应用扶阳的经验，从个人应用的角度来谈一下用扶阳方药的体会。

什么是疑难病？我感觉这个题目对于每个人来讲都不一样，简单一句话，我们治不好的病都是疑难病。这个病我治不好，不代表其他的人治不好，也不代表就是过去现在将来都治不好，也就是说治不好的病，只能说是因人、因时而已。随着时间的延长，随着认识的深入，有一些过去所谓的疑难病，现在都有了很好的治疗结果。我发现疑难病都有一个共同的特

145

点，就是阳虚证比较多见。为什么会形成这样一种趋势？总结起来有六个方面，我们的社会现象造就了这种局面的出现，产生了阳虚证的大环境，人们处于一种亚健康的状态，有很多的资料表明，这种亚健康的状态都是阳虚证。有效的科学统计数据证明，亚健康状态人群已经达到了 60%～70%。

这些人在无病的状态下处于阳虚证，患病之后，阳虚更加明显。阳气不足，人体内修复与自然抗病能力会降低。为什么有很多的治疗方法，治来治去效果很差，就是因为阳气不足，这些药物无法发挥作用，由此而看阳气问题导致很多临床疗效会大打折扣。

为什么阳气虚的人容易得病呢？这是一个值得我们思考的问题。祝味菊讲了一句话，"阳气盛而后物尽其用，正气旺而后体无弃材"（《伤寒质难》）。也就是当阳气可以带动的情况下，机体可以发挥正常的作用。一旦是阳气不能带动，正常的东西也可以变为邪。阳气的不足导致了邪气的产生，根本原因在于什么？是阳用无能所导致的。所以说阳虚证是我们所说的疑难杂症的主要焦点。祝味菊有一句话解释得非常清楚，"阳衰一分，病进一分，正旺一分，邪怯一分"。（《伤寒质难》）这是很简单的道理。

阳气不足，是心肾的问题。火神派有一个理念叫立水火之极。为什么要立水火之极？水火是人的根本，当阳气不足，人的水火都会受到重创，而且水火在人体内最显用的地方是心和肾的问题。"君火以明，相火以位"（《内经》）。君火指心火，相火指肾，肾是体，心是用。我们一切活动能量的来源是源源不绝的肾火，也就是相火的资助。所以说临床上疑难杂症为什么难治，根本原因是心肾立极的火弱了。

在临床上知道阳虚证为主的病证，我们怎么判断与把握治疗的方向？"治病必求于本"（《内经》），这个本就指阴阳。左右者阴阳之道路也，非左即右。"人生有形，不离阴阳"（《内经》）。《易经》讲到，"一阴一阳之为道"，而"偏阴偏阳之谓疾"（《医学启源》）。为什么要明辨阴阳呢？因为"人生有形，不离阴阳"，得病了无非就是阴和阳的关系失衡。疑难杂症表面上看是很复杂，但是郑钦安讲得非常清楚，"发病损伤，既有不同，总以阴阳两字为主"（《医理真传》）。高度概括了发病的主要特点，郑钦安这一句话，已经道破了天机。我们抓住阴阳的调理，也就找到了治疗疑难杂症的主要方法，怎么来把握阴阳属性呢？"善诊者，察色按脉，先辨阴阳"

《内经》）。察色就是望，包括望全身、望神，主要是望神、看舌把脉，把病人的口述之外的信息告诉你，把理化检查体现不出来的信息告诉你。扶阳理念要求我们从阴阳着手，治病求本。求本之道，道是最高的层次，道下面就是阴阳，火神派为什么有这么好的疗效，是因为我们调整的是病人的整体，而并非头痛治头，脚疼治脚。

我们对阳虚证的判别，心中要有定力。我的观点就是，只要"舌淡脉弱"，就判定为阳虚证，这非常简单。舌淡而滑润，没有很明显的燥裂，脉象很弱，提示生命力低下，气之不足，这就是阳虚。至于说是不是有合并症我们就不管它了，只要是阳虚证，就一定要把握好这个阳虚证的治疗方向与规则。

阳虚证的治法，回阳、温补，有时以救阳为急。如果认为是阳虚，但还有很多因素困扰你，拿不准，我们利用方子来实验，小剂量四逆汤先喝点试试。就像吴佩衡老先生有一个医案讲，拿不准的时候，先来一点肉桂粉冲点喝。这就是很好的方法。如果说这个方子吃了以后反应很好，可以逐渐增大剂量。用三阴证的方子来治疗三阴病，说明治疗方向是正确的。所以说临证必须先把握方向，辨别阴阳，"以三阴之方治疗三阴病"，肯定或有很好的疗效。

扶阳可以治疗很多的疑难杂症，现在很多人都在探讨。我想借助已故的名医祝味菊的学术思想，跟大家做一个简单的介绍。祝味菊认为，"证候是为疾病之表现，并不是疾病的本身"（《伤寒质难》）。大家听清楚不是疾病的本身。他解释的这个问题，我认为是非常确切，就是说症状再复杂，它也是外相、是表象。本相是什么？人体有病了，疾病外因的反应所产生的结合产物，这些产物导致了很多的症状，这就是象，有的时候看很复杂。透过现象看本质，可以看到它所谓的证并非是疾病本身导致的，而是因为疾病的诱因产生的人体祛邪反应。祝味菊认为，证候可以诊断疾病，但人体的体气才是我们用药的参考。体气来源于那里呢？"察色按脉，先别阴阳"（《内经》）。祝味菊的这个理解，在当时的那个年代很不容易。在中西汇通的开始的阶段，"疾病表现于证候，体力显露于色脉"（《伤寒质难》），参透色脉可以知道体气盛衰，体气盛衰是用药的主要参考。这就是祝味菊的医案，半个世纪过去了，很多人难以读懂。我也读了很多年，也是只能读出一点头绪而已。他的思想境界，感觉我们真是很难理解。

舌脉不会说话的，要靠医生的眼睛和手。眼睛看神、看舌，手摸脉象，舌脉的问题是用药的参考，而并非是看到所有的症状就去治疗所有的症状。这就是郑钦安老夫子讲的，只要判断是阴证，不管是什么病，去扶阳就对了。我们理解这个道理以后，我们去扶阳心中更有定力，用药不至于被外界的干扰因素所动摇。

祝味菊讲疾病的进退靠什么来左右？就是人体的阳气。祝味菊讲了一句话名言，"阳常不足，阴常有余"（《伤寒质难》）。用这句话来看待现在的社会，更能说明问题。由于人体与邪气处于一种长期争斗的过程中，导致疾病难以恢复，这是导致疑难杂症难以恢复的主要原因。为什么扶阳可以治病？还有一个最确切的理念，因为人是一个热血动物，喜热而恶寒，要保证恒定的温度，才能保证最根本的生命基础代谢。所以在很多情况下，针对疑难杂症没有用特别的药物，并不是专门治这个病，居然治好了。这样的成功例子，老师们讲得非常多了。为什么呢？就是我们不去面对复杂的病因调理，只管去扶持体力，因为人体内有强大的自然恢复和平衡能力。当有邪气存在的情况下，人体会积极地产生自我疗能。很多的药物能发挥作用，是因为药物改变了体内的环境，给予体力的支持，让机体有力量顺畅通道，去解决问题。病变万端，不外体力之消长。体力盛衰是因为什么造成的？就是药物造成的，这是祝味菊的看法。

自然疗能就是人体的阳气，"治病只要扶真元，内外两邪皆可绝灭"（《医法圆通》）。这样的医案举不胜举。为什么扶阳能够治病？因为我们治的是人而不是病。祝味菊的总结最为精彩，所有疾病，去邪功劳就是阳气，而且邪正的消长之机，就是以阳气的盛衰为转归。

下面谈一下扶阳与活血化瘀的问题。我个人认为，阳虚久病，必定会有血瘀。阳虚还会有比较明显的表现就是血脉收缩，血脉收缩，血脉不畅，不仅影响心脏，更关系到营养、药物是能否发挥作用。任何药物作用的发挥，如果没有血脉通畅这个基本条件，是无法达到治疗目的的。人体是个庞大而复杂的网络系统，以脏腑为中心，以经络为通联，血脉是经络通导的底线，血到气自到。任何的地方在有病的情况下，都会导致血管网不同程度的障碍。当人体生病的时候，局域网肯定会出问题。人体有牵一发而动全身的自我调整和影响作用。当局域网有问题的时候，全身的网络系统都会产生积极的协调，甚至开始自我调整，这个调整有一些可能是好事，有的可能是坏事。我们想用药物达到治疗的目标，除了用很少的扶阳药姜桂附增加动力以外，就是要考虑如何克服血脉通畅度的问题。

为什么很多的经典火神派名家用的药，我们感到非常的惊奇，甚至不可思议？我认为，就是靠强大的动力来推动人体阳气的走动。作为一个大夫，应该有多种思维方式。如果胆子比较小，想用小量的扶阳药治这个病试看，就可以用小剂量的扶阳药配合活血化瘀药，即把畅通气血的药结合起来，这是治疗疑难杂症的很好思路。如果大家看到我的医案，很多人会质疑，认为我的方子里有点乱，老是用活血的药，对这个不太理解。我讲清楚了，大家是能够理解这个问题的，还可以在这个层次去尝试。中医活血化瘀药，西医大夫在大量地使用，为什么我们自己不去应用呢，这是值得我们去思考的问题。我喜欢用王清任的许多活血化瘀方，如通窍活血汤、会厌逐瘀汤、血府逐瘀汤、膈下逐瘀汤、少腹逐瘀汤、身痛逐瘀汤、补阳还五汤、通经逐瘀汤、解毒活血汤；后世的方药如丹参饮、失笑散，还有张锡纯的活络效灵丹，都是好的方法；简单的就是两种药，丹参和三七。我应用的体会是，如何把扶阳药和活血化瘀组合起来用。例如头痛，我们判断是三阴证，扶阳药效果不好。我们可以把通窍活血汤作为治疗头痛的基本方，调理气血，再用辨阴阳的思维方法来判断阴证的程度，把握扶阳药的剂量，这样就会事半功倍。这个思路可以用在全身所有的症状，我们用王清任的思路结合扶阳学说的理念，可以很好地提高临床的效果，同时可以减少热药的应用。

下面我从理法方药及方剂学的角度谈一下扶阳理念在临床上的应用。

第一，回阳建中汤。回阳建中汤就是我们常说的大回阳饮、小回阳饮。大回阳饮是吴佩衡老先生创立的，四逆汤加肉桂。小回阳饮，为什么称为小回阳饮？因为郑钦安书里面有回阳饮，但没有药物组成，最后经过唐步祺老先生多年考证，加上临床理解，推断出来是四逆汤加人参，就是张仲景的四逆加人参汤，为了和大回阳饮区别，我称之为小回阳饮。大回阳饮、小回阳饮加桂枝、苍术、白术、石菖蒲、甘松、砂仁、三七，就是回阳建中汤。很多疾病为什么难治，就是因为胃口不好。如果胃口打开了，这个病就比较容易治了。

我举一个医案，病人因贫血导致的发热，血红蛋白较低，多方治疗无效，长期低热。病人症状很像气血两虚证，但是从舌脉上看是明显的阳虚证，舌淡胖大、脉沉细无力，符合我说的四个字：舌淡脉弱。不管什么病，只要舌淡脉弱我们就可以用三阴方去治。我用回阳建中汤，但病人大便干燥，加麻仁，7剂。服药以后，体温很快恢复正常，精神非常的好，体力增加，胃纳转佳。如果我们用以前的思维方式，气血双补用归脾汤，肯定也能治，但是效果不会像这样好。为什么呢？在阴阳之间有一个阳主阴从的关系，血不生是因为气不足，气不足无以化阳，补阳可以生血动血。你血不生，但是气要补足阳要生，阳生的同时才能带动血，所以说我们用这样的方子治这样的病是非常简单的。

　　另外一个医案是女同志怕冷，这种人我认为比较多。因为现在在女同志中流行吃水果减肥美容。我曾经写过一本科普书叫《人体内的太阳》，里面讲了水果的问题，欧洲人是把水果作为一种食物来吃的，因为欧洲人一般是肉食为主的，需要靠水果来补充纤维素、维生素，并认为水果可以健美。这个理念引入中国后，很多人认为是个好方法。但是长期吃水果会导致四肢怕冷。这个患者，24岁，产后调养不好，怕冷，天一转凉就毛衣在身，月经不调，舌淡紫暗滑润，脉弦细无力，弦是寒主肝。治以回阳建中汤加益肾的药物，10剂。吃了以后感觉非常好，精神也非常好。第二次继续还是原方用，用过后症状基本消失。所以说怕冷的人基本上就是阳虚加血瘀，脉象都有明显的特点，弦，主肝，肝脉拘急导致血脉不畅。所以用扶阳稍加活血药，可以说有事半功倍之效。

　　第二，我应用李可老师破格救心汤的思路。破格救心汤来源于李可老先生，这个方子对中医火神派来讲有着举足轻重的作用。没有一个人不知道，没有一个人不会用的，但每个人在用的框架上都有不同的层次发展，都有自己的见解。这个方子里面有麝香，麝香在基层、在小的地方很难买到，而且假药比较多。在这个方子里面我用石菖蒲、白芷、威灵仙三味药来代替麝香，白芷又称为小麝香。这三味药都辛温走通，再加一点活血化瘀药，一般病情较轻的病人用会有疗效。这个方子李可老师主要用于很多危重疾病。我们在危重疾病时可以用，有些病不属于危重疾病但是很难治的情况下，也可以用。但我们要随症加减，随症加味。我用原方有个习惯，喜欢用成方，除非特殊的药，一般只加味很少减味。

　　有一个这样的医案，老年女性，80多岁，肺气肿。肺气肿的病人在基层非常常见，而且非常难治，中西医治疗效果都较差。喘是因为阳虚不能纳下，这个病人除了喘之外，舌胖大有齿痕，是典型的阳虚有湿；苔厚腻稍黄，是湿邪郁久化热；脉硬沉弱，尺部略滑。硬脉我是这样理解的，人体的脉就像小河流水一样，一年四季在流淌，春夏流淌的非常有规律，摸着非常温柔，到了冬天上结冰了，摸着是冰块。郑钦安认为硬脉是寒证的表现是非常正确的。有很多人看到脉硬，用一些镇潜的、寒凉的药物，病人的体质很快就会垮掉。所以说脉硬是值得我们思考的问题。我就用了破格救心汤加利湿药。再比如说有热像，脉沉重略兼滑，大便不通畅，就加了一些疏利的药。我们要活用这个方子，方子再好我们不活用是不行的。服药后气喘很快得到改善。老年人得这个病就是虚喘，是肾不纳气的问题。

另外一个是临床常见病，感冒后咳嗽。学生，女，14 岁，体弱多病，每次感冒了以后咳嗽，持续很长时间。咳嗽不断，昼轻夜重，阴邪上干清道导致阳气不能下沉。腹泻，舌淡，脉沉细无力，是典型的阴证。处方小剂量破格救心汤加收敛药。服药时出现意外，本来开了 5 剂药，让每次取附子 30g 先煎 1 个小时，家属回家煎药时，把 150g 附子全部煎了，然后和上其他药服用，1 剂服完以后，咳嗽痊愈。一个小姑娘那么瘦，才 14 岁，误食 150g 附子，疾病痊愈。处方里面没有一味治咳嗽的药，这就是扶阳理念的神奇之处。

再一个是潜阳封髓丹。这种方子适用证很广，阳虚兼夹郁热的病人都可以用。这就是吴氏家族、郑钦安老夫子都三番五次地强调潜阳封髓丹的临床应用的原因。头部的疾病，基本上都是阴火，很少是湿热的。所以说这个方子对头面部疾病，特别是口疮、口唇烂，都有比较好的效果。处方里黄柏的应用要依病人的情况而定，一定要把握好度。黄柏能潜藏阳气，但性寒，当附子量不够大时，黄柏的使用一定要恰到好处。典型的阴火证，应用潜阳封髓丹治疗，效果确切。但是黄柏的应用，大家一定要把握好度。苦寒药一定要慎用，用好了能治病，用过了头也会伤正。

下面我讲一下大方治疗结肠炎的体会。结肠炎是一个比较常见的病，很多的人病程都是以年来记的，3 年、5 年、10 年、20 年都有，中药、西药、加上灌肠，都略有效果，但无法根治。理解大方的组方机理需要一个比较高的境界。治疗结肠炎的大方里有附子理中汤、小承气汤、痛泻要方、薏苡附子败酱散、活络效灵丹加茵陈、促消化的药，大概 30 味左右。为什么要这样设计？因为很多慢性结肠炎并不是像我们说的是纯阳虚。肠道有肠道的特点，有几米长，弯弯曲曲，瘀久也会生热。这个热要合理地解决，如果不解决的话，病人吃药以后会非常不舒服。香港有一个朋友讲过这样一句话，患病本身是一种痛苦，用药期间如果让病人在减少痛苦的同时得到快乐，并痊愈，岂不更好？这个观念值得我们思考。我们如果把思维放在减少病人痛苦，病人慢慢地可以治好，那是上上之策。我用这种方法治疗结肠炎，一般开3剂药，吃法比较独特，吃1剂间隔2天。为什么这样服用？因为结肠炎是虚实夹杂，祛邪不伤正，扶正又不助邪，采取间断服药的方法，以候正气来复，保证祛邪不伤正。还要告诉患者，服药后泄泻会加重，停药后会慢慢减轻。

有这样的一个病人，女性，33岁。慢性结肠炎病史10年，曾经吃一个老中医的汤药300剂，服药后有效，停药就会复发。舌淡胖大水滑，苔白腻，脉沉细无力，尺部略滑，是阴盛阳衰兼有郁热。处方：附子、炮姜、炙甘草、苍术、白术、党参、丹参、三七、枳实、乌药、厚朴、生大黄、防风、白芍、陈皮、血竭、三棱、莪术、败酱草、威灵仙、徐长卿、麦芽，3剂。我喜欢苍术、白术同用，两味药达到三个作用，即开、运、化。吃1剂，间隔2天。10天以后，疗效非常满意。

还有一个这样的特殊病例，就是口腔溃疡加肠炎，10年病史。上面有病下面也有病，实际上讲这是一种病。口腔溃疡一犯，肠炎就犯了，舌胖大，边有齿痕，稍红，有郁热；苔腻稍黄，湿中加热；脉沉，尺部略滑。我们要考虑瘀滞，处方即上方加沉香，3剂，服法同上。服2剂后，结肠炎症状缓解，口腔溃疡愈合。又服3剂，基本痊愈，后用成药巩固疗效。

另外，介绍一下我用李可老师温氏奔豚汤加味治疗高血压病的体会。我在李可老师的启发下，在原方加生龙牡、紫石英、磁石、山萸肉、熟地黄、三七、二陈汤形成基本方的框架。为什么要有基本方呢？很多的高血压病人是没有症状的，有的年轻人量血压150/100mmHg，但是没有症状，不头晕、不乏力。这是跟现在社会有关系，病人痰湿都比较重。痰饮是湿邪，是阻碍血脉通畅的主要的矛盾之一，再加阳气虚，血脉不通畅，血瘀比较明显。用药一般是基本方，随症加味。另外项背部有紧缩感，是高血压的一个早期表现。项背部是太阳经走行的部位，可以加麻黄、细辛，来提高疗效。一般1个月为一疗程。附子的用量可以逐渐递增，100g就足以解决问题了。

有一个医案，是年轻人，体检的时候发现血压高，150/100mmHg，没有症状，血脂高，胃纳佳，二便正常，舌淡胖大水滑，苔薄白稍腻，脉双手沉细无力，尺部更弱。察色按脉，先别阴阳，这就是阳虚证。处方：温氏奔豚汤，服药1个月。效果很好。2个月后复诊，血压非常稳定。

还有一个香港的病人，比较特殊，服药30剂后出现了晕厥。50多岁的人，高血压30多年，有家族性的病史，从那次反应以后，血压一下子下来了，120/80mmHg，几十年的阴寒证打通了。这个病人我们经常联络。高血压病没有症状，我们只有回归经典，察色按脉，先别阴阳，把握纲领，阴阳会给我们指明治疗的方向。

还有一个医案，心动过缓。心动过缓主要是心阳虚，心阳来源于肾阳，火体在肾，体是不能用的，用在心。我认为人体以水火立极，这就是体和用的关系，最后回到阴阳上。扶阳能够提高心率，所以潜阳能够降低心率。患者睡眠不好，一派的阳虚症状，舌淡胖大苔白，脉沉细而弱，是阴火证，是既有阳虚又有阴火上乘。处方：温氏奔豚汤加味，10剂。服药后，睡眠很好，纳佳，脸红、盗汗缓解。继服10剂，血压基本平稳，心率缓慢上升。所以说加味继续吃10剂。

我再谈一下对麻黄附子细辛汤应用的看法。麻黄附子细辛汤，应该叫麻黄细辛附子汤，这三味药的排列层次不能颠倒。为什么呢？麻黄走表，附子走里，细辛走表里，不能把附子放在中间，附子应该放在细辛后面才对。在这里我想讲一个皮肤病病例，是一个比较特殊的皮肤病，病人是个建筑工人，经常接触水泥，导致皮肤增厚，瘙痒，久治不愈，睡眠不好，舌淡润水滑，脉浮、硬、重按无力。舌淡润水滑，可以诊断为阳虚，脉硬肯定是寒证的问题。处方：麻黄细辛附子汤，量很大，麻黄用了30g，加李可老师的乌蛇荣皮汤。麻黄细辛附子汤单用效果比较差，加上益肾、理气血、调阴阳的药物，治疗效果会明显。服药后效果很好，瘙痒消失。复诊：改生地黄为熟地黄，附子加量至100g，3剂。病人手掌增厚的皮全部脱掉，痊愈。

一个老太太患带状疱疹，疼痛很厉害，衣服不能沾身。我诊断为典型的阳虚证。处方：麻黄细辛附子汤，3剂。服药后，疼痛缓解大半，立竿见影。然后调整处方，注重调理气血，因病人带状疱疹在少腹，处方：麻黄细辛附子汤加少腹逐瘀汤，3剂，病人痊愈。

扶阳论坛 ⑤

扶阳法在中医临床疑难病症的应用经验介绍

最后我讲一下应用乌肝汤的经验。乌肝汤来源于《四圣心源》，是黄元御书中经典的经典。我认为乌肝汤是他一生经验的精华所在。乌肝汤原书认为用于治阴脱证，实际上这是一个升肝阳的方子，对肝胆病变、眼病、胆囊病有很好的效果。

我治过一个这样的病人，我们县一个年轻的干部，工作劳累加饮酒，导致视网膜脱落。西医眼科通过激光烧灼使组织碳化粘合，但是不能保证不会再次脱落。病人视力很差，身上没有什么特别的阳虚表现，只有舌体胖大苔白，脉沉弦细，就确诊为阳虚证。处方：乌肝汤加四逆汤、通窍活血汤，这是我的套路，10剂。服药后，去医院眼科检查，视网膜恢复很好，建议回家调养，不需要再治疗。继续服药1个月，巩固疗效。如果说没有扶阳理念，没有活血理念，我们想治这样的疑难病是很困难的。因为胆囊是中正之官，需要吸纳胆汁的精华，定时排泄。饮食不规律，就会导致胆囊病变。我用乌肝汤来治疗胆结石，泥沙样结石直径在 0.5cm 以下，在乌肝汤的基础上随症加味，一般一个月就可以治愈。

我的交流到此结束，讲得比较粗糙，而且经验也不足，希望大家多多指教。

张存悌：傅老师讲得很精彩。卢教授、刘教授长于在道方面的阐述，傅老师长于在术方面的阐述，希望大家各取所需。这也说明我们的论坛的兼容并举、百家争鸣。让我们再一次向傅老师的辛勤劳动表示感谢。

交流发言

参加扶阳论坛和应用扶阳理论治疗疑难杂症的体会

赵作伟

孙永章：今天请一位参加我们扶阳论坛的代表，山西省绛县中医院院长赵作伟先生，谈谈自己参加扶阳论坛的体会。

赵作伟：各位领导，各位老师，同仁们，早晨好！以往我在这样的一个会上，都是坐在下边的。现在之所以能够坐在这个地方跟大家汇报我的学习情况，得力于扶阳理论。下面我就跟大家讲一讲，扶阳理论是怎么助我登上中医殿堂的。

我毕业于山西医学院，毕业以后在基层工作，因为看到了中医治病的神奇疗效，开始西学中，从西学中开始到现在大约将近 40 年的时间。在这 40 年里头，我走过弯路，也曾经迷茫，曾经灰心丧气过，后来是扶阳理论助我走上了中医的殿堂。我学中医经历了三个阶段，也就是处于三个境界，收到三个效果。首先，开始西学中时，因为西医的一些理论在我的头脑里边已经根深蒂固，所以我常常是用西医的一套理论去套中医，这个效果是可想而知的，我的诊所门前常常是门前冷落车马稀，对此，我心中很是苦恼。第二个阶段：重学经典，步入仲景之门，初见成效。正在我彷徨苦闷之时，有人提出来"学经典，做临床"，即要想学好中医，就必须学好经典。我又开始补经典这一课，补了这一课以后，基本上能够用中医的思维和中医的理法方药去处理疾病，病人就多了一些。有一个老师曾经问我，学经典、做临床，你怎么考虑这个关系？我的体会是，学经典就是学习古人的世界观和方法论。对于我们西学中的人来说，就是用中医的思维去改变西医的一些思维，用中医的理论去逐渐替代头脑里边西医的理论，学习用中医的方法、理论去分析、认识和处理疾病。由于治病效果好了一些，找我求诊的病人也就多了一些。这样我就又发现了一些问题，有一些疾病诊断不清楚，也治不了。这个时候，我觉得需要进一步提高自己。正在这个时候，我看到了一篇文章，是写沪上火神派的领军人物祝味菊。祝味菊是个传奇式的人物，从小聪明好学。他学过西医，到过日本，后来他来到四川，参加扶阳讲坛。在扶阳讲坛学完了以后，又回到上海。在上海的这段时间，徐小圃的儿子生了重症，好多人都没法医治，祝味菊就1剂中药使这个孩子转危为安，从而使沪上的名医包括徐小圃都拜倒于他的门下。我当时就想，扶阳理论能够使自幼卓尔不凡的祝味菊倾心学习，初出茅庐的祝味菊又能使上海的一些名医拜倒在他的门下，可见扶阳理论是多么的深奥而实用。所以我想扶阳思想就是我下一步努力的方向。

我参加了2008年在北京举办的第二届扶阳论坛，听了几位扶阳大师们的讲座，包括卢老师、刘力红老师、张老师的一些讲座，会后我又精读并咀嚼了郑钦安的医学三书。我感觉到扶阳理论在我眼前打开了一个广阔的路径，使我登上中医的殿堂。

下面我着重说一下我对扶阳理论的三点认识。

第一点，认证只分阴阳是中医辨证的最高境界。中医的辨证方法有八纲辨证、脏腑辨证、卫气营血辨证等辨证方法，但是当遇到问题的时候，我却不知道该用什么方法去辨证。我常常想，如果有一种辨证方法能够适用于所有疾病该有多好呀。扶阳理论赋予我这样一种方法，那就是认证只分阴阳。在认证的时候，以阴阳为纲，判分万病，认证只分阴阳。遇到问题，只在阴阳上考虑，不究其他，不在其他名目上去考虑。有人说哲学家的高明之处在于把复杂的问题简单化。卢老师曾讲他的二爷爷，一针治万病，不管你是什么疾病，就扎一针，就能够治好病，这也是扎针的最高境界。认证只分阴阳，以阴阳为纲，判分万病的诊断方法，应该是中医诊断学上的最高境界。

第二点，重阳、扶阳是治病求本的具体体现。因为扶阳理论重视阳气在生理上的作用，认为阳为主，阴为从，阳主阴从，阳生阴长，阳主乎阴。在发病学上，认为阳气损伤或阳为主导的地位发生改变，就会发病。治病时要扶阳，这是治病的根本。《内经》上说，"治病必求于本。"彭子益在《圆运动的古中医学》中说："造化之气，以中下为本"，中下就是中焦的脾胃和下焦的肾。扶阳派所扶的阳，主要是指肾阳，补阳也主要是补肾阳。所以扶阳派的重阳扶阳思想，是治病求本的具体体现。

第三点，扶阳理论是通向经典的一座桥梁。每个人都觉得学习经典很难，因为经典成书年代距离我们现在很久远，词句和语法和现在都不同，言简而意赅，学习起来很困难。郑钦安沉潜于《内经》《易经》和《伤寒论》里

20 多年，把《易经》《内经》和《伤寒论》的东西融会贯通，然后用他自己的语言写出《医理真传》《医法圆通》《伤寒恒论》这三本书。我在读郑钦安医学三书的过程中，感觉每一章节、每一句话都体现着《内经》和《易经》里面的深奥道理。在郑钦安的书里蕴藏着造化的深奥玄机。读郑钦安的书，能够帮助我们领会中医的深奥。学习郑钦安的书以后，使我能很容易地理解《内经》里的深奥义理。所以扶阳理论是通向经典的一个桥梁。我有这样一个感觉，学经典是学好中医的捷径，学习扶阳理论是学好经典的捷径。

扶阳理论还拓展了《伤寒论》中四逆汤的应用范围。四逆汤在《伤寒论》中是治少阴寒化证的。原文"少阴病，脉沉者，急温之，宜四逆汤。""……若膈上有寒饮，干呕者，不可吐也，当温之，宜四逆汤。"郑钦安在作四逆汤的方解时说："四逆汤乃回阳之主方也……夫此方既列于寒入少阴，病见爪甲黑青，腹痛下利，大汗淋漓，身重畏寒，脉微欲绝，四肢逆冷之候，全是一团阴气为病，此际若不以四逆回阳，一线之阳光，即有欲绝之势……细思此方，既能回阳救逆，则凡世之一切阳虚阴盛为病者，皆可服也，何必定要见以上病形，而始放胆用之，未免不知几也。夫知几者一见阳虚证，而即以此方在分两轻重上斟酌预为防之，万不可致酿成纯阴无阳之候也。"这既是扶阳派广用四逆，泛用附子的理论依据，在当时已体现了预防为主和治未病的积极态度，现在看来也是非常适用的。

这就是我对扶阳理论的三点粗浅的认识。谢谢大家。

孙永章：赵院长结合自身学习扶阳理论在临床上应用的体会做了一个发言。大家从他的发言当中，可以看出他对扶阳的研究、理解和应用，我听了他的发言以后，感觉只要参加了扶阳论坛，作为一个中医人，会找到自信，会找到自我，也会在中医殿堂上找到自己的位置。

在开幕式上，王部长用了四个重要来肯定扶阳论坛，也肯定了学术流派研究的作用。他认为，学术流派是中医药发展的重要方式、重要动力、重要途径、重要土壤。这是中医药的主管部门、卫生行政主管部门对扶阳论坛的认识，也是对学术流派传承的认识。每一位在座的专家都像一粒沙、一滴水，只要融入了扶阳论坛的研究模式，融入了学术流派的传承模式，你就会随着这滚滚的洪流，不断地向前，流向大海，实现自己人生的完满。

下面我们再请赵作伟把他学习扶阳理论的一些案例和思考来给大家做一个介绍。

赵作伟：2008 年参加了第二届扶阳论坛，回去后我认真学习了郑钦安的扶阳三书和卢崇汉、李可、吴荣祖、刘力红四位扶阳论坛主讲老师的讲座，理解掌握以后，就把扶阳的理念融入到我的医疗实践中，疗效得到很大提升。今天我想给大家汇报一下我应用扶阳理念治疗疑难杂病的体会。

首先是哮喘。包括西医的支气管哮喘和喘息性支气管炎，这种病比较顽固，较为难治。我在西学中实习的时候所跟的老师也是西学中的。她对哮喘病人，咳嗽、咯稀痰、气短的患者，在处方里会加大量的石韦。我们知道石韦是凉性的，中医的理论认为，病痰饮者，当以温药和之。痰饮本身是阴性，为什么要用寒凉的石韦呢？老师告诉我，实验研究证明石韦有平喘作用，她的用药依据是从实验结果来的。但是病人服药以后，情况没有好转，有的病人连续服三个礼拜的药病情丝毫没有好转。这就说明用西医的理论去指导中医临床是不行的。

现在我在临床上治疗比较严重的哮喘持续状态，是使用四逆二陈麻辛汤加白芥子、炒苏子。开始时附子用 30g，吃上几剂药，病人感觉效果很不错。然而继续用附子 30g，效果就不明显了，只有增加了附子用量，才又能出现效果，一般会加到 80g，连用几剂效果才能巩固。哮喘持续状态是比较危重的，这种病人我治过大概有 6 个。病人第一次来的时候基本上都是搀扶着进来的，气喘吁吁，口唇青紫，水滑舌，手脚冰凉。我用的处方就是四逆二陈麻辛汤。病人病情缓解之后再辅以冬病夏治，经过几年的治疗，这些病人现在都活得很健壮。

有一个病人，女性，60 多岁。下雪后扫雪，摔倒致骨折。骨折复位后用夹板外固定，医者先输液十余日以"预防感染"，继因大便秘结而经常服三黄片，之后患者胃纳渐差，进食渐少，又让服多酶片及健胃消食片等。始则少效，继之无功，病情渐重，渐致无法进食和饮水，已 3 天水米不进，10 余天不大便，极度畏寒，气息奄奄。家人已开始准备后事。在别人的提醒下，抱着尽最后一点心的想法找我诊治。诊见病人半卧位，腹胀如鼓，手脚冰冷，口唇淡白，舌有齿痕，苔水滑，腹部触诊柔软。诊为极度阳虚阴盛之危候。之所以这样是医生一再误治所致。病人骨折，阳气损伤，加之服用寒凉的三黄片，滴注抗生素，导致阴液太盛，阳气虚损，肠胃寒凝，致无法饮食，大便不下。告知家属病人肾阳衰微，阴寒极盛，已到一丝残阳即将熄灭之危候，必须急用大剂四逆汤回阳救逆，否则生命之火随时可能熄灭。遂开：附子30g，干姜20g，党参15g，炒白术15g，苍术15g，厚朴12g，炙甘草15g，生姜30g，2剂。附子大火先煎1小时，再加入其他药同煎，即煎即服。2天后其子喜告曰：服用1剂后，畏寒症状明显减轻，肠中鸣动，自索饮食。2剂尽，可以下床行走，能进饮食。又处5剂附子理中汤善后，患者痊愈。

治完这个病例，我有一些感受。其一，庸医足以杀人。张润波在《医林改错》序中说："医，仁术也。乃或术而无仁，则贪医足以误世；或仁而无术，则庸医足以杀人。"我觉得这话真是入木三分！这个病人造成这种阴盛阳衰的情况，纯粹是医生误治所致。第二点感想，如此危象，2剂中药就可以转危为安，足见钦安医学的重阳扶阳思想，是何等的正确和实用！难怪它可使自幼聪慧、卓尔不凡的祝味菊为之倾心。我虽初涉此学，却也体会颇深，受益匪浅，深感越学越有学头。

再一个危重案例是一个多脏器衰竭的病人，60多岁，全身浮肿，胸闷气短，呼吸困难，动则尤甚。既往有高血压病史，20多年以前得过脑梗。最近1个月开始，由腿部浮肿进而发展到全身浮肿，呼吸困难。到某医院住院，检查见全身浮肿，心脏扩大成烧杯样，肝、肾功能异常。诊断为扩张型心肌病，心衰，心功能IV级。给硝普钠治疗。因为呼吸困难非常严重，胸片发现有胸水，而予抽水治疗，在抽胸水过程中，发生了休克，出现叹气样呼吸，满身冷汗，脸色苍白。家属认为是一种濒死的表现，自动要求出院回家，放弃了治疗。后邀我前去诊视，诊见：病人半卧于床上，呼吸非常困难，不可少动；言语有气无力，面部、四肢、全身高度水肿；不能平卧，整夜不能睡觉；昨夜犯病3次，犯病时两目圆瞪，叹息样呼吸，表情痛苦，浑身冷汗，历时数分钟缓解。饮食尚可，尿量较少。我认为病人水肿是主要矛盾，而水肿是因为心衰乃心阳虚衰所致。中医认为心阳是用，肾阳是体。治疗当从肾阳着手，宜温阳化气，强心利尿，处以真武汤原方，重用附子40g，另加益母草60g，大黄15g。为什么要加益母草呢？这是国医大师朱良春的经验，他说在利尿的时候，加上大量的益母草能够增强利尿的效果；加大黄意在通过腹泻利水排毒。经过4天治疗，病人水肿减轻，晚上犯病次数减少，程度减轻，可下床活动，饮食增加，大便通畅。但是病人呼吸困难仍然很严重。胸片示右胸有大量胸水。分析认为病人呼吸困难，除心衰外，胸水挤压肺脏影响呼吸也是重要原因。认为要改善呼吸困难，就要消除胸水。而消除胸水的最好办法就是抽胸水，但是患者不会接受。我想到使用十枣汤来逐水。但十枣汤会伤病人正气，必须是正气比较充足的病人才能用。我分析这个病人情况已经好转，平素身体尚可，可以耐受克伐，经再三权衡利弊，决定在给病人服用扶正中药的同时给予十枣汤逐水。第一次给了甘遂、大戟、芫花各等量混合粉 1.2g，用 10 个大枣煎汤冲服。4 个小时后无反应，后又追加 1.2g，病人出现腹泻，尿量增多，大概泻下粪水 3000ml。病人感觉症状减轻，呼吸困难稍有缓解。这时我犯了"祛邪务尽"的错误。第三天又给病人服十枣汤混合粉 1.8g。病人晚上犯病，浑身出汗，眼睛直视，出现叹息样呼吸，历时 1 个多小时。第二天我看病人时，发现四肢厥逆，脉搏摸不到，皮肤潮冷，极度衰弱，精神萎靡。出现了阳气将脱的危象。急用参附汤加味，附子用到 100g，干姜 30g，人参 20g，附子开水随煎随服，一昼夜连服 2 剂，也就是 200g 附子。24 小时后，病人又转危为安了，呼吸也比较平稳，四逆症状也消除了，其他情况也有好转。然后我继用此方，附子 150g，调理巩固，病人病情稳定，可以外出活动。最后临床治愈。这个病人的治愈在当地引起了轰动，病人说："我本是九死一生，是中医救了我，又使我起死回生，这是一个医学上的奇迹！中医真了不起"。一些常感自卑的中医医生从中看到了中医的疗效，又开始学习中医；一些不相信中医的人，也开始找中医看病。

这个病人的治疗成功，我觉得主要有以下三个方面原因。

第一，认证、诊断明确。尽管病人病情复杂，肝肾功能不好，浮肿，大便秘结，呼吸困难，心脏衰竭等，我能透过这些表象，看到了他肾阳虚衰的本质，这是疾病的根本所在。

第二，这个病人分阶段进行治疗，第一个阶段消肿，第二个阶段利胸水，第三个阶段纠正阳气欲脱。但不管在哪个阶段，我始终没有忘记扶阳，始终没有忘记使用四逆、使用附子来回阳救逆，这是治疗成功的基本保证。

第三，病人和家属的绝对配合。病人和家属的信任和配合，是治疗成功的绝对保证。如果病人和家属不信任，不是以命相托，作为医务人员就不可能充分发挥主观能动性，也就不会创造出医学奇迹。

孙永章：刚才赵作伟院长把他运用扶阳理念治疗的疑难杂症做了介绍，我们看到扶阳论坛的作用已经发挥出来了。来自基层的医生，都可以在临床得心应手地使用扶阳理论，这也证明了我们的扶阳学派的威力。

扶阳推经导气法在针刺治疗中应用的经验

朱立信

孙永章：下面有请来自新加坡扶阳养生学会的朱立信会长做"扶阳推经导气法在针刺治疗中应用的经验"的相关介绍。

朱立信：大家好！我是来自新加坡的朱立信医师，是新加坡扶阳养生学会创始人之一，也是目前的会长。我们新加坡扶阳养生学会，是东南亚第一家注册的推广扶阳学派思想的一个学会，由 10 位扶阳养生的爱好者共同发起。我们学会在这一两年内已经推出了很多活动。我在新加坡执业了 20 多年，扶阳这个名词我在两年前才开始接触到。之前对扶阳的概念很模糊，因为我们在学习中医的过程中，时常会碰到关于温阳、壮阳治疗的一些理论，但是学得并不全面，都是零散地从中医经典著作中学习。两年前我开始接触了扶阳的一些学说，应用于临床，临床疗效提升了很多，病人也增加了很多。但是也受到一些人批评。因为新加坡不像中国有四季，常年是夏天。我在新加坡搞扶阳可以算是第一人，有些人就批评说："新加坡这种天气你还搞扶阳，不是火上加油嘛"。但根据我过去这两年的观察，我认为不是这种情况。为什么呢？因为新加坡、马来西亚这一带的人虽然常年都是在炎夏气候之中，可是我发现很多病人的身体其实都是虚寒的。为什么会这样？因为大多数的新加坡、马来西亚人都很喜欢喝冷饮、吹空调。当我给他们号脉时就发现很多人的手脚都是冰冷的。所以我认为在炎热的天气，扶阳也是很重要的。但新加坡的制度和大陆不同，我们要面对很多问题。中药中的很多药物是被禁用的。比如在新加坡附子和黄连都是禁药，是不可以用的。如果你用了，万一出了什么事是犯法的。所以在新加坡我是以搞推拿、针灸为主。我目前所搞的扶阳，其实是以扶阳理念为指导的外治法。我本身对扶阳也有特别的感受。因为我从小身体就很衰弱，患有胃溃疡等很多疾病，从小是吃西药长大的。吃到大概十五六岁的时候，我觉得再这样下去也不是办法。然后我就跑出去找很多老师，有民间的老中医、气功师、武术家等。从那个时候开始学武、练气功。我师父他本身是民间中医，不识字，时常要求我吃一些辛辣、温中的食物来养身体。西医说我的胃病是终生不愈的，要忌食辛辣，但是老师父跟医生讲的是相反的。尽管那个时候我还不明白师父这样做的道理，我还是照着他的方法做，很奇怪，不到一年，我的胃溃疡竟然完全康复了。我今年42岁，到今年已经有20多年没有再犯过了。我现在身体很好，这就是因为我20多年来遵从扶阳养生的理念，但是那时对扶阳还是一知半解。这两年，我才开始真正深入地去了解扶阳的理念。我主要是以外治法扶阳为主。过去一年来，我在国内外已经发表了七八篇论文，都是以扶阳外治法治疗不同的疾病。我以前用扶阳是以灸法为主，针上灸，或用灸盒，用不同的灸器在病人身上施灸。在两年前我接触到扶阳罐，对扶阳罐做了比较深入的研究和探讨。我发现扶阳不仅仅是用附子、桂枝、干姜之类的药物。在外治法上也有很大的发展空间。我把我的针灸疗法称为"扶阳针"，在我的诊所用扶阳针法、用扶阳罐灸法在病人身上操作，疗效很好。现在我在新加坡的诊所已经开了11年，扶阳的方法给我增加了很多收入。

因为我是搞针灸推拿的，对中药不是很熟，经过这次大会，我决定回去后，要在中医的经典和中药、方剂上下点苦功。我20年来都是搞针灸、推拿、整脊，应用扶阳理念也是以外治法为主。搞针灸的都很注重针灸的得气，在进针后施行一定的行针手法，使针刺刺激部位产生经气的感应，叫得气。在治疗的过程中，针刺的得气与疗效有着非常密切的关系，"气热而有效，气速而速效"。目前也有一派学者认为得不得气不重要，这是新派，我是老派，我是相信得气的。在得气过后，病人是酸、麻、胀的感觉。就好像在钓鱼的时候，鱼上钩了，渔竿紧了，忽然间针被咬住了，我们称之为手感。我们针灸推拿师的手是很灵敏的，一摸上去就大概知道患者身体的一些状况。在得气手法中，大多数的研究都是在于下针后怎么运针，如捻转补泻、提插补泻、刮针柄、循法、烧山火、透天凉等常见的手法，还有一些其他辅助手法，甚至有一些仪器的辅助，如针灸仪、TDP、神灯等不同仪器的辅助，来增强针灸的疗效。如何增强针灸治疗的效果？我认为应该在针灸的得气、行针手法上下工夫，去加强他的气感和疗效，这是过去我一直在做的。我从16岁开始学习推拿，又在新加坡中医学研究院进修了5年，开诊所20多年。这20年来我都是从事针灸推拿工作，开始扎针很有信心，但是越来越没信心，因为越扎越没疗效，从什么病都能治到最后什么病都不会治了。为此我一直在探讨新的思路和方法，就在这时我接触到了扶阳。

我比较注重扎针的针感，扶阳推经导气法最重要的辅助工具是使用扶阳罐。我使用扶阳罐大概有两年的时间，一直在探讨怎么把它发挥得更好。扶阳罐的胡总第一次来找我介绍扶阳罐的时候，他们只注重温刮法，就是刮痧法。当我用了之后，感觉刮痧法太局限了。我通过自己的使用经验，把它拓展到推法，在新加坡我经常使用平推法，在经络上使用推法。扶阳推经导气法的核心概念，就是在下针之前，先用扶阳罐在经脉上使用推法，把所有经脉推开后再下针，临床效果会有较大的提高。扶阳推经导气法是以中医传统经络学为基础。经络运行全身气血、联络脏腑肢节、沟通上下内外的通路，包括十二正经、奇经八脉、十二经筋、十五络脉、十二皮部。我们在实施扶阳推经导气法之前，要先应用经络诊断，就是在把脉之外，通过经络诊断，用我们针灸推拿师的触诊在人体的皮部经筋上进行触摸，包括经络上的一些寒热温凉，肌肉的僵紧、肿胀、结节等，甚至用一些生物电检测仪的辅助来了解患者身体的状况。扶阳推经导气法的操作，就是在选择好经脉穴位后，在局部先用扶阳罐进行温推、温刮、温灸，尤其是在有一些阳性反应如结节、条索甚至有些肿胀的地方，加重手法。这些手法，根据患者的情况，我们可以做 5 分钟到 15 分钟不等。还可以使用一些介质，如红花油、扶阳经络油等，先把经脉推开再下针，患者的疼痛感会减少。我针灸治疗的一个特点就是不痛，所以很多洋人都喜欢找我治疗。

我除了在推经导气法上下工夫之外，还使用扶阳罐做灸法，尤其是灸神阙。我本身是学腹针的，跟随腹针的发明人薄智云教授学习。我应用腹针结合扶阳罐隔附子饼灸神阙治疗慢性疲劳综合征，疗效甚佳。除此之外，我认为颈椎病、肩关节周围炎、膝关节的问题，都可以用这样的方法，而且效果也很不错。

根据经络诊断的前后对比，推经导气法对筋骨肌肉疼的患者疗效甚为明显，因为它操作简单，疗效显著，值得在临床上推广。我们新加坡的扶阳养生学会，是重点在东南亚推广扶阳学派、扶阳学说的一个学会，接下来我们还会举办很多活动来讲解扶阳学说。今天来参加这次扶阳论坛碰到这么多大家，能和这么多名家在一起交流真是受益匪浅。谢谢大家！

孙永章：刚才新加坡扶阳学会的朱立信会长作了报告，这个报告是一个以中医外治法为主的报告，这个课题实际上也是我非常感兴趣的。因为我是北京中医药大学针灸专业毕业的。生产扶阳罐的株洲医疗器械公司，一直支持扶阳论坛的开办。一开始我并没有真正认识到扶阳罐的价值，直到第四届扶阳论坛，我才体会了一下扶阳罐的作用。先运用扶阳罐进行温透以后，再走罐，确实非常舒服，是一种舒服的治疗。朱立信会长率先认识到它的价值，我也希望我们在座的各位，有空去体会一下，一定会对扶阳罐的巨大作用，其实也是扶阳思想外治疗法的延伸有一个深刻的认识。

我们再一次以热烈掌声感谢新加坡朱立信会长的演讲！

从运气学角度对扶阳的理解

孙　洁

孙永章：让我们以热烈的掌声欢迎中华运气医学学会会长，澳门的孙洁博士做大会的发言。孙洁博士在澳门工作，她是中华中医药学会举办的三届国际五运六气论坛的主要发起人和演讲者，主要从事妇科临床研究工作。多年以来，在国内拜访各地名医，是一位非常善于学习、努力学习的一位中医专家。她的报告将从运气学角度谈一下对扶阳的理解，大家鼓掌欢迎。

孙洁：大家好！下午好！这一次是我第二次参加扶阳论坛。2004年我在南京的江苏省中医院进行临床实习期间，在很好的机遇下跟夏桂成老师学习妇科和侍诊抄方，接触了一点运气方面的知识。当时我在中医药大学里想学习一下《内经》里面的五运六气篇，但是《内经选读》里面的这一部分基本上已经讲授不多了。

在医院实习的时候，当时消化内科沈洪老师经常给研究生授课。他讲课时介绍了两本书，一本是刘力红教授的《开启中医之门》，另外一本是杨力教授的《中医运气学》。他告诉我们，刘力红老师的《开启中医之门》一定要看。当时我就去买了一本，看了一个通宵。看完之后我觉得运气学真的太深奥了，自己理解有困难。凌晨六点钟看完书之后，心情非常激动，提笔就给刘力红老师写了一封信。后来有机会2008年在北京参加了第二届扶阳论坛。在会上听到卢老和许多大家的讲解，使我对扶阳的体会大大地加深。回去以后，我让赵军老师给寄了100公斤的附子，开始自己尝试服用，从15g一直试到120g。在服食60g的时候，就觉得全身有一点麻的感觉，那次是在去澳门科技大学的路上，我就把车停下来，坐了一个半小时，这种麻的感觉就慢慢地缓解，产生一种飘飘欲仙的感觉。

我有了服食附子的经验和体会，我就开始应用到临床上。但是在这条道路上，也遇到了很多的困难。在澳门，附子是列为毒药的。我写了一篇"寒湿体质论扶阳"投到《澳门医学杂志》。后来，杂志社的总编通知我，把我的这篇文章发给药物事务厅，他们研究了以后不同意发表。因为我的文章写到应用附子的量达到了 100g，药理上规定的极限用量才是 30g，希望我改变一下剂量。我认为我临床用量就是这么大，如果改小了不是自欺欺人嘛。我只在文章中注明，虚弱的人和产妇要适而减之，慎用附子。最后这篇文章还是没有发表出来。我就把这篇文章作为参会论文发到了第二届国际扶阳论坛。

我这篇文章的理念就是从五行运气学来探讨扶阳。这一次听了龙梅老师和诺娜老师关于五行针灸的讲座，感觉中国的瑰宝悄悄地传到国外去了，而这一次刘教授又把它引了回来，这是冥冥中注定的。我诊疗中心的病例是五色病例本，全都是按金木水火土五种颜色来分的。五行针灸就是用十二经脉的井穴和原穴，其实也就是运用人体的五输穴来治疗的。它是依靠金木水火土五行来定位的。把人的体质确定下来以后，再用五行针刺法，就会有如虎添翼的感觉。这也是我临床常用的针法。因为金木水火土的体质是与生俱来，从我们出生的时候就已经确定了先天和后天，非常稳定，不用只去靠感觉和思考的，这只是我的一个观点。

三天以来，听了各位扶阳大家的讲座，感受到卢老无私的奉献，刘力红教授语重心长的话语，还有各位专家真诚的演讲，我感觉扶阳理念已经走上了一条光明大道，我一定要把这种理念带到澳门去。因为澳门很多同行，他们虽然接触过一点扶阳的理念，但是政府各方面对扶阳的思想还是不很理解，他们不知道什么叫扶阳，不知道扶阳的理念和渊源。这一次我一定会把王国强部长对于扶阳论坛的支持，扶阳论坛的盛况，带回去广为传播。让我们的扶阳理念和思想走出国门，走向全世界。我想这是我的想法，也是大家的心声。把扶阳的思想和学术发扬开来，让我们的扶阳思想造福全中国的人，造福全世界的人，减轻人类疾病的痛苦，这也是我们中医人的一种信念。谢谢大家。

从运气学角度对扶阳的理解

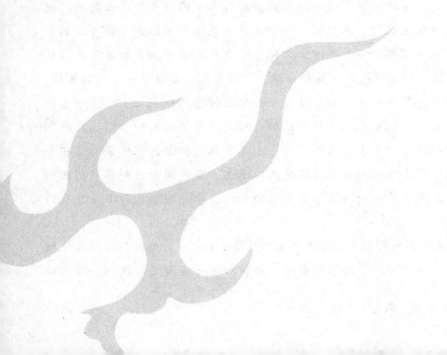

闭幕式节选

孙永章：各位代表，大家下午好。

第二届国际扶阳论坛暨第五届扶阳论坛大会的闭幕式马上就要举行。首先请允许我介绍一下参加闭幕式的有关领导和嘉宾。他们是本次论坛学术委员会主席、广西中医药大学刘力红教授、四川中医药科学院副院长、四川省中医药学会副会长兼秘书长赵军宁教授、四川省中医药学会副秘书长、四川省中医院副院长田理教授、四川省中医药学会副秘书长、成都肛肠专科医院院长杨向东教授。

这一届扶阳论坛在四川省政府、四川省卫生厅、四川省中医药学会以及四川省各中医药单位的支持之下，顺利在成都隆重召开，经过3天的大会交流，圆满完成了论坛预定的议程。通过3天的交流，大家从整体上对扶阳学派有了一个全面的认知和把握，对扶阳的认识更为深刻。

这届论坛能够在四川成都顺利召开，是各种因缘的簇合。这一届论坛有这么多高层领导参加，证明了国家、政府和中医药主管部门，已经逐渐认识到了扶阳学派的学术价值。这对我们从事中医学术流派的研究和传承，从事中医学术理论的传承，具有重大的指导意义。王国强部长认为，以扶阳论坛为代表的学术流派是中医学术理论创新的重要方式，是中医药学发展的重要动力，也是中医传承的重要途径，更是中医药人才培养的重要土壤。王部长用四个重要是对以扶阳论坛为代表的学术流派研究的肯定。

刘力红教授在本次论坛提到了一个重要的认识，就是我们的论坛要传承中医扶阳法脉，荷担中医家业。扶阳论坛能够在全国乃至世界上受到广泛的关注，是以中医扶阳学派为代表的中医学术流派受到社会各界关注的表现，也是我们中国在政治、经济、文化、社会生态等方面受到国际关注的重要代表。国家的兴旺就是中医的兴旺，中国的强大必将带动文化的传播。中医药将作为中国人的品格和中华文化的代表传播到世界上去。在中医药文化传播方面，我认为我们的扶阳论坛已经起到了带头兵的作用。我们各位特邀的演讲专家以及各位代表，每个人身上都荷担着传承中医的责任和任务。所以我们在座的各位应该以更高的眼光、更开阔的视野参与到扶阳论坛的学术传承、参与到中医学术流派的传承、参与到中医药事业发展的洪流当中去。

这是我这几天对这届论坛情况的基本总结，希望在座的各位能够为扶阳论坛的发展，为扶阳学术流派的传承，添砖加瓦，提出更好的、合理化的建议。我想对扶阳论坛下一步的发展，就组织方面谈一点自己的想法。

以刘力红教授为首的发起者，率先在广西成立了中医扶阳研究会，这标志着我们已经为扶阳论坛的传播建立了学术机构，将具体承担起传播中医扶阳法脉的重任。我们知道还有很多的疗法可以在扶阳理论的指导之下，融入到扶阳体系中，其中就有英国的诺娜博士的五行针灸、整脊大师高圣洁老师的整脊疗法、刘善人的性理疗病方法等。

这些疗法从精气神的不同层面，在扶阳学术思想的指导下，形成了一个组合的学术体系，使中医文化得以传承，得以拓展。在座的各位都有责任和义务去设立各地的扶阳学术机构，通过全国各地扶阳学术机构的设置，将会团结更多的人来研究扶阳，传承扶阳，促进中医学术的发展，也促进中医学派的传承和发展。

在国际上，我们将以国际扶阳论坛为平台，联络海内外有识之士，在不同的国家和地区设立扶阳学术研究机构，积极传播中医扶阳的学术理念，传播中医学派研究的相关信息，来促进中医学术的发展。

在四川省政府和省中医药管理局以及省中医药学会的大力支持之下，本次扶阳论坛圆满召开，并取得巨大的成功，让我们再一次以热烈的掌声送给支持本次论坛的各位领导。

下面就请我们本次论坛的承办单位，四川省中医药学会副会长、四川省中医药研究院副院长赵军宁教授讲话。

赵军宁：尊敬的刘力红主席，尊敬的孙永章主任，各位专家，各位代表，今天参加这个闭幕式非常激动，也非常高兴。刚才孙永章主任也代表我们会议的承办方，把会议承办的情况向各位专家代表做了汇报。今天我代表四川省中医药管理局局长、四川省中医药学会会长杨殿兴教授，向这次第二届国际扶阳论坛暨第五届扶阳论坛的顺利召开和圆满闭幕，表示真诚地祝贺。

我想表达三层意思。

第一是总结，我们这次论坛取得了三个第一，一个是人数最多，远远超出我们会议的预估。第二个规格最高，这次我们王国强副部长、陈省长参加开幕式，他们出席这个开幕式看起来好像是很平常的事，但是从过程来讲非常不平凡，因为王部长昨天上午还在北京国务院开会，半夜赶到成都，专程参加了扶阳论坛的开幕式，非常不容易，所以我说规格最高。第三个是影响最大，扶阳论坛已经成为我们国家乃至世界范围内中医药学术的品牌会议，影响最大的品牌会议，应该说这是我们共同努力所取得的成果。

第二是感谢，我们要感谢国家中医药管理局，感谢中华中医药学会，能够把这次会议放在四川召开。感谢我们国家领导，感谢我们所有的讲座专家在论坛上做了非常好的学术演讲，大家收获很大。还要感谢参加这次会议学习的各位代表和学员，是你们对会议的支持和理解，才让我们这次论坛取得圆满成功。

第三是希望，我们这次论坛在各位领导、专家的关怀下，回到了扶阳学派的发源地，也是我们火神派常用的道地药材附子、川乌的原产地来召开这次会议。作为我国著名的中医之乡、中医药之库的四川中医药人，我们希望与在座的各位专家教授和同道们，一起在传承中医药文化、促进中医药学学术流派的传承方面，加强合作，为我国中医药事业的发展而共同努力。

相聚的时间虽然短暂，但这几天各位老师的讲课和各位学员认真的学习态度，给我留下了非常深刻的印象。我相信友谊长存，我们的扶阳论坛必将发扬光大。也希望大家给我们四川的中医药工作多提指导意见和建议。

最后衷心祝愿我们这次会议的各位专家、代表和学员，在今后的工作和生活当中取得更大的成绩，也希望大家回程身心愉快，一路顺风。谢谢大家，我们下次再见。

孙永章：下面我们请本次论坛的学术委员会的主席刘力红教授做最后的总结。

刘力红：尊敬的赵秘书长、田副秘书长、杨院长，还有我们尊敬的孙永章主任，我们三天的论坛就要结束了，大家即将回到各自的家乡，回到工作岗位。我想这三天的论坛给各位都留下了很深刻的印象。我们这个论坛之所以能够这样圆满，要感谢方方面面，感谢我们主办单位，感谢承办单位，也要感谢对这次论坛在幕前幕后给予财力、人力、物力方方面面支持的人们。

我还想说，这个大会要圆满更加需要台下参会的这些人。我们有80多岁的老人亲临会场，78岁的高允旺院长亲自跟大家做报告。我相信在座的还有不露面的真人、高人，他们也来到了我们的现场，在默默地聆听，在默默地支持，在默默地给我们力量。所以我认为也是很重要的元素，我在这里也要衷心地感谢他们。

另外就是各位代表的真诚参与，我认为这个论坛最重要的品质和品格，是来自于各位参会代表的这样一份心。没有你们，我们再怎么样付出，这个论坛也是没有办法实现的，我从内心非常地感恩大家。

论坛马上就要结束了，我还想利用这样一个宝贵的时间，谈一谈我的一些感想。我们中医怎么样能从当下的困境中突围出来，走出来，真正地做我们中医人应该做的事情。男儿当自强，中医人当自强，中医不应该那么窝囊。从国家的政策是中西并举。但是我们中医确实变得很窝囊，不知道大家有没有这样的感受。在广西，我们有问题是可以请西医会诊的，我们可以很堂堂正正地请西医会诊，很恭敬地请西医会诊，不丢人。可是西医有问题，就是病人家属提出来要请中医会诊的时候，西医拒绝写邀请书，我们都是偷偷摸摸去看。为什么会这样呢？这不怪西医。为什么人家对我们有这样的蔑视呢？是因为我们没有自强。中医当自强，中医自强起来了，病人会尊重，社会会尊重，官员会尊重。卓院长讲到了两个破，第一个破，就是一定要破除西医为主的这样一个主导，这个不破，我们自己就不能当家做主。我们扶阳论坛所倡导的法理就是要给大家自信，要中医做主，我们要真正地当家做主。但这并不是要否定西医，是作为中医人你一定要破除这个问题，才有可能真正去用好中医。作为中医人，不管强不强调扶阳，不能够被西医的理念牵着鼻子跑，我们可以参考和学习，但是要做到中主西从。西医的东西可以拿来用。这是第一个破。

第二个破就是破除我们现在中医体系里面的那些成见，也许这个更难，但是不破就不立。这样一些惯性一定要破除。临床有没有路径？有路径又没有路径，真正的路径在于大家对法理上的领悟，在于怎么样去灵活应用。不管怎么破除中医的成见，还是要回到阴阳上面来。我们强调扶阳，不是凌驾在八纲之上。强调扶阳，阳主阴从。八纲本身就是仲景学术的核心，仲景就是在强调八纲，就是在讲阴阳，就是在讲表里，就是在讲寒热虚实。你真正领悟了扶阳理念，就会觉得这会使你能更好地运用八纲，而不是凌驾于它之上。所以这样一个成见的破除，我觉得是至关重要。这样我们中医人才能真正地强起来，真正地当家做主。这样一个论坛会增加我们自强的信心。

我在这里想谈一下，这次论坛四川省政府给予了高度的重视和支持，尤其是我们王国强副部长专门亲临现场而且讲话，这代表了国家对我们的支持，所以我们更加应该珍惜，一定要珍惜。我们一定要在我们自己的本位、

闭幕式节选

本职工作上，把中医真正做强、做好。我们扶阳学派目前的现状是"功不足以就之，过才足以毁之"，这点希望大家一定注意。我们一定要有这份责任，要很细心地呵护我们的事业，呵护我们的论坛，呵护我们的扶阳学术。本来今天有一位专家要讲生附子应用，但是我跟大会建议暂时取消了。我要向这位同仁表示歉意，也希望大家能够理解。我们不是说不能用生附子，仲景的四逆汤、通脉四逆汤、白通汤都用生附子。但是希望大家明白，在东汉，在救急的时候，是来不及炮制的。但是大多数情况下，我们看仲景用附子都是用炝附子。经过炮制后，附子就解毒了。在东汉没有我们现在的抢救措施，四逆汤就是抢救措施，刻不容缓，只能用生附子。但是因为生附子的毒性，生附子的安全性远远不如炮附子、制附子。希望大家能够认同这一点，我们要用制附片，这样才不至于出问题。如果一个人出了问题，导致附子不能应用于临床，我们还搞什么扶阳呢！希望大家要着眼于大局，服从大局。还有我不赞成在临床上用大剂量的附子，也希望我们每一位主讲专家能够理解。希望大家一定要从全局出发，眼光放长远，真正细心呵护我们的扶阳，这样我们的论坛才能够走得久、走得远。

我看了很多扶阳大家的案例，用附子也就是30g、50g、60g，很疑难的疾病都可以解决。我一贯的观点是，要以能够治病为前提。如果大家都超大剂量地来应用附子，那么江油的附子资源很快就会枯竭。还要考虑到我们的医疗成本、病人的负担等问题。我们不是要从附子用量上哗众取宠，要考虑药物的配伍，要理清治病的思路。我们作为扶阳后学，不要误认为附子用量越大就越好，根本不是这样一回事。医道一途，不讲用蛮力，要四两拨千斤，这样你才会成为真正的医林高手。我再一次地恳请各位、恳请各位专家，对大众讲的时候一定要慎重。因为大家看不到你使用附子背后的东西，看不到你背后所下的苦功，看不到你理法方药里的深深法理，只是看到用附子能够治大病。所以我恳请论坛的各位专家要多参透法理，多在法理上用功。

这是我的一些担忧，希望大家能够理解，这样才能够使我们的扶阳论坛越办越好，能够真正地从我们这里走向全国、走向世界。

我们第六届扶阳论坛暨第三届国际扶阳论坛，召开地点确定在安徽。安徽省的领导非常重视，委派省委的副秘书长亲自参加这届论坛，还有一个因缘就是郑钦安的祖籍是安徽。所以下一届我们论坛的地点确定在安徽。

最后请允许我代表卢师对于来自各方面的支持，对参与论坛、支持论坛的人表示衷心的感谢。祝愿大家返程平安顺利，谢谢。

孙永章：刚才刘力红教授再三地提出附子的用法问题，确实要引起我们每一位参会代表的高度重视。在这三天里，我从头到尾聆听了每一位专家的报告，感觉到自己有三个方面的提升。

第一，自己的认识和灵魂得到提升，感觉自己已经融入了中医发展的大潮，也融入了我们祖国走向强盛的大潮，也融入了中国文化传播世界的大潮。

第二，通过对扶阳学派系统地、深入地了解和学习，尤其是通过本次论坛卢师的演讲，感觉这个甚深的法脉对中医的复兴至关重要，这是我对扶阳论坛认识的一次提升。

第三，在刘老师的引领之下，能够把五行针灸迎接回中国，使我对五行针灸又有了一个新的认识。我认为五行针灸就是卢师所说的神奇的法之一。

以上这三点认识是我这一次扶阳论坛真正的感觉。

最后把自己的座右铭跟在座的各位专家来共同分享。孔子说"三人行，必有我师"。我们在座的，可能有真人、有奇人、有身怀绝技的人，我的座右铭是"两人行，必有我师"。谢谢各位！我们的大会到此结束，谢谢！

附录　论坛征文精选

原发性高血压从阳虚论治临床体会

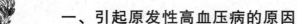

陈晓锋　广西中医药大学附属瑞康医院神经内科三病区

扶阳论坛 ⑤

附录　论坛征文精选

178

原发性高血压病是临床常见病，临床实践中发现相当多的原发性高血压患者存在畏寒怕冷，四肢不温，腰膝酸痛，腰背部怕冷，夜尿多，易口舌生疮，易上火等症状，舌淡苔白腻而滑，脉弱而沉，尤以肾脉为甚。这类病人用滋阴潜阳的方法未能取到理想的效果，从阳虚论治，通过温通潜阳的方法取得了很好的临床效果。

一、引起原发性高血压病的原因

原发性高血压病是临床常见病，传统中医认为，本病与肝肾有关，其发病机理为上实下虚。上实为肝阳上扰，肝风内动；下虚为肾阴亏虚，水不涵木，肝失所养而致肝阳偏盛。临床常用滋阴潜阳的方法治疗，但笔者在临床实践中发现，相当多的原发性高血压患者存在畏寒怕冷、四肢不温、腰膝酸痛、腰背部怕冷、夜尿多、易口舌生疮、易上火等症状。舌淡苔白腻而滑，脉弱而沉，尤以肾脉为甚。这类病人用滋阴潜阳的方法往往不能取到理想的效果，转从阳虚论治，通过温通潜阳的方法取得了很好的临床效果。

中医的精髓在于辨证论治，阴阳辨证更是辨证论治中的关键。清代名医郑钦安老先生云："余思之日久，悟得天地一阴阳耳，分之为亿万阴阳，合之为一阴阳。于是以病参究，一病有一病之虚实，一病有一病之阴阳，知此始明仲景之六经还是一经，人身之五气还是一气，三焦还是一焦，万病总是在阴阳之中。"《内经》亦云："善诊者，察色按脉，先别阴阳。"故知阴阳辨证是中医临床辨证论治的重中之重。我们牢牢把握阴阳辨证，不被高血压一些症状所迷惑，不落入阴虚阳亢治疗高血压的俗套之中，而是在阴阳辨证中发现相当多的原发性高血压患者根本发病原因是阳虚，而不是阴虚导致阳亢，临床采用温通潜阳之法取得了可喜的效果。

原发性高血压病的动脉病理变化与阳虚证相符。现代医学证明，原发性高血压早期阶段全身小动脉痉挛，长期反复的痉挛使小动脉内膜因压力负荷增加缺血缺氧，出现玻璃样改变，最后形成血管壁的纤维化，血管管腔内不可逆的狭窄改变。全身小动脉痉挛是原发性高血压病最主要的病理改变。在中医理论中痉挛属于收引范畴，而引起收引的原因就是寒气。《内经》云："寒主收引。"导致寒气内生的主因就是阳虚。原发性高血压病的流行病学提示，长期从事高度集中注意力的工作、长期精神紧张、长期受环境噪音及不良刺激、经常熬夜者易患高血压。这些情况中医属"烦劳"。《内经》云："阳气者，烦劳则张。"在烦劳的状态下，人体阳气被激发出来，处于高度运行状态，元阳被调动起来，久而久之就会引起元阳不足，阳气虚则阴寒内生，阴寒则引起络脉的收引及小动脉的痉挛，从而引起高血压。高血压的发病除了存在全身小动脉痉挛外，还有血浆成分的改变，多表现为水钠潴留、甘油三酯、低密度脂蛋白增高，这些都属于体内代谢产物的堆积。现代人由于食谱的改变，大量、长期摄入肥甘厚腻、寒凉食物而损伤脾阳；再加上劳心过度，思虑过度更使脾阳受损，运化功能下降，水谷精微不能正常输布，造成水湿停滞而生浊邪。水湿浊邪停滞于络脉之中导致血浆成分改变，水湿浊邪的停滞又反过来影响阳气的运化，加重阳虚，故高血压病血浆成分改变也符合阳虚的理论。高血压病还可见"火"、"热"情况。阳虚病人往往因为阴盛格阳、虚阳外越导致阴火上炎而非真正的实火，也不是阴虚导致肝阳上亢。临床观察到，越是虚寒的病人越容易上火（容易出现咽喉肿痛、口舌生疮、自觉有气往上冲、头痛等症状），出现上盛下虚的格局。阳虚病人则逐渐导致上盛下虚，经络不通，这是引起高血压的根本原因。对阳虚型高血压病患者采取温通潜阳、引火归原的方法治疗可以取得满意疗效。

二、典型病例

赖某，男，45岁，发现血压高两年余而就诊。

经常觉得头晕，伴畏寒怕冷，尤其觉得腰背部怕冷，腰膝酸痛，夜尿多，易口舌生疮，易上火，常觉有一股气从腹部往头部上冲等，纳呆。四肢不温，面色偏黑，舌淡苔白腻而滑，脉弱而沉，尤以肾脉为甚。

患者两年来天天吃硝苯地平缓释片 10mg，每日 2 次，厄贝沙坦片 120mg，每日 1 次，福辛普利片 10mg，每日 1 次。但是血压仍居高不下，血压经常在 165／100mmHg 以上。

四诊合参，中医辨证阳虚为根本，因此觉得腰背部怕冷，四肢不温，夜尿多，腰膝酸痛。脾阳不足则胃纳差。阳气亏虚、阴盛格阳、阴火上炎则口舌易生疮，易上火。脾肾阳虚则痰湿不能健运则舌苔白腻而滑，舌淡及脉沉弱亦为阳气亏虚之证。

治则：温通潜阳，健脾化湿，引火归原。

处方：制附子 15g（先煎），干姜 25g，炙甘草 10g，磁石 20g，龙骨 20g，牡蛎 15g，山萸肉 35g，桂枝 15g，淫羊藿 15g，杜仲 15g，巴戟天 15g，茯苓 5g，砂仁 10g，白术 25g，川芎 15g，红花 10g。每日 1 剂，水煎服，每日 3 次，1 个月为一个疗程。

方中制附子、干姜、炙甘草组成四逆汤温阳扶阳；磁石、龙骨、牡蛎潜阳，协助四逆汤达到温潜作用；山萸肉、桂枝、淫羊藿、杜仲、巴戟天辅助干姜、附子温阳化气；茯苓、砂仁、白术运化脾胃，畅通中焦，有利于温阳的药物能够直达下焦；川芎、红花具有温通作用。全方共同达到温通潜阳、畅通中焦、引火归原的作用。

服药10 天后血压开始平稳，血压降为 145／95mmHg，头晕、四肢不温、胃纳差等症状有明显好转。1 个月后血压降为 140／85mmHg，停服厄贝沙坦片及福辛普利片。两个月后血压降为 135／85mmHg，舌苔白腻滑明显好转，已无头晕、四肢不温、畏寒怕冷等症状，夜尿减为每晚 1 次，腰膝酸痛症状消失。硝苯地平缓释片 10mg，每日 2 次，改为硝苯地平缓释片 10mg，每日 1 次。

原方随症加减又服 3 个月，血压平稳，血压降为 128～135／75～85mmHg，停服硝苯地平缓释片。嘱隔天服用 1 剂中药维持疗效。1 年后仅服中药血压稳定，自觉身体素质大有提高。

讨论：中医温通潜阳的方法治疗阳虚型高血压，不仅在于降低血压，重点还在于调整机体阴阳的平衡，以期从根本上解除高血压发病、发展的内在原因。西医治疗要求在适当锻炼、饮食控制外更侧重降压药物运用，强调长期每天给药。这必将加重自身调节的负担，削弱自稳调节能力。中医辨证调治机体阴阳的平衡，具有更现实的意义。如一部分顽固性高血压病人，长期耐受过高的血压，使得血压下降到 160/90mmHg，即有头晕、头重脚轻不适感。通过中医的进一步调治，可将血压控制在 130/80mmHg 而无不适感。临床实践证明，中医温通潜阳的方法治疗阳虚型高血压疗效肯定，值得推广。

附子治疗阳虚型高血压病的配伍应用

杜光华　四川夹江县三洞镇中心卫生院

早在 20 世纪 70 年代，阅及蒲辅周老先生用附子汤温阳益气利湿，用真武汤温阳镇水治疗高血压的案例。以后用附子配伍治疗高血压的文献报道相继增多。然亦有人认为高血压属肝阳上亢、肝肾阴虚，或为痰浊，肝风上扰，而附子辛甘大热有毒，补火助阳与高血压的病机相反，不适用于高血压的降压治疗，更不符合长期、安全、有效的降压原则。笔者根据相关文献和多年的临床体会，就此略陈管见。

一、阳虚型高血压的客观存在

中医无高血压病的病名，可归属于中医眩晕、头痛、肝风的范畴，一般教材多分为肝肾阴亏、肝阳上亢、肝胆实热等证型，对阳虚型高血压很少论及而被忽视。从相关的文献资料报道中可以看出，越来越多的医家根据高血压的临床表现认为阳虚型高血压病客观存在。综合有关资料和临床所见，这类病人的病因病机可见以下特点：①多见于老年性高血压，病程时间长，由于老年人多虚，阴阳气血不足是其病理生理基础，或由于久病阴损及阳出现阳气不足的临床表现；②长期服用降压西药，或用平肝息风、滋补肝肾的药物而损伤阳气，造成阴阳平衡失调；③素体阳虚，发病后出现阳虚的表现；④发病特点除具有血压高的阳虚证外，常多挟痰挟瘀并发胸痹、心悸、水肿、痰饮。病机复杂，虚实夹杂：一是脾肾阳虚，肾不主水，脾不运湿，水湿痰饮内停，上犯清阳；二是肾阳不足，温煦失职，寒凝血脉，或肾阳不足，脑失所养，身阳失主；三是心肾阳虚，瘀血内阻，气血逆乱；四是肾阳不足，下元虚损，阴盛格阳，虚阳上浮；五是阴损及阳，阴阳两虚，升降失常，水火不济，上盛下虚。病机多端，不离阳虚。

二、附子配伍治疗高血压五法

寒者温之，虚者补之，对阳虚当以温补为主，药物通过配伍组成方剂起治疗作用。徐灵胎："方之既成，能使其药各全其性，亦能使其各失其性，操纵之法，有大权焉，此成方之妙也"。附子通过配伍组成与其病机相适应的方剂，发挥其温阳补虚功效，起整体调节的作用，是其他温药不能替代的。笔者常用以下五法。

1.温阳利水法

附子与健脾利水药物相配，治疗脾肾阳虚、水饮内停型高血压，常用真武汤加减。早在张仲景《伤寒论》记载有真武汤治疗阳虚眩晕，原文84条："太阳病，发汗，汗出不解，仍发热，心悸，头眩，筋惕肉瞤，振振若僻地，真武汤主之。"方中附子大辛大热为主药，温肾阳，暖脾土，化气温阳利水。适用于头晕、目眩、心悸、困倦乏力，畏寒肢冷，或面部、下肢水肿，脉沉、舌质淡、舌体胖嫩、苔薄白。后世医家报道用真武汤加味治疗阳虚型高血压的案例较多。赵锡武曾用真武汤合生脉散、越婢加术汤化裁治疗高血压心脏病、心功能Ⅲ级，未用西药获得好的疗效。临床上若水肿甚者合五苓散，呕吐重者合小半夏加茯苓汤。

2.温阳补肾法

附子与补肾药物相配，用于阴阳两虚型高血压，常用肾气丸或右归饮加减。方中附子与补肾阴养精血的药物相配，"温而不燥、滋而不腻，收补阴之虚可生气，助阳之弱可化气行水之功。益火之源以消阴翳，肾阳不足，肾虚水泛，诸证可除"。妙在"善补阳者，阴中求阳，使阳得阴助而生化无穷"。适用于头晕、耳鸣、腰膝酸软，小便清长，或阳痿、遗精，小便不利，下肢水肿。笔者常用肾气丸加减治疗并发消渴、痰饮、癃闭者。

3.温肾开窍法

附子与补肾开窍化痰药物相配，治疗肾阳虚衰挟痰浊上逆高血压，常用地黄饮子加减。本方刘河间用于治疗喑痱证，由于下元虚损，虚阳上浮，痰浊上逆，闭塞清窍。方中附子与滋肾固阴药相配，可引火归原，与茯苓、远志、菖蒲相配，助化痰开窍。笔者常用此方治疗高血压并发脑血管病变者，症见头昏、眩晕、耳鸣或失语偏瘫、二便失禁、四肢不温等症。

4.温阳潜镇法

附子与重镇药物相配，治疗阴阳不调、虚阳不敛之高血压。常选用桂枝加龙骨牡蛎加附子、磁石、紫石英。桂枝加龙骨牡蛎汤治虚劳阴阳两虚证，加附子增强温阳作用，与龙骨牡蛎等重镇药相配，潜镇摄纳，有升有降，刚柔相济，贵在调和阴阳，引上浮之虚阳归原，适用于头昏、耳鸣、自汗遗精或头部烘热、面赤如醉、口干不欲饮等。

5.温阳化瘀法

附子与活血化瘀药物相配，治疗阳虚瘀血内阻型高血压，常用通窍活血汤加桂枝、附子。阳虚生内寒，寒凝血脉，血脉瘀滞，瘀血内阻。诚如《素问·调经论》云："血气者，喜温而恶寒，寒则泣而不转流，温则消而去之。"附子与活血化瘀药相配，取其温阳散寒，增强活血化瘀，借其辛温上行，改善头部瘀血。适用于头痛、头昏、胸闷、心悸、上肢麻木、下肢冷痛，受寒加重，脉沉涩等。

以上仅举例而言，另如附子与平肝息风药相配为温阳熄风法，与通便药相配为温阳通便法，均可引申用之。

三、治验举隅

1.脾肾阳虚，浊邪上逆案

刘某，68 岁，农民，2011 年 11 月 5 日初诊。患高血压病 15 年，长期药店自购罗布麻、复方降压片等降压药物，形体偏胖，近日来头昏目眩、呕吐、胸闷心悸、双下肢凹陷型水肿。查心电图提示：窦性心律，左室肥厚。血压 175/100mmHg，肾功能正常。舌质淡、胖嫩，脉沉细。

中医诊断：眩晕、水肿。

西医诊断：高血压病 3 级。

辨证：脾肾阳虚，浊邪上逆。

治疗：真武汤合以吴茱萸汤加减。

处方：附子（先煎）、茯苓、白术、白芍各 15g，人参 10g，红枣 12g，吴茱萸 6g，法半夏 12g，泽泻 16g，生姜 15g。5 剂，水煎服。

二诊：上方服后，头昏减轻，呕吐停止，血压 160/95mmHg，唯心悸、下肢水肿。上方去吴茱萸，加桂枝 10g，琥珀 10g，猪苓 12g。治疗 1 个月，余证减轻，血压 155/95mmHg，同时予以复方降压片每日 1 次，每次 1 片，控制血压。两月后复查血压，控制在 140/85mmHg 左右。

按：本案脾肾阳虚，浊邪上逆，处方实为真武汤、吴茱萸汤、小半夏茯苓汤、四苓散加减。方中附子温阳散寒，虽辛温大热，与其余利水化饮药相配，升清降浊，共奏温阳化气行水、降逆止呕之功，若舍附子不用难得其效。

2.下元虚损，虚阳上浮案

张某，男，69 岁，患高血压病 10 余年，平时血压不详，常服硝苯地平缓释片 20mg，每日 2 次，每次 2 片。20 天前因头昏、耳鸣、上肢麻木、短暂昏迷，在某县医院住院治疗 10 余天，诊断为高血压、短暂性脑缺血，治疗好转出院。2010 年 10 月 5 日初诊：近日来头晕、目眩，行走时头重脚轻，时而感觉头部烘热，血压 165/95mmHg，夜间小便多，阴囊潮湿出汗，舌质淡，脉浮重按无力。

中医诊断：眩晕。

辨证分型：肾阴阳两虚，虚阳上浮。

治疗：投以肾气丸加减。

处方：附子 15g（先煎），桂枝 10g，熟地 30g，泽泻 12g，丹皮 10g，山药 15g，茯苓 15g，枣皮 10g，杜仲 15g，龙骨 30g，牡蛎 30g，五味子 10g，巴戟天 10g。3 剂，水煎服。

二诊：上药服后头昏略减，余症同前。继服 10 剂，诸症减轻，血压 150/90mmHg。

按：本案肾阴阳两虚、虚阳上浮，投以肾气丸，补肾气调补阴阳，阴平阳秘，诸证减轻。若不审因论治，审证求因，见高血压，面部发热，误投滋阴清热，平肝息风，反致伤阳，犯虚虚实实之戒。方中附子、桂枝、巴戟天辛温助阳，与地黄汤等滋阴药相配，刚柔相济，阴阳互补，龙骨牡蛎潜阳引浮阳归原。

四、小结

综上所述，中医对阳虚型高血压的治疗不单纯以降压为目标，贵在针对造成高血压的病机，或扶正祛邪，或调理阴阳偏盛偏衰，纠正气血津液之紊乱，或调和升降，发挥中医药多靶点、多层次、多环节的治疗优势，整体调节，改善症状，控制血压。若被"高血压"三字印定眼目，嫌附子辛温大热升高血压，即便是有是证亦不敢用是药，非中医思维也。因此认为附子通过巧妙配伍对阳虚型高血压大胆用之，安全有效。

略谈附子理中丸（汤）

刘丛江　吉林省通化市第二人民医院

附子理中丸（汤）是仲景《伤寒论》中的理中丸（汤）加附子演变而来。真正以附子理中丸（汤）单独列方成名并于方书中单独以丸名始于宋《太平惠民和剂局方》，宋·阎季忠《阎氏小儿方论》亦载有此方。从年代讲，《太平惠民和剂局方》在前，而单独以汤剂为名应源于宋·陈言的《三因极一病证方论》。

一、附子理中丸（汤）药剂原方

1.《太平惠民和剂局方》卷之五治痼冷

内容：治脾胃冷弱，心腹绞痛，呕吐泄利，霍乱转筋，体冷微汗，手足厥寒，心雷鸣，呕哕不止，饮食不进，及一切沉寒痼冷，并皆治之。

黑附子（炮，去皮、脐）、人参（去芦）、干姜（炮）、甘草（炙）、白术各三两。

上为细末，以炼蜜和为丸，每两作十丸，每服一丸，以水一盏化破，煎至七分，稍热服之，空心食前。

2.《阎氏小儿方论》第三十九方

附子理中丸：治脾胃寒弱，风冷相乘，心痛霍乱，吐利转筋。

人参（去芦）、白术（锉）、干姜（炮）、甘草（炙，锉）、黑附子（炮去皮脐）各一两。

上为细末，炼蜜和，一两作十丸，每服一丸。水一盏，化开，煎及七分，稍热服，食前。小儿分作三二服，大小以意加减。

3.《三因极一病证方论》卷之二中寒治法

治五脏中寒，口噤，四肢强直，失音不语。昔有武士守边，大雪，出帐外观瞻，忽然晕倒，时林继作随行医官，灌以此药两剂遂醒。

大附子（炮去皮脐）、人参、干姜（炮）、甘草（炙）、白术各等分。

上为锉散，每服四大钱，水一盏半，煎七分，去渣，不以时服，口噤则撬开灌之。

4.《郑钦安医书阐释》医理真传卷二阳虚证门问答

附子理中汤用治阴盛格阳证。

附子1枚，白术五钱，干姜五钱，人参二钱，炙甘草三钱。

5.《中华人民共和国药典》2010版792页

温中健脾，用于脾胃虚寒，脘腹冷痛，呕吐泄泻，手足不温。

附子（制）100g，党参200g，白术（炒）150g，干姜100g，甘草100g。

剂型：大蜜丸，每丸9g；水蜜丸，口服液。大蜜丸1次1丸，水蜜丸1次6g，1日2~3次，孕妇慎用。

从上述古之原始方剂附子理中丸（汤）虽来自不同的方书，但药物中干姜均为炮姜，附子均为炮附子，炮姜缓和干姜之辛味，更合胃喜润凉之性，且有止血功能，但现今无论《药典》还是临床应用汤剂中多用干姜。我们在这里丸剂均以《药典》为准，汤剂以《郑钦安医书阐释》里所述为准加以阐述。其中《药典》中以党参代替人参，临床汤剂中也有很多以党参代替人参。张锡纯认为，古之人参即今之党参，这有待于今后进一步考证。岳美中认为，仲景附子制方在丸剂中用炮附子，而在水煎汤剂中一律用生附子，我们在临床中应根据病情及自己的用药经验加以斟酌灵活选用。

根据上述原始方书中总结归纳，附子理中丸（汤）主治为：

治五脏中寒，脾胃寒弱，风冷相乘，心腹绞痛，呕吐泄利，完谷不化，霍乱转筋，四肢强直，失音不语；治脾胃冷弱，体冷微汗，手足厥寒，心下逆满，腹中雷鸣，呕哕不止，饮食不进，及一切沉寒痼冷，并皆治之。

具体来说，主要应用于以下几方面：

①消化系统方面：脾胃虚寒、腹泻频繁无度、完谷不化、腹中雷鸣、心下逆满、霍乱。

②痛证中寒：心痛、腹痛、经痛等。

③精神状态方面：阳虚导致精神萎靡、困倦、无力、失音不语。

④末梢循环障碍：畏寒、肢凉，乃至厥冷。

⑤小儿慢惊，病后喜吐涎沫。

⑥其他：阴盛格阳证，阳虚失血、胸痹、四肢强直、浮肿等。

⑦舌质淡，苔白，脉微。

二、附子理中丸（汤）方义

附子理中丸（汤）是仲景《伤寒论》的理中丸（汤）加附子演变而来，先天后天并补为一体，脾肾双补之方，所谓"命门益土母温矣"。"名曰理中，实以燮理之功，予中焦之阳也"。附子为大辛大热之药，有回阳补火、温中止痛之功，可补一身之阳。与大辛大热之干姜相配，相须为用，可增强回阳救脱之力，所谓附子无姜不热。与配伍补气健脾之药人参、白术、炙甘草相合，药力直趋中州，回阳救脱。"白术为中宫培土益气之品，附子为坎宫扶阳生气之剂"（柯韵伯、徐灵胎皆谓）。郑钦安言"非附子不能挽欲绝之真阳，非姜术不足以培中宫之土气"。

附子、干姜、甘草相配为仲景经典配方，既可解附子之毒，又可增强附子温通回阳救脱之力；炙甘草有甘缓解毒之功，与干姜相配，可减轻干姜对胃的刺激。五味相配，治以中下焦虚寒，脾肾阳虚，火不生土诸证悉可予之。

此方治疗现代诸症繁多，其实质还是基于上述病机，所谓异病同治之法的体现。

附子理中丸（汤）还有相关的子方：理中丸（汤）、干姜附子汤、四逆汤、四逆加人参汤、通脉四逆汤、甘草干姜汤、甘草汤、白术散等。

研究附子理中丸（汤），有利于对该方的理解与运用，可了解药方配伍，更有利于临床应用。

三、临床验案

唐步祺作为火神派传人，非常善于运用附子理中丸（汤）治疗顽症、重症、急症。曾治一患儿脱肛两年多，诸医治疗无效。患儿经常腹泻，脚冷。诊为脾胃虚寒，真阳不足。先后以附子理中汤加吴茱萸，又加升麻、粟壳、葛根之类治之而获效告愈。因患儿体太虚，复用附子理中汤合当归补血汤以巩固疗效。

张存悌教授治一齿衄病人，女，41岁，齿龈反复出血两年，伴身上常起斑疹，色暗红。因脾胃素弱，腹泻日3~4次，尿频，消瘦，畏寒，手足凉，嗜睡，口臭不渴，经期延长。血常规：白细胞、血小板均低。舌淡赤润，脉左沉滑，右弦。此一派脾肾阳虚之候，阴血失于固摄，而见齿衄、斑疹，口臭乃是阴火所致，绝非胃热。

治以温肾扶脾，附子理中汤加味：附子15g，炮姜25g，党参15g，白术15g，肉桂、桂枝各10g，茯苓30g，仙鹤草30g，杜仲15g，麦芽20g，甘草15g，大枣10个，生姜10片。5剂后衄血已止，腹泻显减。减去仙鹤草，附子加至25g，继续调理，余症若失。

笔者亦有成功运用附子理中丸（汤）治疗小儿重症腹泻数例，兹举一例。于幼，3岁，于冬季11月份来诊。该患儿3天前由于急性肠炎在医院儿科门诊打针3天，病情不轻反重，家人抱之而来。刻下腹泻无度，排稀水便，完谷不化，精神萎靡，面色发白，舌苔白腻，指纹淡青，辨为寒伤脾阳。

处方：制附子10g（先下），干姜10g，炒白术15g，炙甘草7g，党参10g，炒莲子10g，炒薏米10g，焦山楂10g。2剂，每剂服3次，一日2次。服药1次后，腹泻即减，1天后便稍成形，精神状态好转，3天后症状消失。

四、总结

附子理中丸（汤）为扶阳派重要方剂之一，为先天后天并补之剂，配伍精当，疗效奇绝，作者有心溯本求源，从方剂出处、《药典》规定的标准、现代人临床应用的常规等方面加以梳理，便于应用。本方组方配药严谨，暗合道妙，不可随意更改添减药味。本方适应证广，应活学活用，为异病同治之大法。附子理中丸（汤）仅为扶阳派方剂之一，其源、其流、其疗效奇绝。吾要全面深入研究中医扶阳派，向扶阳派老师学习，提高理论学识及临床技能，让中医真正造福人类。一个中医若不深明医理，泛用寒凉于病人，以为稳当，其害人杀人于无形，戒之！戒之！

麻黄在肾病中应用探讨

李　涛　杭州市中医院肾内科王永钧名医工作室

　　麻黄为麻黄科植物草麻黄、木贼麻黄和中麻黄的草质茎，主产于山西、河北、甘肃、内蒙古等地。《神农本草经》论麻黄：味苦，温；主治中风伤寒头痛，温疟；发表出汗，去邪热气，止咳逆上气，除寒热，破癥坚积聚。《中药学》教材认为，其味辛、微苦，性温。主归肺、膀胱经。其功效为发汗解表、宣肺平喘、利水消肿等。黄煌教授认为，除了通常的发汗、平喘、利尿功效外，麻黄还有通经、开窍的作用。自古以来，麻黄不仅用于外感病，亦常用于多种杂病，在肾病中也有着广泛的应用，而且它的某些作用是其他药物不能替代的。但近年来，许多医生对麻黄的功用知之不详，又畏惧其性峻猛，临床上多弃之不用，非常可惜。本文拟从三个方面探讨麻黄在肾病中的应用。

一、祛风宣肺，用于治疗风水、肾风

　　急性肾炎和慢性肾炎急性发作患者常有颜面及下肢的浮肿，属中医"风水""肾风"范畴。《黄帝内经》最早记载了"风水""肾风"："勇而劳甚，则肾汗出，肾汗出逢于风，内不得入于脏腑，外不得越于皮肤，客于玄府，行于皮里，传为胕肿，本之于肾，名曰风水"（《素问·水热穴论》）。"帝曰：有病庞然有水状，切其脉大紧，身无痛者，形不瘦，不能食，食少，名为何病？岐伯曰：病生在肾，名为肾风"（《素问·奇病论》）。对于"风水"和"肾风"的病名及病因，前代医家有清楚的注："病生在肾，水因风动，故名肾风"（高世栻）。"肾主水，风在肾经，即名风水"（张景岳）。由此可见，无论是风水还是肾风，其病位均在肾，关键的病理因素是"风"，因风邪袭肾，风遏水阻，"水因风动"，风水相搏，泛溢肌肤而为浮肿。在《金匮要略·水气病脉证并治》中，进一步论述风水脉证"脉浮而紧……身体反重而酸，其人不渴"，并提出治法"汗出而愈"及方药"越婢汤主之"。方由麻黄、石膏、生姜、甘草、大枣组成。其中麻黄辛温发散，为祛风之主药，且能宣解肺郁，开泄腠理，如提壶揭盖，气化下行，水道自利，正是不利水而小便自利。所以麻黄的作用，不仅在祛风散寒解表，更在于能宣肺利水，不论是否合并表证，均可应用。《景岳全书》在论述麻黄时所指出的："足少阴之风水水肿，足厥阴之风痛目痛，凡宜用散者，惟斯为最"。《医学衷中参西录》认为："麻黄……为发汗之主药。于全身之脏腑经络，莫不透达，而又以逐发太阳风寒为其主治之大纲……且其性善利小便，不但走太阳之经，兼能入太阳之府，更能由太阳而及于少阴"。以上两位医家的论述正说明了麻黄不但走表，而且能入少阴之里而祛少阴之风邪，故能治疗风水和肾风。故以麻黄为主的方剂如麻黄汤、越婢汤、越婢加术汤、麻黄连翘赤小豆汤等广泛地应用于肾病水肿的治疗。

二、宣透伏邪，用于治疗伏邪肾痹

近年来，一些医家提出从伏邪致病的角度来认识慢性肾病的发病。

首先，从肾病的发病来看，多种原发性肾小球肾炎在发病前有前驱感染病史，或为上呼吸道感染，或为皮肤感染，或为肠道感染，或为泌尿道感染，总是六淫外邪侵袭，有学者认为，六淫外邪循经入肾，即时发病者，多为急性肾炎；当邪气轻微，可不即时发病，邪气深伏于内，再因"外邪乘之，触动邪气而发"，临床多表现为慢性肾炎。肾病患者常有"感染同步血尿"，即在上呼吸道感染后数小时或1~2天出现肉眼血尿，所谓"风邪入于少阴则尿血"，其发病属太少两感，若不能得到有效治疗，则邪伏少阴，导致病情迁延不愈。另有学者认为，慢性肾炎可从"痹"论治，"风寒湿热诸邪侵入人体，久而不去则稽留于咽喉肺络之中，势必循足少阴之脉舍于肾，痹阻于肾而为肾痹"。此一"肾痹"正与"肾风"形成表里阴阳的对照，如《灵枢·寿夭刚柔篇》所言："病在阳者名曰风，病在阴者名曰痹"。肾病患者每每在感冒后出现浮肿，尿检出现明显的反跳，尿中蛋白和红细胞增多，这往往就是新感引动伏邪的证据。根据李可老中医的观点，邪正相争而宿疾发作，便显示出病邪盘踞的经络脏腑，暴露了疾病的奥秘所在。所以肾病患者之浮肿复现，尿检反跳，揭示了其伏邪盘踞之病所，正是风寒湿之邪深伏于少阴肾。另外，根据慢性肾病患者多起病隐匿、反复发作、久治不愈而终成痼疾的发病过程，也完全符合伏邪致病的特点。

伏邪的治疗原则，当如喻嘉言在《医门法律·痢疾门》中指出：邪陷入里，虽百日之久，仍当引邪由里出表，若但从里去，不死不休。也就是《内经》所说的"善治者治皮毛"，由表陷里之邪，仍当透邪从表而去。具体治法方面应重视扶正、达表、透邪等治法的综合运用，而代表性的方剂就是麻黄附子细辛汤。

对于麻黄附子细辛汤的功用，清代王晋三在《绛雪园古方选注》中有很详细的解说：用麻黄发太阳之表汗，细辛散少阴之浮热，相须为用。欲其引麻黄入于少阴，以出太阳陷入之邪，尤借熟附合表里以温经，外护太阳之刚气，内固少阴之肾根，则津液内守，而微阳不致外亡。此从里达表，由阴出阳之剂也。近代名医张锡纯也指出该方之妙处在透邪外出："俾其自太阳透入之寒，仍由太阳作汗而解，此麻黄附子细辛汤之妙用也"（《医学衷中参西录》）。

正因为麻黄附子细辛汤为"从里达表，从（少）阴出（太）阳"之剂，具有透邪外出的作用，所以，对于正气亏虚、风寒湿之邪深伏少阴之肾病患者，确为对证之方，能温肾助阳扶正，透少阴之伏邪，从太阳外出而解。自古以来，该方就广泛应用于肾病的治疗。

《金匮要略·水气病脉证并治》以桂枝去芍药加麻黄附子细辛汤治疗水气病。清代陈修园拟消水圣愈汤，即是由此方加知母而成，用于水气病，屡试屡验，奉为枕秘，认为是"治水第一"（《时方妙用》《金匮要略浅注》）。郑钦安以麻黄附子细辛汤治周身皮肤浮肿，内冷身重。认为其浮肿之病机为"先天之阳衰于内，寒湿之邪即生于内"，而该方力能温肾扶阳，祛阴逐寒，故治之而愈（《医法圆通》）。陈潮祖认为麻黄附子细辛汤体现了宣上温下、肺肾同治之法，"诚治阳虚水肿良方"。沈凤阁的经验：本方用于太少两感证，固然适宜，但临床可以不受此限，只要是外寒客于足少阴肾经，即使外无太阳表证者，亦可应用。湖北名医张梦侬治疗肾炎重症以及慢性肾炎合并尿毒症方中均用麻黄、桂枝"开太阳以发汗"，附子、细辛"入少阴以温肾"，并有一些慢性肾病经治痊愈，随访多年未复发的验案，其经验值得重视。现在临床上该方广泛应用于急慢性肾炎、肾病合并外感发热、咽痛及肾性高血压头痛等患者的治疗，取得了较好的疗效。

古今医家丰富的临床实践证实了麻黄附子细辛汤能广泛应用于多种肾病的治疗，并不局限于太少两感，无外感表证亦可应用；不限于急性肾炎，慢性肾炎和尿毒症亦可应用。该方之所以能广泛适用于多种肾病的治疗，我们从伏邪致病的角度来认识，认为正是因为它扶正透邪的作用与肾病患者邪伏少阴的病机恰好契合。

三、破癥坚积聚，用于治疗肾内微癥积

《神农本草经》提出麻黄"破癥坚积聚"，对于它的这种作用，我们现在常常觉得费解，亦往往重视不够。前世医家有诸多解说可供参考，如《神农本草经读》认为主要与麻黄散寒通阳的功效有关："癥坚积聚为内病，亦系阴寒之气，凝聚于阴分之中，日积月累而渐成，得麻黄之发汗，从阴出阳，则癥坚积聚自散，凡此皆发汗之功也。"《医学衷中参西录》则认为："谓其破癥瘕积聚者，以其能透出皮肤毛孔之外，又能深入积痰凝血之中，而消坚化瘀之药可偕之以奏效也。且其性善利小便，不但走太阳之经，兼能入太阳之府，更能由太阳而及于少阴，并能治疮疽白硬，阴毒结而不消。"强调的是麻黄能"彻上彻下，彻内彻外"，发挥引经作用。

临床上麻黄用于破癥坚积聚的具体方剂体现在阳和汤上，该方出自清代王洪绪《外科证治全生集》，用麻黄与熟地、鹿角胶、肉桂、白芥子、干姜炭、甘草相配伍，治疗阴疽、痰核、流注结块等。他认为，阴疽乃气血两虚、毒痰凝结而致，治之之法用大剂熟地、鹿胶峻补气血，但非麻黄不能开其腠理，非肉桂、炮姜不能解其寒凝。此三味虽酷暑不可缺也，只有腠理一开，寒凝一解，气血乃行，毒亦随之而消。马培之曾说："此方治阴证，无出其右，用之得当，应手而愈。"

何绍奇用阳和汤治疗中老年乳腺增生屡屡得效。认为麻黄"迅捷之性，温通阳气，气通瘀散，则其病可去。"

该方现在临床上广泛应用于老年慢性支气管炎、肺源性心脏病、肩周炎、腰腿痛、红斑狼疮、血栓闭塞性脉管炎、席汉氏综合征、中老年乳腺增生、类风湿性关节炎等脱疽、阴疽以外的疾病。

由于一些科技手段的应用，现代中医对慢性肾病病因病机的认识有了突破。王永钧等提出，既然中医的传统观念，凡通过"四诊"的宏观检测，见到或触及坚著不移的有形肿块，称为癥积，那么现代中医借助科技手段，如光镜、电镜等检测到肾脏的形态学改变，如细胞外基质积聚、**球囊粘连血管襻闭塞**、局灶或节段性小球硬化与间质纤维化，以及肾疤痕形成，可以认为是肾内的微癥积。正气虚衰，痰瘀互结则是肾内微癥积形成基本病

机。这种认识为阳和汤等含麻黄方剂在慢性肾病中的应用提供了理论上的支持。

刘旭生等进行了有关加味阳和汤对于大鼠膜性肾病及阿霉素肾病综合征的治疗的实验研究，结果表明，加味阳和汤具有降低尿蛋白，降血脂，提高血清蛋白，改善血液流变学异常，减轻肾脏病理损伤的作用，而对肾功能无影响，其作用与强的松相仿。亦有个别医家将该方用于慢性肾炎的治疗取得疗效。

另外，王国柱等通过动物实验证明，麻黄干浸膏可明显改善慢性肾衰大鼠的肾功能；日本学者研究表明麻黄提取物可以降低实验性肾衰大鼠尿素氮，其中活性成分主要源于所含的缩合鞣质。

基于上述的认识和实践，我们认为以越婢汤、麻黄附子细辛汤、阳和汤为代表的含麻黄方剂在肾病中的应用值得重视，并应进一步深入研究。

扶阳论坛 ⑤

附录　论坛征文精选

神经外科手术后中医针灸五行调理

刘雪梅　北京天坛普华医院中医科

　　本文运用古中医的方式，记载了神经外科手术后患者木、火、土、金、水各个子系统出现问题后的临床表现、舌象和脉象，总结了相应的中医辨证诊断，设定了调理时与之相匹配的常用中药和针灸经络、类别。结论：人体是一个有机的阴阳系统；每个患者系统内部的五行失衡需要有针对性地修复；针药并用能够达到更加满意的临床效果。

　　各种颅脑疾病的患者，经过神经外科手术后，是不是患者的一切痛苦就解决了呢？答案在很多情况下是否定的。神经外科术后患者无论是在住院期间还是在出院以后，往往存在许多需要进一步治疗和调理的问题，比如术后胃肠功能和排尿功能障碍、肢体感觉和运动功能缺失、语言障碍、认知障碍、面神经麻痹、视力受损、听觉障碍、焦虑抑郁、睡眠障碍、术后低热、头晕头痛、伤口不愈合以及切口感染、体能低下、记忆力下降等，这些都是不容忽视且需要立即治疗和调理的问题。我们认为，由于神经外科术后调理恢复存在一个最关键时间段，也就是术后几天到 3 个月之内，我们不能错过了这个黄金时期。通常是在患者状态稳定之后，越早进行中医针灸的系统五行调理修复，后期的功能恢复效果就会越好。

　　笔者通过多年来的临床经验证实，对神经外科手术后恢复期的调理，中药和针灸是行之有效的疗法。在北京天坛普华医院拥有一支熟练的中医针灸队伍，常年诊治大量的神经内外科疾病患者。我设计了一个系统且行之有效的神经外科术后调理方案，我称其为神外术后五行调理方案。该疗法是用传统医学的模式，给予各种神经外科手术后的患者多方位的治疗，缓解患者术后遗留的痛苦和症状，促进患者术后康复。它的内容包括针刺（包括标准针法和民间特效针法）、艾灸、中药、神灯、电针、足底反射、推拿、罐疗、砭石疗等，其中以针灸和中药治疗为核心。神外术后五行调理方案在具体运用时会基于每个患者的四诊结果进行单独的设置，也是在中医的辨证施治基础上进行运作。整个神外术后针药方案和运作过程会非常人性化和个体化，以谋求最佳疗效为目的。

下面总结一下神外术后五行调理方案的具体内容。

一、火系治疗

火-心-小肠这个系统出现问题的术后患者通常表现：神志不清或时清时不清；烦躁不安，不能入眠；语音高亢，或喃喃做语，言语内容不清；也包括一些记忆力障碍，认知障碍，定向力障碍，构音障碍，失语，注意力不能集中，多汗，情绪不稳，或有心悸，多有便秘，口渴，面赤，体温偏高，手足心发热，头痛，尿黄，可伴有口眼歪斜或肢体运动感觉功能障碍，可出现肌张力高，舌红或淡红，苔白或黄或厚腻，脉数，或实大或细。

临床通常有两个证型存在其中。

1.心火亢盛，痰瘀内阻

治疗原则：清火化痰，活血化瘀（对术后1周内的患者需要止血化瘀）。

中药治疗：全瓜蒌、龙骨、牡蛎、桃仁、红花、赤芍药、牡丹皮、生大黄、枳实等。术后1周内的患者应去掉活血药桃仁、红花，加上三七粉。

针刺：根据患者的症状体位等进行选择：头针（如果没有颅骨缺损）、体针（主选心包经、督脉、小肠经和心经穴位）。

2.心气阴两虚，经络不通

治疗原则：益气养阴，活血通络（此证型多出现在术后两周以后，或素体阴虚之人）。

中药治疗：牡丹皮、知母、赤芍药、鸡血藤、玄参、鳖甲等。

针刺：头针（如果没有颅骨缺损）、体针（主选心包经、任脉、肾经和心经穴位）。

二、土系治疗

土-脾-胃这个系统出现问题的术后患者通常表现：食欲不振，食之无味，食入不欲咽，恶心呕吐，胃部或腹部胀满不适，反酸，便溏或便秘，嗳气或呃逆，面色黄，虚胖，四肢沉重无力，口中腻或淡无味，流涎，口嚼无力，可伴四肢感觉运动功能障碍，常默思静想，少言语或言语不清，语声低微，记忆力不好，注意力分散，头重头晕，伤口愈合缓慢。舌淡有齿痕，苔白或厚腻或滑润，脉沉弱。

通常有一个证型在其中，即脾虚痰湿。

治疗原则：健脾除湿，祛痰通络，醒脑开窍。

中药治疗：陈皮、太子参、白术、茯苓、半夏、瓜壳、石菖蒲等。

针灸：腹针、体针（主选脾经、胃经和膀胱经背俞穴），可有灸疗和温针。

三、金系治疗

金—肺—大肠这个系统出现问题的术后患者通常表现：痰多或伴咳嗽，胸闷，不能平卧，嗅觉不敏，面色白，语音低，短气，动则出汗，畏风畏冷，对气温变化敏感，易外感风寒，四肢欠温，困乏无力，唇甲色淡紫，可便秘腹胀，情绪较为沮丧和悲观，思维和反应迟缓，可伴有四肢感觉运动功能障碍和口眼㖞斜，伤口愈合迟缓。舌淡紫，或舌体胖大，苔白滑，脉沉虚。

通常有一个证型在其中，即气虚血瘀，痰湿阻络。

治疗原则：补气活血，化湿祛痰通络，醒脑开窍。

中药治疗：黄芪、白术、紫苏、桃仁、当归、陈皮、石菖蒲等。

针灸：腹针、体针（主选肺经、任脉和心经的穴位），可用灸疗和温针。

四、水系治疗

水—肾—膀胱这个系统出现问题的术后患者通常表现：一般见于病程较长和重病患者，双目无神，面色黯，听力障碍，极度疲乏，水肿，尿频尿失禁，大便溏或失禁，四肢痿软，齿软发堕，腰酸困重，怕冷，四肢发冷，意识不清或反应迟钝，记忆力很差，伤口愈合非常缓慢，头晕头痛，嗜睡懒言。舌淡胖有齿痕，苔薄白，脉沉弱无力，或大而空。

通常有一个证型在其中，即肾虚髓海空虚。

治疗原则：温补肾气，填精益髓，醒脑开窍。

中药治疗：附子、人参、熟地、阿胶、黄芪、补骨脂等。

针灸：头针（如果没有颅骨缺损）、腹针、体针（主选任脉、膀胱经背俞穴、心经和肾经穴位），可用灸疗和温针。

五、木系治疗

木–肝–胆这个系统出现问题的术后患者通常表现：急躁易怒，语声高亢或沙哑，可伴抽搐，四肢阵挛，胁肋胀痛，口苦咽干，目眩，视物不清，体温偏高，腹胀，胃部灼热感，便秘，四肢肌张力偏高，口眼㖞斜，可出现肌肉疼痛，头痛，颈肩强直不适，可有认知障碍，定向力障碍，或指甲苍白，皮肤干燥，体瘦。舌淡红，苔白，脉弦。

通常有两个证型在其中。

1.肝郁气滞伴肝火

治疗原则：疏肝理气，清肝泻火。

中药治疗：郁金、栀子、牡丹皮、香附、生大黄等。

针刺：头针（如果没有颅骨缺损）、体针（主选肝经、胆经和督脉穴位）。

2.肝血虚，筋脉失养

治疗原则：滋养肝血，濡养筋脉。

中药治疗：当归、川芎、赤芍药、鸡血藤、丹参等。

针刺：头针（如果没有颅骨缺损）、体针（主选肝经、心经、肾经和胆经的穴位）。

最后需要强调的是：

第一，神外术后五行调理方案不但是木、火、土、金、水的各子系统的内部调理，还是一个整体全面的综合调理。就是说，当患者术后的情况并不单一时，我们需要运用五行的生克乘侮等原理来整体调理，那将是一个更加复杂的过程。

第二，治疗方法我们这里只谈到了中药和针灸，实际临床运用时结合患者实际情况，治疗是全面的，比如康复治疗，再比如酌情使用足底反射、砭石疗和温针等。

第三，由于神外患者病情诊断的不同，手术的方式、经由的路径和部位的不同，加上西药和一些措施的运用，往往临床所见到的病情错综复杂，一些患者还在病房时就已经进行中药和针灸治疗了，所以临证务必审慎细致，不可单一效仿。

名老中医论肝阳虚

李建彪　李存敬　广东省深圳市和顺堂医药有限公司连锁国医药馆

　　肝阳虚与其他四脏阳虚同样存在，在慢性肝病中常常见到肝阳虚，"肝无阳虚"的说法是片面的、不正确的。本文从四个方面略论肝阳虚。

一、肝阳虚的表现

　　畏寒肢冷，饥不欲食，腹胀，萎靡不振，少气懒言，善悲易怒，太息，情志抑郁，胁肋胀闷或隐痛、劳累后增剧，多梦，头痛麻木，筋脉拘挛不舒，不耐疲劳，小腹疝痛，阴囊湿冷，阳痿，月经不调，视力低下，面色苍白或灰滞萎黄。舌淡苔白润，脉沉迟无力而弦等。

二、肝阳虚的病因病理

　　肝阳具有温煦、升发、条畅的生理功能。肝阳虚，机体得不到阳气的温煦而阴寒内生，所以表现为形寒肢冷、阴囊湿冷、阳痿等症；肝阳虚，肝失疏泄引起情志异常变化，而出现善悲易怒、太息、情志抑郁、胁肋胀闷或隐痛、劳累后增剧等症；肝阳虚，肝失疏泄，影响脾胃的消化和胆汁的分泌与排泄从而出现消化功能不良的病变，可见饥不欲食、腹胀等症；肝阳虚，肝藏血，调节血量的功能减弱，故而出现萎靡不振、少气懒言、不耐疲劳、失眠、月经不调等症；肝阳虚，不能温养筋脉，可见肢体拘挛不舒、脉沉迟无力而弦等；肝阳虚，不能向上温煦头面，则见头晕目眩、头痛麻木、多梦、面色苍白或灰滞萎黄、舌淡苔白润等；肝开窍于目，肝阳虚，肝的阳气不能帅血向上滋养眼目，故见视力低下等。

三、引起肝阳虚的原因

　　1.先天阳气不足或阳虚体质。

　　2.久病及肝，或治疗失当。

　　3.情志不遂，肝气郁结，症从寒化。

4.寒邪伤阳。

5.过劳伤阳。

6.少眠伤阳。

7.房劳伤阳。

8.寒凉中药伤阳。

9.滥用抗生素、激素伤阳。

四、部分医著及医家对肝阳虚的认识

《内经》曰："肝病者……虚则䀮䀮无所见，耳无所闻，善恐，如人将捕之。"

《素问·方盛衰论》曰："肝气虚，则梦见菌香生草，得其时则梦伏树下不敢起。"

张仲景《伤寒论·辨阳明病脉证并治》曰："伤寒发汗已，身目为黄，所以然者，以寒湿在里不解故也，以为不可下也，于寒湿中求之。"

张仲景《金匮要略》曰："趺阳脉微弦，法当腹满，不满者必便难，两胠疼痛，此虚寒从下上也，以温药服之。"

孙思邈的《备急千金要方·肝虚实》曰："左手关上脉阴虚者，足厥阴经也。病苦胁下坚，寒热，腹满，不欲饮食，腹胀，悒悒不乐。妇人月经不利，腰腹痛，名曰肝虚寒。"第一次明确提出"肝虚寒"的概念，并制定了相应的方剂名补肝汤。

严用和《济生方·五脏门》曰："夫肝者，足厥阴经也……虚则生寒，寒则苦胁下坚满，时作寒热，腹满不食，悒悒不乐，如人将捕之，眼生黑花，视物不明，口苦头痛，关节不利，筋脉拘挛，爪甲干枯，喜悲怒恐，不得太息，脉沉细而滞者，皆虚寒之候也。"

林珮琴《类证治裁·黄疸》云："伤寒汗已，身目为黄，以寒湿在里，不解，非但湿热发黄，寒湿亦发黄也。湿热发阳黄，寒湿发阴黄。此阳黄阴黄之由。"

朱丹溪《丹溪心法·疸》云："诸疸口淡，怔忡，耳鸣，脚软，微寒发热，小便白浊，此为虚证。治宜四君子汤吞八味丸，不可过用凉剂，强通小便，恐肾水枯竭。久而面黑黄色及有渴者不治，不渴者可治。"

张景岳《景岳全书·黄疸》云："阴黄证……心喜静而恶动，喜暗而恶明，

扶阳论坛 ⑤

附录 论坛征文精选

199

凡神思困倦，言语轻微，或怔忡眩晕，畏寒食少，四肢无力，或大便不实，小水如膏及脉息无力等症，悉皆阳虚之候，此与湿热发黄者反如冰炭迥异。使非速救元气，大补脾肾，则终无复原之理。且此证最多，若或但见色黄，不察脉证，遂云黄疸同是湿热，而治以茵陈、栀子泻火利水等剂，则无有不随药而毙者。"

唐容川《血证论》曰："肝经气虚，脏寒魄怯，精神耗散"，可用温肝散寒、重镇安神的桂甘龙牡汤进行治疗。

王旭高在补肝法中，曾提及补肝气和补肝阳。

张锡纯曰："曾治有饮食不能消化，服健脾暖胃之药，百剂不效，诊其左关太弱，知系肝阳不振，投以黄芪（其性温升，肝木之性亦温升，有同气相求之义，故为治肝之主药）一两，桂枝尖三钱，数剂而愈。"

蒲辅周《蒲辅周医案经验》按云："五脏皆有阴虚、阳虚之别。"

秦伯未在《谦斋医学讲稿·论肝病》中明确指出："正常的肝气和肝阳是肝脏升发和条畅的一种能力，故称做'用'，病则气逆阳亢，即一般麻木、四肢不温等，便是肝气虚和肝阳虚的证候。"

国医大师朱良春指出："肝为刚脏，内寄相火。肝阴肝血为本足之证，肝阳肝气亦有用怯之时。"

张伯臾说："临床中肝气虚、肝阳虚何尝少见，在肝炎、肝硬化的病例中尤属多见，其症如胁肋隐痛，或胀痛绵绵，劳累则增剧，神疲乏力，腹胀纳呆，面色灰滞萎黄，悒悒不乐，其或憎寒肢冷，舌多淡红胖，苔白或腻，脉虚细弦或沉细无力。"

李义昌《长江医话》指出："肝病阳虚之候乃客观存在，临床屡见，各型均有，尤以无黄疸型及慢性者多见。"

章真如《章真如医论精选》中"论肝气虚与肝阳虚"："肝气虚、肝阳虚是客观存在的，不容忽视。为此直接关系到中医藏象学说之完整性问题。"

高忠英《高忠英验案精选》中"肝阳虚及治疗"说："肝阳虚为阳虚生寒，故以肝之气血虚证为主体，兼见畏寒肢冷，溲清便溏，宫寒不孕等症为特征。"

周福生《肝病中医临证旨要》云："肝阳虚，即肝阳不足，是肝的功能衰微的病理变化。由于病因的不同，会出现各种症状，一般可分为本证和兼证两大类"。

上述充分说明了肝阳虚是历来客观存在的，临床屡见，在肝炎、肝硬化、肝腹水、肝癌中尤为常见。正如郑钦安先师在《医理真传·郑序》中所说："一病有一病之虚实，一病有一病之阴阳。"

此为自己跟随名中医李存敬教授学习扶阳法体会总结，目的是呼吁中医同道摒弃"肝无阳虚"的陈旧观念，坚持"整体观念，辨证论治"，对辨为肝阳虚者放胆扶阳，及时选用姜桂附萸等温热药，可大大提高临床疗效，造福更多病人。

口苦从阳虚论治初探

潘佳蕾　佛山市妇幼保健院中医科

在临床上，口苦作为一个症状还是比较多见的，在中医教材中，认为口苦辨属热证，常见于火邪为病或胆热之证。在治疗上，实火上炎，常用黄连、黄芩、栀子、黄柏等苦寒清热泻火之药治疗。若为虚火，即阴虚火旺所致，常用生地、麦冬、玄参、龟板等养阴清热潜阳之品口服，此为治疗口苦之规矩、准绳。然而，引起口苦不尽属热，在时邪热病中，口苦主热无可非议，但在其他疾病中，口苦也有主寒者，这提示我们单凭口苦一症并不能了解疾病的全貌，更要综合全身症状辨证施治。

一、阳虚口苦的病机

口苦，《黄帝内经》称之为"胆瘅"，《内经》认为口苦与胆有着密切的联系，如在《素问·痿论篇》有"肝气热则胆泄口苦"；《灵枢·四时气》有"胆液泄，则口苦"；《灵枢·胀论》有"胆胀者胁下痛胀口中苦善太息"；还说"胆病者，善太息，口苦呕宿汁"；《素问·奇病论》还首次提出胆虚会导致口苦，如"此人者，数谋虑不决，故胆虚气上溢而口为之苦"。后世的医家对此也进一步进行了论述，如《圣济总录·胆门》曰："论曰足少阳不足者，胆虚也。虚则生寒，寒则其病恐畏，不能独卧，口苦善太息，呕宿汁……盖胆虚则精神不守，其气上溢，循其所在而生病也"。《诸病源候论·胆病候》曰："胆气不足，其气上溢而口苦，善太息，呕宿汁，心下澹澹，如人将捕之，嗌中吩吩，数唾，是为胆气之虚也，则宜补之。"

口苦之症产生的机理是什么？我们可以试着从阳气运行的角度来探讨，《内经》有着"天人相应""脏气法时"的观念，在一日之中，胆对应子时，子时一阳初生，故胆有管理阳气输注到全身十二经脉、主持阳气发挥正常功能的作用，一年十二月之中，胆对应子月（十一月），在二十节气中对应大雪和冬至，冬至一阳生，故胆有管理阳气，输送、主持升发的功能。清代医家郑钦安先生认为真阳即为相火，他指出："真阳二字，一名相火，

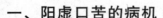

一名命门火"，且认为真阳乃人立命之根。相火有生理性的相火和病理性相火，不言而喻这里郑氏所提到的相火是指生理性的相火，生理性的相火即为真阳。我们知道相火根于肾，藏于肝胆。而笔者认为相火的发用在乎肝胆，尤其是胆（因为肝为阴木，胆为阳木，从活动上说主导作用在阳）。肾在四季对应冬季，在八卦中对应为坎卦，一阳寓于两阴之中，乃真阳涵藏之象。胆在四季对应春季，八卦对应震卦，春天雷声一响，阳气发动外用，万物复苏，震卦是两阴覆于一阳之上，此一阳与坎卦中之一阳实同出一源，震卦乃阳气发用之象，若此真阳能正常发用则上焦心肺能行气血，调神志。中焦脾胃能运化水谷精微。下焦肾、膀胱能藏精、调水液。大小肠能传导，分清别浊。故在《内经》有"凡十一脏，取决于胆"之说。同时我们从胆对应的震卦来看，是一阳居于二阴之下，非常微弱，乃初生之阳，但又将担负着很重要的使命，若有其他邪气的阻隔，加之真阳不足，阳气内郁生热，则可发为火之本味—苦味（如外有风寒之邪闭阻，真阳不能正常出入，内郁生热，发为小柴胡汤证；如脾阳不足，中寒内生，真阳不能正常升发，郁而化热则发为柴胡桂枝干姜汤证）。另外此稚阳实乃坎中一阳，若坎阳不足，则此一阳爻不能安居震卦的初位，势必浮于上，出现寒火上炎发为苦味。在《素问•评热篇》也有："故水在腹者，必目下肿也，真气上逆，故口苦舌干"，此口苦即为真阳上浮。

二、阳虚口苦的治疗

针对阳虚所出现的口苦，余常以姜附桂等剂进行治疗；若考虑乃少阳为寒湿之邪所郁滞，可采用桂枝合二陈汤或是苓桂术甘汤加减；若未见明显之热象，方中可不夹黄芩等阴药，以阳药宣散阻滞后，口苦之象自然消失；若考虑为坎阳不足，真阳上浮所出现热证，则需加用附子，甚则采用四逆汤进行治疗，以引阳归舍。

三、典型病案

刘某，女，42岁，2009年10月23日因口苦1月来诊。自诉近半年来常觉疲乏，夜间睡眠欠沉，近1月来白天夜间都觉口苦，平时不喜欢饮水，肠鸣辘辘，饮食尚可，大便干结，小便色黄，舌淡苔薄白而润，舌边有齿痕，脉沉滞。《伤寒论》中有"少阴之为病，脉微细，但欲寐也。"此患者虽没有时时思睡，但平素精神欠佳，实为"但欲寐"之初现，结合脉诊，可考虑病属少阴；小便黄乃肾阳虚，膀胱气化不行，小便停留过久所致；大便干是由于阳气不足，运行乏力所致；肠鸣辘辘为阳气虚衰，气不化水，水饮内停所致，治以桂附合二陈汤加减，制附子 15g（先煎半小时），生白术 15g，陈皮 15g，法夏 20g，山楂 10g，茯苓 15g，砂仁 15g，炙甘草 5g，生姜 30g，3 剂后口苦减轻，大便仍干，但较前顺畅，后续用 3 剂痊愈。

四、讨论

郑钦安《医法圆通》中曾讲到："总以考究阴阳实据为要。余尝治阳虚阴盛之人，投以辛甘化阳二三剂，即有现口苦、口酸、口淡、口辛、口甘等味，又服两三剂，而此等病形即无。余仔细推究，皆缘真阳失职，运转力乖，兼之服药停积未去，令得辛甘化阳之品，运转复行，积滞即去，故口中一切气味出矣。"可见真阳失于运化，积滞内停出现口苦等症，当予扶阳之剂治疗。关键是口苦作为一个症状出现，背后隐藏着或寒或热的病机，这就需要我们结合全身情况，病史，舌脉来综合考虑。在《伤寒论》101 条有"伤寒中风，有柴胡证，但见一证便是，不必悉具。"医圣是示人以规矩，对于柴胡证如此，对阳虚之证也需要我们见微知著，这样才可洞了病机。在患者所出现的诸多症状中要分析哪些是疾病真实之反映，哪些又是假热之象，这一点在郑钦安三书中对此已有详细论述，这里不再赘述。

故在临床上遇到口苦的患者，从一般思路辨证治疗无效的情况下，我们应该考虑另一种病机，从而使自己的思路更加广阔，辨证更加准确。而不要一概定论为系热所致而妄用苦寒药，戕伐正气，贻误病情。

扶阳论坛 ⑤

附录 论坛征文精选

经方治疗疑难病症效验

王 章 海南省中医院

经方是中医学之精华，其神奇的疗效已经让历代无数医家为之折服。20多年来，本人广泛应用于临床也常常收到立竿见影、验如桴鼓的效果。现撷数则经西医治疗效果欠佳的疑难病例介绍如下。

一、慢性泄泻

患者严某，男，73岁。30年来饮食稍有不慎即腹痛，大便溏泄。曾多次到省、市、县多家医院求治，诊断为"慢性结肠炎"，予以抗炎、营养支持等治疗，效果均不明显，仍反复发作，迁延不愈。2009年8月来我处要求中医治疗。

刻诊：身体消瘦，面色苍黄，精神萎靡，声息乏力，手足欠温，口不干渴，腹痛喜揉喜按。舌淡，苔白略腻，脉细弱。

辨证施治：《伤寒论》曰："自利不渴者，属太阴，以其脏有寒故也，当温之，宜服四逆辈。"患者泄泻，手足冷，口不渴，苔白腻显系太阴寒湿阻滞。且病变长期不愈，久必及肾，肾阳虚衰，故见精神萎靡，声息乏力。治宜峻补脾肾，温阳化湿。方选四逆汤合理中汤加味。

处方：制附子60g（先煎），干姜30g，白术20g，党参20g，茯苓15g，炙甘草10g，薤白15g，砂仁15g，补骨脂15g。

治疗效果：患者服药1周腹痛腹泻即止，守方服1月精神大好，纳增体重。随诊至今3年，病未再复发。

二、咳喘

患儿李某，男，1岁。发热、咳喘近50天。患儿初起因感冒而致发热，咳嗽，鼻塞，流涕，即到市人民医院就诊，诊断为"上呼吸道感染"，予输液抗感染治疗。经治1周，效果不明显，仍发热，咳嗽，剧则气喘，双肺湿性啰音明显。于是收入病房住院治疗，经更换使用多种抗生素、激素、止喘等药治疗，病情非但不见好转，而且还日渐加重，出现呼吸急促等危象。于 10 天前转入重症监护室，予心电监护、插胃管，并按前法继续抗感染治疗，效果同样不理想。患儿仍然每天低热、咳嗽、气喘，双肺湿性啰音未减。主诊医生已向家长表示无能为力，家长十分失望，抱一线希望给我来电，要求我前往，予以中医诊治。

刻诊：患儿神疲，嗜睡，哭声低怯，无汗，肤温略高，时有咳嗽，咳剧则喘，双肺布满水泡样湿性啰音。舌淡，苔薄白，脉细弱。

辨证施治：患儿外感风寒，引动内停之水饮，肺气不利，阻遏太阳经气出入，故致发热，咳喘。且病久入肾，阳气衰微，故见神疲，嗜睡。

治疗宜温肾扶阳，散寒逐饮。方选小青龙汤加附子。

处方：制附子 20g（先煎），麻黄 10g，桂枝 5g，白芍 5g，法半夏 5g，干姜 5g，细辛 1.5g，五味子 2.5g，炙甘草 5g，苏子 5g，紫菀 5g。

治疗效果：患儿服药 3 剂，热退，咳减，双肺啰音明显减少，精神转好。服药 5 剂，转出重症监护室。服药 10 剂，病愈出院。

三、鼻衄

患者谢某，男，25 岁。从事理发工作，常深夜丑时方能入睡。近 10 天来每天上午日出至正午必发作鼻腔出血，量多盈碗，午后渐减，自行停止。曾到省人民医院检查，未能发现异常病变，予以鼻腔堵塞纱布、静注、肌注、口服及鼻腔滴注多种止血药治疗，效果均不明显，仍然每天出血如故患者十分惊恐。经他人介绍来我处要求中医治疗。

刻诊：面色苍白，神疲声低，头晕心悸，双侧鼻腔均有血迹。舌淡，苔薄白，脉沉细弱。

辨证施治：《内经》曰："凡阴阳之要，阳密乃固。"阳气只有封藏固密，营阴才能固守于内而不外溢。患者生活作息失常，阳气当藏不藏，失于固密，以致虚阳上浮。日出至日中大自然阳气升腾，两阳相攻，逼血妄行，发为鼻衄。

治宜温肾潜阳，兼以止血。

方选四逆汤加味。

处方：制附子 30g（先煎），炮姜炭 30g，磁石 30g，生龙骨 30g，生牡蛎 30g，血余炭 20g，砂仁 20g，炙甘草 10g。

治疗效果：当晚进药 1 剂，第二天仍出血，但量明显减少。2 剂后衄血即止，至今未再复发。

四、肿瘤

患者王某，女，96 岁。10 多年前口腔上颌右侧起一指甲大小菜花状肿物，不痛不痒，患者亦不予注意。此后肿物逐渐增大，并向头面扩展，致使右脸扭曲变形。曾到省人民医院求治，诊断为"头面肿瘤"，准备手术治疗，但因患者年迈、心肾功能不良、血压过高（200/110mmHg）等手术禁忌而放弃。

刻诊：神疲，眼睛无神，右眼不能睁开，鼻梁弯曲，鼻腔有淡红色血水流出，质清稀。舌淡，苔薄白，脉细弱。

辨证施治：经曰："阳化气，阴成形。"患者年迈体弱，阳气衰惫，阴寒之邪乘虚而入，凝滞头面，气血积聚而成肿瘤。

治疗应温肾扶阳，祛阴逐寒。方药选用四逆汤合阳和汤。

处方：制附子 75g（先煎），炮姜 30g，麻黄 5g，熟地 20g，鹿角胶 10g（烊），白芥子 15g，炙甘草 10g，肉桂 10g（后下）。

治疗效果：服药 1 周，肿物开始缩小，连续服药 2 个月，肿物明显变小，右眼已能睁开，精神大为好转。

五、恶寒身痛

患者隋某，女，53 岁。恶寒，身痛余年。自诉岁时有次在雪地里久行，并跌倒，被大雪深埋多时，当时感觉身体寒冷刺骨，双下肢麻木。此后惧怕风寒，吹空调或游泳后即出现头痛，全身肌肉、关节疼痛等不适症状。多年来曾到全国多家医院诊治，诊断为"风湿病"，治疗效果均不满意。

刻诊：精神好，全身肌肉、关节无红肿压痛。舌淡，苔薄白，脉沉细。

辨证施治：患者发病初起因被大雪长时间深埋，寒邪直入少阴，故感觉刺骨寒冷。此后寒邪盘踞少阴，久而不去，致使疾病迁延难愈。《伤寒论》曰："少阴病，身体痛，手足寒，骨节痛，脉沉者，附子汤主之。"

故此，治疗宜逐寒祛阴，温肾扶阳。方选麻黄附子细辛汤、附子汤。

方一：麻黄 20g，细辛 10g，炙甘草 10g，生姜 30g，制附子 50g（先煎）。

方二：制附子 60g（先煎），白术 15g，白芍 15g，党参 30g，茯苓 20g，炙甘草 10g。

治疗效果：先服方一 3 剂，继服方二 7 剂。此后恶寒身痛消失，不再惧怕吹空调、游泳。

六、风痱

患者林某，男，76 岁。3 周前因感冒而致咳嗽，发热，并伴双下肢痿软，行走困难，被家人送至某医院住院检查治疗，诊断为"上呼吸道感染"，予输液抗感染治疗。经治 20 多天，虽然热退、咳减，但是双下肢痿软症状日渐加重，已完全不能下地行走，躺在床上坐起翻身也极为困难，家属非常紧张，急邀我前往，给予中医治疗。

刻诊：神疲，声息乏力，语言清楚，双下肢肌肉松弛，痿软无力，不能抬举，皮肤感觉尚好，上肢功能正常。舌淡，苔白，脉沉细。

辨证施治：此证中医称之为"风痱"，按病索方，治宜《金匮要略》附方古今录验续命汤。

处方：麻黄 20g，干姜 20g，石膏 30g，桂枝 15g，杏仁 20g，当归 15g，党参 20g，川芎 10g，制附子 30g（先煎），炙甘草 10g。

治疗效果：服药 3 剂即可被人扶下地行走出院，服药 1 周即能自能上下四楼。

扶阳法治疗胸痹经验

尹春良　河南省漯河市舞阳县春良诊所

本文通过三个代表性胸痹病例的诊治及分析，探讨实践卢氏扶阳法的理念在临床中的意义。

一、引言

《内经》说："阳气者，若天与日，失其所则折寿不彰。故天运当以日光明。"又说："阴平阳秘，精神乃治。"都说明了阳气的重要性。清•郑钦安和卢氏又提出"阳主阴从"的观点，即人体的阳气若出现亏虚或郁结不通，都会导致疾病。

胸痹是以胸部闷痛，甚则胸痛彻背、喘息不得卧为主症的疾病。轻则胸闷呼吸不畅，严重则胸痛彻背，背痛彻心，属现代医学心肌梗死、心绞痛等范畴。

中医理论认为，心主血脉。《灵枢》言："血者，喜温而恶寒，寒则泣而不流，温者消而去之。""脉者，行气血而营阴阳，濡关节而利筋骨。"若人体的元阳不足，阴寒内生，气血则流而不畅。人体的局部不能得到濡养，即阳气一处不到即为病。笔者临证心存扶阳理念，运用扶阳法治疗胸痹取得一定效果，现介绍如下。

二、病案举例

病案 1：吴某，男，80 岁，2011 年 3 月 6 日初诊。

症状：患者平时有心绞痛病史，反复住院治疗，时轻时重。当日下午突然胸闷胸痛，背痛，呼吸困难，烦躁欲死，恶心呕吐，服用硝酸甘油效不佳。四肢厥冷，无矢气，腹满胸闷，烦躁不安，呼吸不利，汗出，呕吐频频，面色苍白。血压 100/90mmHg。舌质淡暗，苔薄水滑，脉沉迟欲绝。

诊断：胸痹，寒凝心脉。

治疗：急用回阳救逆复脉之法，大回阳饮。

处方：黑附子 120g（先煎），干姜 90g，炙甘草 5g，肉桂 15g，丹参 60g。1 剂，水煎服。

笔者亲临现场，急让饮之。服药 5 分钟后，病人稍安，10 分钟后腹中矢气大作。病人言好转，随后神安思睡，四肢转温，脉少浮出。睡 2 小时后自言胸闷减轻，不呕。

接着服用二煎，服后安然入睡。

继服上方 3 剂，自感病愈神安。舌质淡暗，苔薄白，脉沉缓，继以扶阳填精之法治之。

处方：黑附子 90g（先煎），白术 15g，陈皮 15g，党参 20g，黄芪 30g，菟丝子 20g，巴戟天 20g，砂仁 15g，干姜 60g，炙甘草 5g。5 剂，每日 1 剂，水煎服。

后用上方加减治疗 1 月余，至今健康无复发。

分析：此为胸痹寒凝心脉之证，病急且危重，四逆之证全，所以急用大回阳饮以速效回阳复脉，后用扶阳益气填精之法以巩固疗效。

病案 2：张某，女，59 岁，2011 年 4 月 20 日初诊。

症状：胸闷、气短、心悸、乏力年余。心电图示：ST 段压低（缺血型），经中西药反复治疗效不佳。现胸闷，时有压迫感，心悸心慌，气短少气，动则喘甚，时咳嗽，胃中痞满，纳可，眠可。

舌质暗红，苔白，脉沉滞。

诊断：胸阳不足，中焦不通。

治用：桂枝法扶阳化痰逐瘀，博开中焦，以助运化，使气血流通。

处方：桂枝 15g，苍术 15g，半夏 20g，茯苓 15g，陈皮 15g，南山楂 20g，瓜蒌 15g，薤白 15g，白豆蔻 15g，丹参 30g，红花 10g，生姜 30g，炙甘草 5g。5 剂，每日 1 剂，水煎服。

2011 年 4 月 25 日二诊：服上药效佳。胸闷减，胃痞愈，仍时心悸。乏力稍减，自感有神，纳增。舌质暗红，苔白，脉沉滞，中焦开。

上方去白豆蔻，加淫羊藿 20g，以启阳交阴。5 剂，每日 1 剂，水煎服。

2011 年 5 月 1 日三诊：服上药效佳。胸闷发作减少，仍时稍感胸部不适，劳累后明显，纳可，睡眠可。舌质暗淡，苔黄腻，脉沉紧。

治则：扶阳益气活血之法。

处方：黑附子 60g（先煎），干姜 50g，炙甘草 5g，丹参 30g，人参 10g，黄芪 30g，当归 10g，红花 10g。5 剂，每日 1 剂，水煎服。

2011 年 5 月 8 日四诊：服上药效极佳，胸闷、心悸未发作，神佳，劳累后无气短。舌质淡红，苔白腻，脉沉缓。

守上方 5 剂。

2011 年 5 月 14 日五诊：服上药后自感病愈，无不适，面色红润，说话有力，神佳。舌质红，苔薄白，脉沉缓有力。治以扶阳益气填精之法。

处方：黑附子 60g，干姜 50g，炙甘草 5g，党参 20g，黄芪 30g，肉桂 15g，菟丝子 20g，巴戟天 20g，砂仁 15g，丹参 30g。5 剂，每日 1 剂，水煎服。

后用上方加减治疗 10 余剂停药。

2011 年 11 月 16 日来诊：5 个月来身体健康，无复发，面色红润，精神焕发，自言从未有现在身体舒适之感觉，心电图检查提示一切恢复正常，特来感谢。

分析：此案初用桂枝法博中助运，后用扶阳、益气活血、填精之法而治验，充分体现了扶阳的重要性。只要抓住人体元阳不放松就能达到治愈疾病的目的。

病案 3：杨某，男，75 岁，2011 年 1 月 21 日初诊。

症状：心脏供血不足，胸闷气短，呼吸不利，甚则心痛连及肩臂，反复住院治疗效不佳，住院治疗余天，好转后出院，半月又复发再住院，反复年余。后经人介绍来我处诊治。现胸闷气短，咳嗽，纳差，咽喉不利，多食则脘腹胀满，失眠，大便干结，怕冷时恶寒，血压 140/90mmHg。舌质暗淡，苔白腻，脉浮滑大。

诊断：此为真阳不足，胸阳不振，脾阳亏虚，运化无权，痰湿内生，痰阻经络，发为胸痹。

治以扶阳为纲，博中助运，使阳回痰消，血自运行。

方以四逆合桂枝法治疗。

处方：黑附子 60g（先煎），干姜 50g，炙甘草 5g，桂枝 15g，苍术 15g，半夏 20g，茯神 15g，瓜蒌 15g，薤白 15g，白豆蔻 12g，生姜 20g，木蝴蝶 20g。5 剂，每日 1 剂，水煎服。

2011 年 1 月 27 日二诊：服上药效佳，胸闷减轻，乏力气短，动则喘甚减轻，肩臂痛，咳嗽咽部不利自感愈，纳增，胃胀减轻，大便利不干结，恶寒怕冷大减。血压 130/90mmHg。舌质淡，苔白腻，脉沉滑，中焦开，阳气复。

上方去木蝴蝶、白豆蔻，加淫羊藿 20g，砂仁 15g。加淫羊藿以启阳交阴，加砂仁以纳五脏之气归肾。

2011 年 2 月 3 日三诊：服上药效佳，自感上症大愈。但感头晕，牙痛。舌质暗淡，苔薄白，脉沉滞略紧。

治则：思之头晕，牙痛脉滞，是经络不通，使阳气难归根复命，阳气上越则牙痛、头晕，遂以理气活血的丹参饮合血府逐瘀汤治之。

处方：丹参 30g，檀香 5g，砂仁 5g，桃仁 9g，红花 10g，赤芍 10g，川芎 10g，当归 10g，生地 10g，牛膝 6g，柴胡 6g，肉桂 10g，生姜 10g。3 剂，每日 1 剂，水煎服。

2011 年 2 月 7 日四诊：服上药后头晕、牙痛愈，又感乏力，时胸闷，失眠。舌质淡暗，苔白腻，脉弦紧。

治法：大回阳饮加人参、丹参、龙骨、牡蛎。

处方：黑附子 90g（先煎），干姜 60g，炙甘草 5g，丹参 30g，人参 10g，肉桂 15g，龙骨 30g，牡蛎 30g。5 剂，每日 1 剂，水煎服。

2011 年 2 月 13 日五诊：服上药效果极佳。自感愈有神，纳增，睡眠佳。舌质淡，苔薄白，脉沉缓。

守上方 5 剂。

2011 年 2 月 19 日六诊：服上药自感愈无不适，神佳力增。舌质淡红，苔薄白，脉沉缓。

上方已达扶阳填精、纳气归根之目的，再治以扶阳填精、合和阴阳之法，以达阴阳合一之目的。

处方：黑附子 90g，干姜 60g，炙甘草 5g，砂仁 15g，肉桂 15g，人参 10g，黄芪 30g，巴戟天 20g，菟丝子 20g，丹参 30g。5 剂，每日 1 剂，水煎服。

服上药效果良好，后去丹参，加炒麦芽，加减服用 20 余剂，病愈停药。

2011 年 10 月 8 日家人有病来告，服药后半年，身体健康，停用一切中西药，面色红润，神佳，思维敏捷，善于言谈，甚表感谢。

分析：此案属真阳亏虚，导致心阳不足，脾阳不振，痰瘀阻络而发病。初用四逆桂枝合法，然见效后出现头晕、牙痛则是经络不通，阳不入阴，故改用丹参饮合血府逐瘀汤以通经络，后大回阳饮温潜，待效显后用扶阳、益气、填精之法，终使年顽疾不足月而愈，充分彰显了人体阳气的重要性。

三、结论

诸如以上病证笔者治愈甚多，列举此三例意在彰显扶阳大法的重要性。

如卢氏所言，人之生成，纯在天地之中、阴阳之间、五行之内，一切动静都随阴阳之气机而转。业医者须识得《内经》所论，凡阴阳之要，阳密乃固之奥旨。深悟阴阳合一之道、阳主阴从之理，方知一口真气步如六宫彻上彻下之真义，知此之道临证立法用药方无异议。

扶阳论坛

⑤

附录 论坛征文精选

皮科扶阳琐记

荣显会　河北省唐山市荣德堂中医诊所

　　我是从事中医皮肤科的，是 2007 年求学上海探访夏氏外科的时候读到《扶阳讲记》的，郑钦安的三本书以前虽早已购置，惜之偶尔翻翻，未曾深习，倒是刘力红老师的《思考中医》是我的案头常备，这也是我细读《扶阳讲记》的主要原因之一，细算起来，大约已有 5 年的时间了。5 年来我试着把扶阳理论运用到了各科疑难疾病，特别是在皮肤科领域做了大胆尝试，本人运用扶阳，纯属照葫画瓢，加之生性鲁钝，然仍锲而不舍，冀有所得，如能再得到老师及同仁指点一二，造福患者，则善莫大矣！

一、秃发性毛囊炎

　　了解皮科病的人都知道，秃发性毛囊炎古称"火珠疮"，极其顽固，累年不愈。2008 年 10 月 11 日接诊一患者，男性，18 岁，患病已近 4 年，因家境殷实，几年来求诊于天津、北京，受尽奔波之苦。因其周围有一人亦患痼疾被我治愈，遂转而求诊于余，至 2009 年 10 月停药，前后历时 12 个月而痊愈。患者体型偏瘦，其母述其从不喝水，每以各种冰饮料代水，经常晚睡（凌晨 2~3 点）晚起（上午 10~11 点）。刻下正值发作时期，头内密集绿豆大小脓疱，可见散在的片状秃发，口周及项背多发毛囊性红丘疹，部分脓疱明显，舌红苔少，唇红明显，手足不温。阅其历年处方，无非解毒、凉血、清热、除湿，遂改弦更张，从阳郁，虚火上炎考虑，治以阳和汤+泻黄散+封髓丹加减，药用：制附子 30g、麻黄 15g、细辛 6g、巴戟天 30g、砂仁 15g、荆芥 10g、白芥子 15g、肉桂粉 6g、鹿角霜 15g、生地 30g、生甘草 6g、生石膏 30g、藿香 10g、盐黄柏 6g、生白术 15g、干姜 15g，当时初习扶阳，胆战心惊地开了这个方子，现在翻阅，发现识之浅薄如是，当时开了 7 剂，病人复诊时，脓疱就下去了不少，这就坚定了信心，加大了制附子的量 75g（先煎 2 小时）温肾纳下，生黄芪 30g 托毒，大约服了 3 个月病情得到了控制，后来随症加减用过党参、麦冬、天冬、天花粉、生姜、炮姜、生薏米等，近一年而痊愈，写此文时电话联系患者称没有复发的情况。随后的几年，凡遇到秃发性毛囊炎、颈部瘢痕疙瘩毛囊炎、穿掘性毛囊炎、聚合性痤疮等，均以此法施治，多有佳效，始信"上病治下"，此言不虚矣！

二、关节型银屑病合并慢性红皮病

王某，30 岁，石家庄人，2009 年 2 月初诊。18 岁时在头发内出现红斑脱屑，诊为银屑病，间断用药治疗，病情稳定。25 岁结婚，怀孕后痊愈，产后半年出现小关节肿胀疼痛，而诊断为关节型银屑病，停止哺乳进行治疗。因治疗不慎，忽然停用激素导致全身皮肤发红，大量脱屑，诊断为红皮病，经石家庄某医院治疗，病情控制，但未能痊愈，经人介绍求诊于余。查：全身皮肤肿胀，潮红，扪之灼热，大量细碎脱屑，指、趾甲增厚、垢浊，双下肢指凹性水肿，双手、足多个小关节肿胀，食欲偏强，无汗出，大便 2~3 天 1 次，苔白厚腻，齿痕明显。初治以健脾除湿，通络止痛。处方：桑寄生 15g、桑枝 10g、桂枝 10g、当归尾 15g、赤芍 10g、川牛膝 10g、鸡血藤 15g、络石藤 15g、冬瓜皮 30g、桑白皮 15g、生枳壳 10g、生薏米 15g、生白术 15g、生地 15g、生栀子 10g、生黄柏 10g、白鲜皮 15g、地骨皮 15g、苦参 10g、车前子 15g、泽泻 10g、土茯苓 30g、菝葜 30g、生甘草 10g，服用 4 周，病情不进不退，遂改为温肾纳下、回阳救逆、通络止痛之法图之。处方：制附子（先煎 2 小时）75g、炒白术 15g、茯苓 10g、泽泻 10g、猪苓 10g、桂枝 20g、砂仁 15g、白蔻仁 10g、生姜 50g、炙甘草 10g、冬瓜皮 30g、麻黄 15g、野防风 15g、生枳实 10g、芒硝（兑入）10g，7 剂，水煎服，日 1 剂。药后皮肤肿胀开始消退，肤色变淡，脱屑明显减少，双下肢指凹性水肿也减轻了，大便一天 1 次了，疗效明显，守方加减更进，前后计 90 余剂而基本"心火炽盛兼感毒邪郁火流窜入于营血蒸灼肌肤而发"（《简明中医皮肤病学》），慢性期多属脾虚湿盛，但亦有特殊情况，如该例患者健脾除湿、通络止痛效果并不明显，改为温肾纳下、回阳救逆、通络止痛而获佳效，该例患者我认为可以用格阳证来解释，中土阻滞，阴盛于内，流于四肢而见四肢肿胀，格阳于外而见红皮，郁而化热，而见食强便干，方以炒白术、茯苓、泽泻、猪苓、桂枝、砂仁、白蔻仁运中焦，制附子、生姜、炙甘草温肾纳下、回阳救逆，生枳实、芒硝祛郁热，麻黄宣肺，防风胜湿，方证合拍，故有佳效。

三、唇舌极干燥无津，扶阳有效，加养阴药则不适案

2012年6月诊得一女性，62岁，唇舌极干燥无津年余，时下烧心、泛酸，腹胀，嗳气，喜食冷食、油腻、甜性食物，畏咸、辣食物，大便初头硬，烘热汗出，手足热，睡眠时无论天气寒热均不能覆盖衣被，舌质红绛无苔。证属阳虚不能化生阴津。处方：吴茱萸6g、黄连3g、益智仁15g、巴戟天15g、仙灵脾15g、制附子（先煎2小时）75g、生姜60g、炙甘草10g、砂仁15、生龙牡各30g、五味子6g、生熟地各30g、茯苓10g、肉桂粉6g，7剂，水煎两次，混合，一日两次分服。二诊时诸症均有好转，已有些唾液，去吴茱萸、黄连，加麦冬10g、北沙参10g，7剂。药后口干又明显了，原来有些唾液了，现在又没了，但患者的其他症状如烧心，泛酸，腹胀，嗳气，喜食冷食、油腻、甜性食物，畏咸、辣食物，大便初头硬，烘热汗出，手足热，睡眠时无论天气寒热均不能覆盖衣被均减轻。处方：生晒参10g、炒白术15g、茯苓10g、泽泻10g、桂枝15g、猪苓10g、制附子（先煎2小时）75g、生姜60g、炙甘草10g、砂仁15、生龙牡各30g、吴茱萸6g、黄连3g、仙灵脾15g，7剂。药后诸症减轻明显，守方治疗大约近两个月时，患者儿子述其睡眠中有短暂不自觉抽搐现象，仿真武汤意加白芍15g后，又出现病情反复，后去白芍加灵仙，历时3个月病人痊愈；类此病人，不能用养阴药，用了则用明显反复的情况还是第一次见到，思之原因，亦不得其要。

四、季节性皮肤过敏

有一些人每到春秋季节面部就红、肿、热、痒、脱屑，以往都是采取疏风清热、凉血解毒的方法治疗，虽然也能痊愈，但总觉得疗程偏长且不能控制复发，每年换季大多均需用药。学习扶阳理论之后，渐渐地摸索着从扶阳的角度看有没有什么办法可以用，慢慢地发现这类病人都有一些阳虚或阳郁的症状如手足不温、膝以下冰冷、阴雨天小腿酸楚不适、失眠、胃畏冷食油腻食物、舌苔白厚或舌红少苔或无苔、耳鸣、牙龈出血、头皮瘙痒等，思之概属春天阳气上行，因阳虚阴盛，至其上升过快；到了秋天阳气内收，因阳虚阴盛，内收不利。遂采取温肾纳下、扶阳抑阴或扶阳化阴的方法治疗，疗效明显、疗程明显缩短且复发率低，大部分病人的兼夹症状一并好转或痊愈；"见痰休治痰，见血休治血，见汗不发汗，有热莫攻

热，喘气勿耗气，精遗勿涩泄，明知个中趣，方是医中杰。"明代医家李中梓的这段话初读之时并没有深刻的体会，用了卢崇汉老师的《扶阳讲记》的"病在阳者，扶阳抑阴，病在阴者，用阳化阴"，真的有了那种"众里寻他千百度，蓦然回首，那人却在灯火阑珊处"的豁然开朗了！

扶阳论坛
⑤

附录　论坛征文精选

温阳法治疗面部激素依赖性皮炎

曾宪玉　段逸群　郭　娜　武汉市第一医院皮肤科

　　郑钦安先生辨识阳虚证有独到之处，尤其在辨识真气上浮、虚阳外越以及阳虚欲脱诸证，能在整体辨证的指导下，辨识真寒假热。他认为部分头面"肿痛火形"多属阳气衰，阴盛逼阳而上越之虚火，并称之为"阴火"；阴证是本，是实；虚热是标，是假相。并对如何辨识"阴火"和"阳证"做出了精确的阐释，《医法圆通》中曰"各部肿痛，或发热，或不发热，脉息无神，脉浮大而空或坚劲如石，唇、口、舌青白，津液满口，喜极热汤，二便自利，间有小便赤者，此皆为气不足之症，虽现肿痛火形，皆为阴盛逼阳之证候。市医往往称为阴虚火旺，而用滋阴降火之药极多，试问，有阴虚火旺而反见津液满口，唇舌青滑，脉息无神，二便自利者乎"。之后进一步阐明：只要舌不红绛，苔不黄燥，口不渴，不思冷水，口气不粗不热，二便不黄赤秘结，即使患者表现为红肿疼痛，一律从阳虚辨证，按阴证看待，即"外现大热，身疼头痛，目肿，口疮，一切诸症，一概不究"。

　　近年来，因长期使用含有糖皮质激素的化妆品或者对糖皮质激素类外用制剂的不当使用，激素依赖性皮炎患者逐渐增多，临床表现为面部红斑、丘疹、灼热、瘙痒、脱屑、毛细血管扩张等症状，已成为皮肤科常见且棘手的疾病。目前西医治疗主要以外用糖皮质激素递减疗法或钙调神经酶抑制剂、非甾体类制剂及保湿医学护肤品、系统用抗组胺药，抗炎为主，辅以对症处理，虽有一定疗效，但部分患者难以彻底治愈。

　　世人多从血热雍盛、阴虚火旺辨，常用清热、凉血、滋阴、养血等法，方用白虎汤、犀角地黄汤、凉血五花汤、知柏地黄等治疗。部分患者经上方治疗，初期确可取得一定的疗效，但久服无效，部分患者甚至病情加重。我们仔细观察这些患者的证候，发现她们虽然表现为面部红斑、灼热、刺痛等一派"热"象，但多伴有畏寒肢冷、大便稀、小便清长、口干喜温饮、舌暗红、苔滑、脉沉等阳虚之象；病程多较长；年龄偏大（多35岁以上）。按郑钦安先生阴火理论从"阳气亏虚、阳不潜阴、阴火上炎"角度辨证，采用温阳利水、温阳化瘀、温潜法等治疗取得良好疗效。

病例 1：患者女，42 岁。因"颜面反复红斑 1 年余"于 2012 年 3 月 29 日初诊。

自诉近 3 年不定期于美容院护理和使用祛斑美白护肤品，一年前停止护理后，面部开始潮红、瘙痒不适，后逐渐出现弥漫性水肿红斑、毛细血管扩张，伴紧绷和干燥等不适，上述症状在遇热、日晒后加重；曾自行外用"皮炎平"，皮损好转，停药数天后皮损及不适感加重。平素畏寒，四肢欠温，易疲乏，腰膝冷痛，纳可，眠安，大便多稀溏，小便调。刻诊：面色暗黄，唇色青紫，双面颊、前额部弥漫性水肿性红斑，伴毛细血管扩张、干燥脱屑、灼热；舌体胖大，呈青紫色，津液满口，边有齿痕，苔白润，脉沉细，尺脉不能扪及。诊断：激素依赖性皮炎，辨证为素体阳虚，虚阳浮越，阴火上炎，水饮内停夹瘀。治以温阳利水化瘀。予以真武汤和凉血五花汤加减治疗，方用附子 15g、干姜 10g、白术 10g、茯苓 10g、泽泻 10g、杜仲 10g、淫羊藿 10g、续断 10g、红花 6g、桃仁 6g、凌霄花 6g、大枣 10g、炙甘草 6g，每日 1 剂，水煎服，嘱禁用激素类外用药，改用硅油乳膏润肤。服 7 剂后复诊，面部水肿性红斑，紧绷感、烧灼感减轻，神疲、肢冷、便溏均有好转。续服上方 7 剂后复诊，皮疹基本消退，以理中汤加味调理之，服 7 剂。2012 年 5 月 3 日复诊余症悉除。

本例患者面部红斑瘙痒灼热，似乎属一派热象，但仔细诊察，追问病史，有畏寒，手足欠温，腰膝冷痛，易疲乏，大便稀溏，舌淡、含青色，脉沉、细弱，为脾肾阳虚之象；苔滑，面部肿胀，为阳不化水，水湿上犯；面部红斑灼热刺痛为阴盛逼阳，真气上浮，阴火上炎。辨证考虑其脾肾阳虚，逼虚阳上越所致上热之象，阳虚运化失常，水饮内停，上溢头面。阳虚为本，上之虚热为标，乃假真寒之象。治宜温阳利水，以消阴翳，下潜阴火，方用真武汤加减。其中附子祛寒回阳，"附子无姜不热"，干姜助附子温肾祛寒，甘草与姜附相得益彰，白术燥湿健脾，以制水，茯苓淡渗利水，泽泻利水祛湿，并加杜仲、淫羊藿、续断共奏温肾健脾之功，使阳复阴化水行，凌霄花、红花质轻上扬，引药上行，并达活血之功，桃仁活血化瘀。二诊后患者阳虚证候明显减轻，考虑脾为后天之本，用理中汤加减化裁，温补并行，药少力专，使寒去，阳气复，中气得补，疾病不复燃也。

病例2：患者，女，35岁。面部反复红斑、脱屑、瘙痒、刺痛年余。

日晒、季节转换时尤甚。外用无极膏等治疗1年，2年前外用他克莫司乳膏治疗，停用则红痒、肿胀、脱屑复起，伴面部灼热肿胀不适，伴畏寒，喜温饮，小便频。刻诊：面部弥漫水肿性红斑，上散在粟米大小红丘疹，双颊可见明显扩张的毛细血管，皮温高。舌淡，舌体胖，苔滑，脉沉无力。停用他克莫司，予除湿胃苓汤合凉血五花汤加仙灵脾、青蒿等加减1周。二诊时患者述肿胀减轻，畏寒减轻，继上方治疗1周。三诊患者述皮疹反复、面部复起红斑肿胀伴瘙痒灼热不适，遂考虑仍属肾阳亏虚、水湿内停、阴火上炎所致，仅温补脾阳并不能下潜阴火，治以温阳潜阴、利水活血。予潜阳封髓方合五花汤加减，药用黄柏10g、砂仁10g、附片10g、干姜10g、白术10g、茯苓15g、红花5g、凌霄花6g、桃仁6g、甘草6g，14剂。四诊皮疹基本消退，上方加醋龟板10g，7剂。一个月后患者复诊，红斑和毛细血管消退，无灼热、瘙痒不适。

郑钦安先生在其著作中多次提到两个方剂，那就是封髓丹和潜阳丹，治疗常两方合用，他指出"按封髓丹一方，乃纳气归肾之法。夫黄柏味苦入心，禀天冬寒水之气而入肾，色黄而入脾，脾也者，调和水火之枢也，独此一味，三才之义已具。西砂辛温，能纳五脏之气而归肾，甘草调和上下，又能伏火，真火伏藏，则人身之根蒂永固，故曰封髓。黄柏之苦，合甘草之甘，苦甘能化阴。西砂之辛，合甘草之甘，辛甘能化阳。阴阳合化，交会中宫，则水火既济，而三才之道，其在斯矣"。常用此方治一切虚火上冲，认为该方重在调和水火。潜阳丹乃郑钦安先生纳气归肾之常用方，《医理真传》曰："夫西砂辛温，能宣中宫一切阴邪，又能纳气归肾。附子辛热，能补坎中真阳，真阳为君火之种，补真火即是壮君火也。况龟板一物坚硬，得水之精气而生，有通阴助阳之力，世人以利水滋阴目之，悖其功也。佐以甘草补中，有伏火互根之妙，故曰潜阳。"在治疗阳虚阴盛时常两方合用。本患者停用激素则红痒、肿胀、脱屑复起，伴面部灼热肿胀不适，伴畏寒，喜温饮，小便频。刻诊：面部弥漫水肿性红斑、上散在粟米大小红丘疹、双颊可见明显扩张的毛细血管，皮温高。舌淡，舌体胖，苔滑，脉沉无力。属阳不潜阴，阴火上炎，故仅温补脾阳疗效欠佳，采用潜阳封髓丹加减治疗，能温补先天之阳气，下潜上浮之阴火，方中砂仁辛甘化阳，配合黄柏调和水火，龟板实有通阴助阳之效，配附子潜阳通阴，再佐以凌霄花等药物活血化瘀，阳气得化、阴火得潜，瘀邪自化，皮疹得以消退无复发。

郑钦安先生的"阴火"理论实际是整体辨证指导下八纲辨证的临床应用。激素依赖性皮炎患者因久用激素，抑制了皮肤正常的生理代谢，甚者通过系统吸收影响体内下丘脑垂体肾上腺的正常功能，久则损耗正气，出现阳气亏虚、阳不潜阴、阴火上炎的证候，临床治疗时应拨开面部"热"象，识得阳虚本"肿痛火形"，要有阴火的概念，不要一见红肿热痛就只想到"外感阳证或者"阴虚火旺"，而妄用清热凉血或者滋阴降火之法，"实不啻雪地加霜，应在整体辨证的思想指导下，调和阴阳，方能事半功倍。

扶阳、健脾在骨伤科内治法中的临床应用

陈作桓　广东省广州市番禺区东涌医院

从历代文献到现在临床的实际运用上，骨伤科采用中医内治法，一直受到骨伤科学界的重视，正如宋代的《圣济总录·伤折门·筋骨伤折疼痛》云："人之一生，血荣气卫，循行无穷，或筋肉骨节，误致伤折，则气血瘀滞疼痛，仓卒之间，失于调理，所伤不得完，所折不得续"。骨伤虽表现于外，属皮肉筋骨之伤，但外伤必会造成内部脏腑的气血瘀滞，因此在临床上，必须要注意不能只注重其外，更要调和内里，然而目前骨伤科内治法仍然是与中医学各科一样以八纲、经络、脏腑、卫气营血、三焦等辨证作出治疗依据的，是根据损伤的虚实、久暂、轻重、缓急等情况下选用攻下、消散，或先攻后补，或攻补兼施，或消补并用等不同治法进行治疗的，笔者根据肾阳为生命之火，是生命之原动力，脾胃乃是后天之本的原理，应用扶阳、腱脾法贯穿在骨伤内治法的初、中、后期之中，取了较好的效果。

一、骨伤内治应用扶阳、健脾法的理论依据

人体是一个有机统一的整体，骨伤科的疾病虽然局部损伤，然而局部外在的病变亦可导致人体内在的气血紊乱，引起一系列的生理变化，正是"肢体损于外，则气血伤于内"。《普济方·折伤门》中说："血行脉中，贯于肉理，环周一身，固其机体外固，经隧内通，乃能流注不失其常，若因伤折，内动经络，血行之道不得宣通，瘀积不散，则为肿为痛，治宜除去恶瘀，使气血流通，则可复原也"。明确地指出了局部损伤与整体功能之间的关系，清代陈士铎《洞天奥旨·跌打损伤疮》亦指出："跌打损伤疮，皆瘀血在内不散也。血不活则瘀不去，瘀不去则折不能续"。人体一旦遭受损伤，则络脉受阻，气机凝滞，营卫离经，瘀滞于肌肤腠理，无论气滞还是血瘀，均可引起疼痛，"通则不痛"，故骨伤治疗上都必须疏通内部气血。然而血与气是互相联系不可分割的，气为血帅，血随气行，气血的运行必须得到阳气的推动，阳气乃人的生命之气，肾阳为生命之火，是生命之原动力。

四川名医郑钦安为中医火神派的宗师，强调坎中一阳是人身立命之根本，主张以火立极、以火消阴以及阳主阴从的观点。《黄帝内经》亦指出："凡阴阳之要，阳密乃固，阳气者，若天与日，失其所，则折寿而不彰。""阳行一寸，阴即行一寸，阳停一刻，阴即停一刻"，阳气流通，阴气无滞，所以百病不生。《内经》里有这样一句话："阳气者，精则养神，柔则养筋"，即是说阳气如果处在精的状态的话，他就具有养神的功能，如果处在柔的状态，它就具有养筋的功能。《说文》里解释为"木曲直为柔"，曲直是指处于屈伸活动的状态，也就是阳气处在柔的状态，这说明各关节肢体的功能主要还是要靠阳气来支持。

脾为气血生化之源，"后天之本"，主肌肉四肢。《素问·太阴阳明论》说："四肢皆禀气于胃而不得至经，必因于脾乃得禀也。今脾病不能为胃行其津液，四肢不得禀水气，气日以衰，脉道不利，筋骨肌肉皆无气以生，故不用焉。"说明四肢的功能正常与否，与脾的运化水谷精微和升清功能是否健旺密切相关，脾与肾是后天与先天的关系，脾之健运，化生精微，须借助肾阳的温煦，故有"脾阳根于肾阳"之说。肾中精气亦有赖于水谷精微的培育和充养，才能不断充盈和成熟，肾主骨生髓是其主要功能之一，因此脾的功能健旺与否，也直接影响肾的功能是否旺盛。《景岳全书》说："欲治病者，须常顾胃气"，骨伤患者，一般用药时长，损伤脾胃，因此健脾益胃在骨伤科内治法中就显得非常有其临床意义。

二、扶阳、健脾法在骨伤科内治法中的临床具体应用

应用桂枝汤加泽兰、砂仁，白芍改赤芍，重用桂枝至 35g、生姜 40g 为主方。受伤初期 1~2 周内主要是活血理气、行气消瘀，如出现发热、大便不通、舌红、苔黄可加红花、大黄、黄芩；尿血加红花、小蓟，蒲黄；吐血加红花、侧柏叶、茜草根；如患者面色淡白、气短懒言、舌淡加党参、白术、陈皮；咳嗽者加杏仁、橘红。中期是在伤后 3~6 周内，主要是和营生新、接骨续筋、舒筋活络，本期由于长期卧床或缺少活动，保护胃气显得较为重要，如是骨折加自然铜、当归、党参；体虚者加黄芪、白术、党参、陈皮；大便秘结加火麻仁、桃仁、熟地、党参；损伤部位酸痛、麻木者加独活、延胡、党参、制川乌（制川乌用量可达 30g，必须先煎 2 小时）；胃口欠佳者加山楂、麦芽、陈皮、小茴香、党参。后期是指伤后 7 周以后，

以调养气血、补脾益肾、温阳为主，在上述主方基础上加附片（附片用量在50~90g，先浸泡1小时去水，再先煎2小时）、党参、淫羊藿，肾阳虚明显者加杜仲、狗脊、生姜改用干姜（干姜用量40~60g），脾虚者加白术、陈皮，损伤局部仍有麻木、酸痛者加独活、木瓜、川三七，关节屈伸不利者加麻黄、丝瓜络。在上述各方的基础上如是上部损伤加川芎、桔梗；中部损伤加苏梗、小茴香；下部损加牛膝、丹皮；胸部损伤加北杏仁、瓜蒌皮。

　　桂枝汤在《伤寒论》中是群方之首，有调和营卫、解肌发汗之功，笔者认为桂枝汤有温通阳气、通经脉之效，郑钦安氏在《医法圆通》中认为：桂枝汤一方，乃调和阴阳、彻上彻下、能内能外之方，非仅治仲景原文所论病条而已。

　　总之通过用桂枝汤加减、抓住扶阳为主线的骨伤内治法，是一种较为有效的方法，临床上取得了满意的疗效。

浅谈"扶阳"理论在眼科疾病治疗中的应用

张　馨　郝小波　广西中医药大学第一附属医院眼科

　　一个医学流派的产生并非偶然，必有诸多因素的影响。作为"传统国医中最年轻的一个流派"扶阳派，在与时俗流弊的争论中得到认可和发展。"扶阳"理论在内、外、妇、儿中的有效运用，临床上已有许多报道，但在眼科疾病中，鲜有"扶阳"理论运用的阐述。广西中医学院第一附属医院眼科郝小波教授，治学严谨，思路宽阔，运用扶阳派思想治疗眼科疾病，取得较好的疗效。笔者有幸受教于郝教授，受益匪浅。

一、病例举例

　　病例1：李某，男，37岁。2010年5月5日就诊。

　　双眼视力反复下降年有余，在外院确诊为"Behcet病"，长期规范使用糖皮质激素及3种免疫抑制剂（环孢素、沙利度胺、甲氨蝶呤），但仍无法控制眼病复发（基本两个月复发1次）转而求助于中医。检查：视力vod:0.8，vos:0.3，眼压：R13mmHg，L12mmHg，双眼角膜FL（–），双眼角膜后数个细小棕灰色Kp，前房少许浮游细胞，右眼晶状体透明，玻璃体絮状混浊（+），眼底视盘边界欠清，后极部网膜略水肿，黄斑中心凹反光消失，左眼人工晶状体位置正，玻璃体絮状混浊（+），视盘上方、颞侧各见3簇新生血管，后极部网膜散在出血点，周边部分小血管闭塞，黄斑略水肿，中心凹反光消失。舌质淡红、舌边尖红，苔厚略黄，脉沉细无力。诊断：毕夏综合征，寒热互结。西医维持原治疗方案，中药给予辛开苦降、寒温并用的半夏泻心汤加减，法夏18g、炮姜10g、川连3g、黄芩15g、党参10g、陈皮10g、夏枯草10g、白术15g、茯苓30g、川朴12g、柴胡15g、甘草10g，日1剂，水煎服。连服半个月，患者自觉视物较前清晰，视力vod:1.0，vos:0.3，双角膜后Kp（–），玻璃体絮状混浊较前减轻，右眼底视盘边界清，黄斑中心凹反光隐见，左眼底基本同前。但足冷，腹微胀，喜热饮，舌脉较前好转。予上方去柴胡、川朴加熟附子20g（先煎）、藿香15g，又服半个月，视力 vod:1.2，vos:0.3，左眼底出血吸收，但视盘上方、颞侧新生血管同前，黄斑中心凹反光隐见。舌质淡红，苔白略厚，脉沉细较前有力。守二方去夏枯草加密蒙花 15g，又服 1 个月，出现身痒，颈部、手腕及脚踝处有皮疹，余无任何不适感。考虑其为排毒过程，仍嘱其服用上方 7 剂，后就诊时诸症消失。至今患者未再复发。

按："Behcet 病"属自身免疫性疾病，规范的治疗为急性发作期予糖皮质激素及免疫抑制剂冲击，相对稳定期予免疫抑制辅以小剂量糖皮质激素。对中医来说，肾上腺糖皮质激素属于阳刚温燥之品，易伤人体阴精。肾阴、肾阳为全身阴阳之本，激素长期大剂量作用于人体后，耗伤阴精，导致肾阴虚。由于肾阴不足，不能化生阳气而导致肾阳亦虚，使肾之动态平衡失调，因而常在激素减量和维持阶段表现出明显的气阴两虚或阳气虚衰。而许多顽固性葡萄膜炎患者在长期的病程中，由于糖皮质激素不断应用而又没有进行及时矫正机体的偏畸状态，常常会使患者阳气受伐，而出现脾肾阳虚之证。半夏泻心汤出自东汉著名医学家张仲景所撰《伤寒论》，在应用时应重点掌握虚实寒热四要点。本例患者其虚为长期使用糖皮质激素，机体阳气受伐；其实为气机升降失常表现为腹胀；其寒为足冷，喜热饮，舌质淡，苔厚润，脉沉细无力；其热为眼部的"炎症"及舌边尖红，苔厚略黄。

郝小波教授对顽固性葡萄膜炎的治疗，是在西医治疗的前提下，积极配合中医学方法。"Behcet 病"性葡萄膜炎是最顽固的葡萄膜炎之一，属中医"狐蜮病"范畴，该病多由湿热邪毒所致，治疗上常常以清热除湿、凉血解毒为主。吾师独辟蹊径不仅寒热并用，还大胆使用大辛、大热的附子，在服药过程中出现的皮疹现象，考虑为"阳药运行，阴邪化去"的正常反应，乃是药效，不可疑为药误，故而治疗效果满意。

病例 2：许某，男，40 岁。2011 年 8 月 29 日就诊。

已在外院确诊为右眼"中浆"，患者要求中药治疗。检查：视力 vod:0.8，vos:1.0，阿姆斯勒表右眼（+），右眼前节无异常，眼底黄斑部扁平脱离，色素紊乱，中心凹反光未见。观其神态精神萎靡，面无光泽，舌质暗红，苔白厚，脉缓。予中药熟附子 20g（先煎）、干姜 20g、肉桂 6g（后下）、法夏 15g、黄连 5g、苍术 15g、牛膝 15g、甘草 6g、白术 2g，5 剂，水煎服，日 1 剂。9 月 14 日，患者复诊，检查：视力 vod:1.2，vos:1.2，阿姆斯勒表右眼（+），舌质红，苔厚略黄，脉滑。予中药法夏 20g、陈皮 15g、茯苓

30g、熟附子 25g（先煎）、肉桂 6g（后下）、干姜 20g、千层纸 15g、牛膝 15g、白术 20g、苍术 15g、甘草 6g、薏仁 30g、黄连 5g，7 剂，水煎服，日 1 剂。9 月 26 日患者复诊诉精神有好转，面有光泽，右眼黄斑中心凹隐见，舌脉同前，诉咽干。予上方加黄芪 30g、防己 15g、千层纸 15g，7 剂，水煎服，日 1 剂。

按：中心性浆液性脉络膜视网膜病变是后极部视网膜神经上皮下透明液性积聚。本病属中医"视瞻昏渺""视直如曲"等范畴。西医确切病因尚不明确，中医认为本治疗多从疏肝清热、健脾利水、行气活血、补肝益肾入手。郝小波教授则认为该患者阴盛阳衰故而大胆使用附、桂、姜"扶阳"，温阳利水。

病例 3：黄某，男，55 岁。2011 年 10 月 5 日就诊。

双眼反复痒 2 年余，有过敏性鼻炎史。诊断其为过敏性结膜炎。检查：双眼睑结膜充血(++)，上眼睑均可见有滤泡，右眼角膜 FL(+)，左眼角膜 FL(−)，舌质暗淡，尖红，舌边有齿痕，脉沉细，并诉夜晚睡眠欠佳。予中药熟附子 15g（先煎）、肉桂 10g（后下）、干姜 15g、花椒 3g、黄连 8g、郁金 15g、法夏 15g、合欢皮 30g、白术 15g、炙甘草 10g，3 剂见效。

按：过敏性结膜炎是以变态反应为主的眼表疾病，西医多采用抗组胺药、肥大细胞稳定剂、非甾体消炎药、糖皮质激素等局部治疗，但多数只是对症治疗，不能预防复发，长期使用会引起并发症。中医多从风、火、血虚等论治，《审视瑶函》："痒有因风、因火、因血虚而痒者"。《银海精微》曰："痒极难忍者，肝经受热，胆因虚热，风邪攻充，肝含热极，肝受风之燥动，木摇风动，其痒发焉。"而吾师认为除清热利湿、健脾化湿、养血息风等治法外，对于居住在夏季较长的南方的患者要多考虑阳气不足所致。广西属亚热带气候，夏季闷热高温，人们有嗜食生、冷、寒、凉之物解暑降温或子时后仍在享受丰富的夜生活的习惯，这无疑伤害了机体的阳气。该患者舌质暗淡，舌尖红，舌边有齿痕，脉沉细，夜寐欠佳，为上热下寒的典型表现，故予大辛大热的附、桂、姜、温里，花椒温中止痒，黄连清上，郁金、合欢皮解郁安神。

二、讨论

扶阳派，又有学者称为"火神派"。"扶阳派"是清代末年由四川名医郑钦安创立的一个重要医学流派，以注重阳气，擅用附子而著称，具有鲜明的学术特色。其用药讲究精纯不杂，用于扶阳之品主要是附子、干姜、生姜、炮姜、肉桂、桂枝、吴茱萸等；辅助用药主要有甘草、砂仁、半夏、丁香、茯苓等。"扶阳"理论在眼科方面的应用，临床上报道甚少，这和历来眼病治火有很大的关系。许多眼科医师对于"扶阳"理论在眼科疾病中的应用依旧持怀疑态度。因为目病属火，眼病治火，是眼科治疗大法之一。但是，中医治病的根本就是辨阴阳。目前在临床上多见的眼病更多的是表现出"寒热错杂"。所以用药方面不可一味的运用寒凉药。纵然是实火，也不可全用寒药，《格致余论》中说："凡火盛者，不能骤用寒凉药，必用温散"。

运用"扶阳"理论是需要一定经验的积累。医界向有"投凉见害迟，投温见害速，投凉之害在日后，投温之害在日前"之见。因此，使用温药、热药时必须了解服药后的反应，并嘱患者不必过于紧张。郝小波教授治疗的患者中，有许多服药后出现皮肤有红疹等症状，乃是药效的正常反应。继服药后，红疹能自行消退。

治疗疾病重要的关键，一个是短期疗效，另一个就是长期的疗效。医者与患者共同追求的应该是长期疗效。中医治疗疾病的精华就是平衡已经失调的阴阳，利用自身的正气来驱除病邪。《素问·生气通天论》中"阳气者，若天与日，失其所，则折寿而不彰，故天运当以日光明"，体现出阳气的重要性。

"扶阳"理论在眼科疾病中运用，颠覆了眼病治火的潜规则。它从一个新的角度和方向，提出了新的治疗思路，这需要不断实践和探索。判分万病，不离阴阳，不管是任何疾病，只有认清了本才能正确决策和处方用药。